編集　新・精神保健福祉士養成セミナー編集委員会

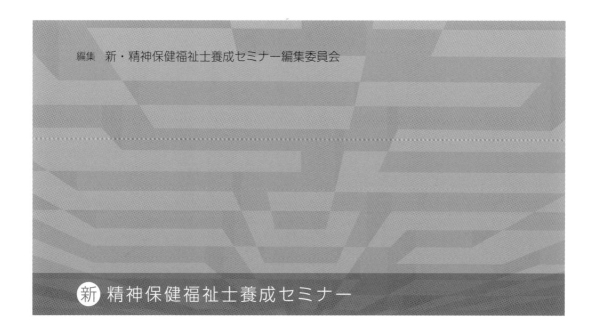

新 精神保健福祉士養成セミナー

精神医学と精神医療

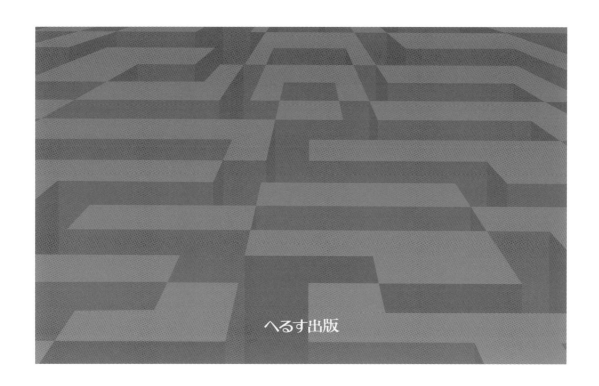

へるす出版

刊行にあたって

　精神保健福祉士養成の教科書として『精神保健福祉士養成セミナー』のシリーズを発刊したのは，精神保健福祉士の国家資格が誕生した1998（平成10）年であった。以来，好評のうちに版を重ねてきたが，このたび，精神保健福祉士の教育カリキュラムの変更を受け，『新・精神福祉士養成セミナー』を刊行することとなった。

　近年，精神保健福祉士に求められる役割や社会的期待は拡大している。精神疾患によって医療を受けている者や日常生活や社会生活に支援を必要とする者，潜在的に精神保健の課題がある者，それだけでなく国民全体が対象者になり得るといわれ，精神保健福祉士の配置・就労状況も，医療，福祉，保健分野から，教育，司法，産業・労働分野へと広がっている。

　新しいカリキュラムは，このような社会的要請に的確に対応できる精神保健福祉士の養成を期待するものであり，科目が見直され，再構成された。

　本書の編纂に際しては，新しい教育内容に対応することはもちろんのことであるが，精神保健福祉士が国家資格化以前から積み上げてきた歴史的経緯を踏まえ，先達の熱き志を顧み，時代が変わっても揺らぐことのない精神保健福祉士のもつべき理念を継承していくことを念頭に置いた。

　本書が，読者の方々の学習の一助となり，精神保健福祉士として活躍するための糧となることを願うばかりである。

新・精神保健福祉士養成セミナー
編集委員会編者一同

目　　次

刊行にあたって

第1章　精神疾患総論

Ⅰ　精神医学の歴史 2
　A　西洋の歴史　2
　B　日本の歴史　4
Ⅱ　脳および神経の解剖生理 8
　A　脳の構造　8
　B　神経系の発生と構成　9
　C　中枢神経系　12
　D　末梢神経系　16
Ⅲ　精神医学の概念 18
　A　精神医学とは　18
　B　精神障害の成因と分類　21
Ⅳ　精神疾患の診断 25
　A　診断の手順と方法　25
　B　精神症状と状態像　33
　C　身体検査と心理検査　41
　D　構造化面接と操作的診断基準　52

第2章　代表的な精神疾患（精神障害を含む）

Ⅰ　症状性を含む器質性精神障害［F0］ 58
　A　器質性精神障害の主な症状　58
　B　認知症性疾患　60
　C　脳　炎　68
　D　脳腫瘍　70
　E　外傷性脳障害　70
Ⅱ　精神作用物質使用による精神および行動の障害［F1］ 71
　A　わが国における物質使用の歴史と現状　72
　B　精神および行動の障害　76
　C　個々の物質に伴う障害　80
Ⅲ　統合失調症，統合失調型障害および妄想性障害［F2］ 86
　A　頻度と発病年齢　87
　B　病期と症状　87
　C　病　型　91

　　D　診断と診断基準　92

　　E　病　因　93

　　F　治　療　95

　　G　経過と予後　98

　　H　統合失調症患者に接するときの注意点　99

　　I　その他の統合失調型障害，妄想性障害，急性一過性精神病性障害など　99

IV　気分（感情）障害（躁うつ病）［F3］ ……………………………………… 100

　　A　症　状　101

　　B　診　断　104

　　C　病型と分類　105

　　D　神経症とうつ病の関係　107

　　E　病　因　107

　　F　経過と予後　109

　　G　治　療　109

　　H　躁病患者に接するときの注意点　110

　　I　うつ病患者に接するときの注意点　110

V　神経症性障害，ストレス関連障害および身体表現性障害 ［F4］ … 111

　　A　恐怖症性不安障害　112

　　B　パニック障害　115

　　C　全般性不安障害と混合性不安抑うつ障害　116

　　D　強迫性障害　117

　　E　重度ストレス反応および適応障害　118

　　F　解離性（転換性）障害　121

　　G　身体表現性障害　124

　　H　神経衰弱　127

　　I　離人・現実感喪失症候群　127

VI　生理的障害および身体的要因に関連した行動症候群 ［F5］ ……… 129

　　A　摂食障害　129

　　B　非器質性睡眠障害　134

　　C　性機能不全，器質性の障害あるいは疾患によらないもの　138

　　D　産褥に関連した精神および行動の障害，他に分類できないもの　138

　　E　依存を生じない物質の乱用　139

VII　成人のパーソナリティおよび行動の障害 ［F6］ ……………………… 139

　　A　近代におけるパーソナリティ障害概念　140

　　B　現代におけるパーソナリティ障害概念　141

　　C　境界性パーソナリティ障害の理解　147

　　D　境界性パーソナリティ障害への援助　150

VIII　知的障害（精神遅滞）［F7］ ……………………………………………… 153

　　A　知的障害の診断基準と変遷　153

  B 知的障害の分類 155

  C 知的障害の頻度 155

  D 知的障害の病因 155

  E 重症心身障害児 156

  F 知的障害と他の精神障害 158

  G 知的障害児（者）の教育・福祉・治療 158

 IX 心理的発達の障害［F8］ 159

  A 心理的発達の障害とは何か 159

  B 心理的発達の障害の分類 160

  C 学習障害 161

  D 広汎性発達障害 162

  E 小児自閉症 163

  F アスペルガー症候群 166

  G 特別支援教育 167

 X 小児期および青年期に通常発症する行動および情緒の障害
   ［F90-98］ 169

  A 多動性障害 169

  B 素行障害 172

  C 小児期に特異的に発症する情緒障害 172

  D 小児期および青年期に特異的に発症する社会的機能の障害 174

  E チック障害 175

  F 小児期および青年期に通常発症する他の行動および情緒の障害 176

 XI 神経系の疾患（てんかん含む） 177

  A 炎症性疾患 177

  B 脱髄性疾患 181

  C 中毒性疾患 182

  D 代謝性疾患 183

  E 変性疾患 183

  F てんかん 185

第3章 精神疾患の治療

 I 身体療法 194

  A 薬物療法 194

  B 電気けいれん療法 211

  C 経頭蓋磁気刺激法 212

 II 精神療法 212

  A 精神療法の定義 212

  B 精神療法の適応 213

  C 精神療法の形態 213

  D 精神療法の介入技法 213

  E 精神療法技法 213

  F 治療関係 214

  G 各種の精神療法 215

 Ⅲ 精神障害リハビリテーション ……………………………… 222

  A 総 論 222

  B 各 論 231

第4章 病院精神医療と地域精神医療

 Ⅰ 病院精神医療の現状と課題 ……………………………… 242

  A 外来医療 242

  B 入院医療 243

  C 在宅医療 248

 Ⅱ 精神科病院におけるチーム医療と精神保健福祉士の役割 ……… 250

  A チーム医療の基本的な考え方 250

  B 精神保健福祉士の業務の法的根拠 251

  C 精神保健福祉士の数的動向 252

  D 精神科チーム医療推進における精神保健福祉士の役割 252

  E 今後の精神医療における病院精神保健福祉士の役割 253

  F 精神医療のチームアプローチ実現のために必要なこと 254

  G 浅香山病院における精神保健福祉士の役割 255

  H チーム医療における精神保健福祉士の役割と課題 261

 Ⅲ 精神科救急医療 ……………………………………………… 262

  A 精神科救急医療の任務と対象 262

  B 精神科救急医療システムの現状 263

  C 精神科救急医療の実務と精神保健福祉士の役割 270

 Ⅳ 地域精神医療の展開 ………………………………………… 277

  A 地域移行の促進 280

  B 集中的包括的な地域生活支援体制の構築に向けて 285

 Ⅴ 精神医療と福祉の連携 ……………………………………… 297

  A 「医療の傘」論 297

  B 疾病と障害の共存 298

  C 「社会的入院」と地域移行 299

  D 医療を内包した福祉 301

  E 「医療」と「福祉」の統合 302

  F リカバリー——支援と障害の受容 303

第5章 精神医療における人権擁護

 Ⅰ 精神科医療機関と患者の人権 ……………………………… 306

A　精神障害者の人権の保障とその制限　306

B　精神保健福祉法の成立・改正の経緯および人権擁護に関する諸制度　308

C　精神保健福祉法における入院形態と人権擁護　312

D　行動制限と人権擁護　317

II　インフォームドコンセントとアドヒアランス ……………………………… 319

A　インフォームドコンセントの原則の成熟　319

B　インフォームドコンセントの要件　320

C　精神医療におけるインフォームドコンセント　321

D　コンプライアンスからアドヒアランスへ　322

E　アドヒアランスの向上を目指すインフォームドコンセントの試み　323

F　インフォームドコンセントにかかる今日的な課題と対応の動向　324

第6章　司法精神医学

I　司法精神医学総論 ……………………………………………………… 330

A　司法精神医学とは　330

B　日本の刑事司法と司法精神医療の制度　330

II　司法精神医療の実際 …………………………………………………… 333

A　リスク　333

B　危機介入　336

C　多職種チーム医療　336

III　まとめ ………………………………………………………………… 337

資料・向精神薬一覧　338

索　引

編集・執筆者一覧

第 **1** 章

精神疾患総論

この章で学ぶこと

Ⅰ 精神医学の歴史

Ⅱ 脳および神経の解剖生理

Ⅲ 精神医学の概念

Ⅳ 精神疾患の診断

Ⅰ 精神医学の歴史

A ● 西洋の歴史

　ギリシャ時代には，精神障害は身体的なものと結びつけられていたようである。それは，例えば，抑うつ状態を意味する**メランコリー**という言葉が「黒い胆汁」という意味のギリシャ語に由来し，**ヒステリー**が「子宮」を意味するギリシャ語に由来していることからもうかがえる。それぞれ胆道系，子宮の障害と結びつけて考えられていたようで，その内容はともかくも，精神障害を病気とみなし，身体治療とともに，作業・レクリエーション療法的なものが行われ，医療的な対応が行われていたようである。

　しかし，このような考えはいつしか廃れてしまい，中世になると，ヨーロッパではキリスト教が勢力を得，精神障害についても宗教的・哲学的な考えが中心となり，精神障害者にとっては，いわゆる「中世の暗黒時代」になった。例えば，「精神病は病気ではなく悪魔の仕業，神の罰である」と考えられ，精神障害者は一般社会から迫害された。多くの精神障害者が社会防衛的な考えから寺院の地下室などに鎖でつながれたり，魔女狩りと称して火あぶりにされるなど，不当な扱いを受けた。

　15世紀ごろから，精神障害者収容所がつくられるようになったが，それは医療の対象ではなく，僧院の経営によるものであった。18世紀になって初めて，精神障害者の治療・管理が司祭から医師の手に委ねられることになった。しかし，その当時はまだ監禁・収容が主体であり，精神障害者は精神科病院に収容されても，鎖でつながれたり，抑制具で身体を抑制されていた。

　そのようななかで，パリのビセートル病院の病院長であった**ピネル**（Pinel, P.）が，1793年に精神障害者を鎖から解放し（**図1-1**），精神障害者を病める人間として扱った。そして，この傾向がヨーロッパ各地に広がり，例えばイギリスでは**テューク**（Tuke, W.）が19世紀前半にヨーク療養所を設立し，精神障害者の人間性の尊重・自由・労働を強調して，いわゆる**道徳療法**（一種の働きかけ）を始め，また**コノリー**（Conolly, J.）が精神障害者に対し**無拘束の原則**を確立した。

　このようにして，ヨーロッパでは道徳療法の黄金時代を迎え，精神医療が発展しつつあった。とはいえ，当時の精神科病院の多くはひどい状況で，患者の処遇はレベルの低い監督長や看護師の手中にあり，精神科医はほとんどおらず，いてもきわめて低く評価されていた。そして，19世紀末から再び精神障害者に対して強制器具が使用されるようになった。それは，社会防衛中心の考えによる。当時は，ダーウィン（Darwin, C.）が**適者生存説**を唱え，精神障害者は淘汰されるべきだという考えが生

図1-1 ● ピネルによる精神障害者の鎖からの解放

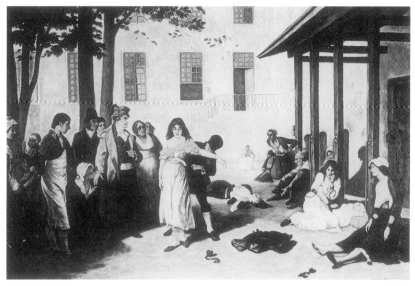

まれ，またウィルヒョウ（Virchow, R. L. C.）の細胞病理学による影響も大きく，精神障害者の脳細胞は回復不能であるという悲観的な考えが生まれ，それらが精神障害者の処遇に悪い影響を与えたものと思われる。

　ところで，精神医学（Psychiatrie）という言葉が生まれたのは19世紀初頭のドイツにおいてであり，19世紀半ばに精神病（Psychose）という用語が使用されるようになった。ドイツ最初の精神医学の教科書が**グリージンガー**（Griesinnger, W.）により著されたのもそのころである。なお，グリージンガーの「精神病は脳の病である」という話は有名である。そのようななかで，1900年前後から，**クレペリン**（Kraepelin, E.）や**フロイト**（Freud, S.）などの著名な精神医学者が現れ，統合失調症や躁うつ病の概念や精神分析理論が形成され，**ピック**（Pick, A.）や**アルツハイマー**（Alzheimer, A.）により，のちにそれぞれピック病やアルツハイマー病と名づけられた病気の症例が報告された。また，当時大きな問題であった梅毒の病原菌であるトレポネーマ・パリダムがドイツで見出され，1913年には進行麻痺（脳梅毒）脳から野口英世がトレポネーマ・パリダムを分離することに成功し，やがてマラリア療法が進行麻痺の治療法として行われるようになった。

　一方，**シモン**（Simon, H.）がギュテルスロー病院での経験から**作業療法**を体系化し，これらが各地へ波及した。それとは別に，アメリカでも作業療法が始められた。さらに，1930年代には**ザーケル**（Sakel, M.）によるインシュリンショック療法，**モニッツ**（Moniz, E.）によるロボトミーと呼ばれた脳手術，**ツェルレッティ**（Cerletti, U.）による電気けいれん療法などが開始されるに至った。

　他方，ベルギーの**ゲール**では，13世紀ごろから回復期の精神障害者の家庭保護が自

然発生的に行われ，コロニーが形成された。これは，紀元700年ごろにアイルランドの王女が父の不倫の愛から逃れようとして，この地で父の追っ手に殺され，その遺骨が精神障害者を癒やしたという伝説に基づいて，精神障害者がゲールに集まり，それを住民が家庭で保護するようになったものである。その後，1852年に，この**家庭保護制**がベルギー政府により公認され，精神障害者を家庭で保護する家族に優遇措置が講じられるようになり，20,000人の住民が2,400人の精神障害者を保護するほどになった。

ところで，第二次世界大戦が終了した後，人間性の尊重が再認識され，それに伴って精神科病院の開放化が進められるようになり，この動きはイギリスでもっとも盛んに行われ，デイホスピタルやナイトホスピタルといったアフターケアが発展するようになった。これにさらに拍車をかけたのが，1952年の統合失調症患者への**クロルプロマジン**の導入であり，神経伝達物質の発見とともに，これ以降種々の**向精神薬**（精神安定薬，抗精神病薬，抗うつ薬など）が次々に開発されるようになり，この薬物療法が精神障害者の社会復帰を容易にし，精神医療が著しく発展することになった。

一方，1960年のケネディ大統領によるアメリカの精神衛生法が脱入院化方策のモデルとなり，その後，**反精神医学**の動きが本格化し，イタリアでも新しい精神医療法が施行され，脱入院化運動が盛んになり，精神科病院のベッドは急性期を除き全廃するという**バザーリア法**が成立した。これは他の国にも種々の影響を与え，向精神薬の発展や地域活動の進展とともに精神病床の削減化が行われている。

それとともに，精神科病院でも精神科医や看護師だけでなく，臨床心理士，精神保健福祉士，作業療法士などの職種がいて，チーム医療を通じて患者の多様なニーズに対応することが可能になり，社会生活技能訓練（social skills training；SST）も盛んに取り入れられている。また，精神療法も重視され，精神分析，力動精神療法，集団精神療法，家族療法，さらに最近では認知行動療法なども取り入れられるようになっている。

B ● 日本の歴史

ヨーロッパ諸国と違って，わが国では精神障害に対して宗教的な偏見は少なく，古くから精神病は病気であるという考えがあった。そのため，系統的な迫害は少なく，精神障害者の犯罪にも寛大なところがあったようである。例えば，大宝律令（701年）には癲狂者の罪には特別な取り扱いをするように規定されている。なお，癲狂という言葉は中国の秦の時代に記された漢方医学の最古典の中で記載されている精神病概念と思われ，それが唐の時代に日本に移入されたようである。

しかし，精神障害者の収容施設がないため，放置されたり，座敷牢や神社・寺院に収容され，加持祈禱や滝打ちや民間薬などの**民間療法**が行われたが，なかには残酷な

扱いを受けた者も少なくなかった。

　一方，ベルギーのゲールと似た家庭保護がわが国でも行われていた。京都の**岩倉村**では，11世紀ごろから自然発生的に精神障害者の家庭保護が行われるようになった。それは，後三条天皇の皇女が29歳のときに発狂し，神仏に祈願していたところ，「岩倉の大雲寺の霊泉を飲ませよ」とのお告げがあり，それに従って皇女を大雲寺にこもらせ，境内の霊泉を毎日飲ませたところ，その皇女の狂気が治ったという伝説に基づいて，精神障害者が岩倉村に自然に集まり，住民が彼らを家庭保護したというものである。なお，その後，ここには1881（明治14）年に岩倉癲狂院が設立され，のちに岩倉病院となったが，1945（昭和20）年に廃院となった。

　徳川時代になって，医家による収容所がいくつか開設されたが，大部分の精神障害者は放置されたり，閉じ込められたりしていた。

　わが国の精神科病院としては，1875（明治8）年に京都の南禅寺の境内に京都癲狂院が設立されたのが最初である（1882［明治15］年に経営困難のため廃院）。さらに，1878（明治11）年に東京市小石川に私立の加藤癲狂院が開業され（1898［明治31］年に焼失），翌年に今の上野公園内に東京府癲狂院が設立された（のちの東京府巣鴨病院，1919［大正8］年に移転した東京府立松沢病院の前身であり，東京都立松沢病院として現在に至る）。その後も癲狂院の設置はほとんど進まず，警察の許可さえ得られれば自宅に精神障害者を監禁でき，また癲狂院に収容されても，治療というにはほど遠いものであった。なお，精神医学の専門書として香川修徳の医学全書『一本堂行余医言』（発刊1807年）の第5巻があり，そこでは精神病全体を「癇」と称し，それは「狂」（躁うつ病に相当），「癲」（てんかんおよび急性精神病に相当），「驚」（妄想，恐怖症に相当）に区分された。また，1879（明治12）年にはドイツの**ベルツ**（Belz, E.）が東京大学で初めて精神医学の講義を行った。

　1883（明治16）年には，いわゆる**相馬事件**が社会的に話題になった。この事件は，特発性躁暴狂（統合失調症と考えられる）のため自宅に監禁され，さらに加藤癲狂院や東京府癲狂院に入院していた奥州旧中村藩主相馬誠胤について，忠臣の錦織剛清が，「うちの殿様は精神病者ではない。悪者たちに謀られて病院に監禁された」と告訴したことに始まった。悪者の中心にされたのが相馬家の家令志賀直道であり，院長や東大教授もその仲間とされた。内務省や国会議員が錦織に同調し，ことはますます大きくなった。1892（明治25）年に相馬氏は尿崩症で死亡したが，錦織はこれを毒殺だと告訴し，いったん埋葬された遺体を発掘して検査するという事態になった。当時，錦織の著書『闇の世の中』が広く読まれ，錦織に味方する者も多くみられた。結局，1895（明治28）年に錦織が有罪となってこの事件は終わったが，これを機に，精神病者の監禁についての取締法の必要性が痛感され，1900（明治33）年になって，精神病者の保護についてのわが国で初めての法律である**精神病者監護法**が成立した。しかし，これは公安上の観点が主で，監護義務者による**私宅監置**が認められ，精神病者

を治療するのではなく，社会から隔離することが法的に認められ，また，精神病室の管理が警察部の所管とされた。

　そのようななかで，東京帝国大学教授であり，巣鴨病院長でもあった**呉秀三**が，1901（明治34）年に巣鴨病院で「**無拘束の理念**」を提唱し，精神障害者に作業療法を始めた。呉は，「精神病は精神の病気ではなく，もちろん身体の病気でもなく，精神・身体をまとめて一括したその本人の病気である」と説き，精神病者監護法を批判し，翌年，精神病者慈善救治会を結成した。これはのちに日本精神衛生会となった。また，1902年には日本神経学会（現在の日本精神神経学会）が設立された。

　1918（大正7）年に呉は，『**精神病者私宅監置ノ実況及ビ其統計的観察**』を著し，その中に記載された「我邦十何万ノ精神病者ハ実ニ此病ヲ受ケタルノ不幸ノ外ニ，此邦ニ生マレタルノ不幸ヲ重ヌルモノト云フベシ。精神病者ノ救済ト保護ハ実ニ人道問題ニシテ，我邦目下ノ急務ト云ハザルベカラズ」という言葉は，あまりにも有名である。

　このような努力が重ねられ，1919（大正8）年に**精神病院法**が成立した。これはなお取り締り保護中心ではあるが，精神障害者の保護治療への道を開いたものとして重要である。この法律に基づいて，道府県立精神科病院の設立が促進されることになり，例えば，鹿児島保養院（1925［大正14］年），大阪府立中宮病院（1926［昭和元］年），神奈川県立芹香院（1929［昭和4］年），福岡筑紫保養院（1931［昭和6］年），愛知県立城山病院（1932［昭和7］年）などが，次々に設立された。

　その後，公立精神科病院の新設は第二次世界大戦のために中断されていたが，終戦後，1945（昭和20）年の京都府立洛南病院をはじめ，いくつかの公立精神科病院が建設された。そして，戦後放置されていた多数の精神障害者を収容し，治療する体制を整備することを目的として，1950（昭和25）年に**精神衛生法**が制定された。その骨子は，都道府県における精神科病院および精神衛生相談所の設立の義務づけ，精神衛生鑑定医制度，措置入院制度，指定病院制度，私宅監置の廃止であった。ここに，やっと長年続けられてきた**私宅監置**（**図1-2**）が廃止され，さらに間もなくして，向精神薬の普及や社会復帰活動の活性化が起こり，わが国の精神医療も近代化されていったのである。

　しかし，1964（昭和39）年にはいわゆる**ライシャワー事件**が起こった。これは，精神障害者がアメリカのライシャワー駐日大使を襲い，刺傷した事件であり，これを機に再び精神障害者への取り締まりが強化されたが，その一方，措置入院制度を中心とした精神科病院への収容主義に対する批判が活発になり，1965（昭和40）年に精神衛生法の大改正が行われた。その骨子は，保健所の精神衛生業務の明確化，精神衛生センターの設置，通院医療費公費負担制度の新設などであった。

　その後，学生運動による学園紛争の嵐が世界中に広がり，それとともに精神医学界も大きく変革し，わが国でも**ロボトミー**（**図1-3**）の禁止などが日本精神神経学会で

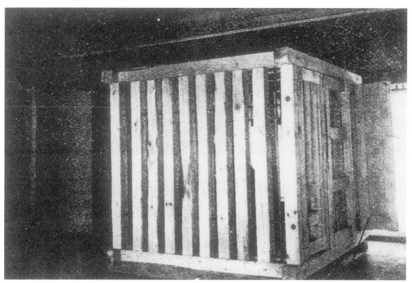

図1-2 ● 座敷牢の一例

資料　呉 秀三：我邦ニ於ケル精神病ニ関スル最近ノ施設．精神医学神経学古典刊行会，1977.

図1-3 ● ロボトミー後の前頭葉の断面像

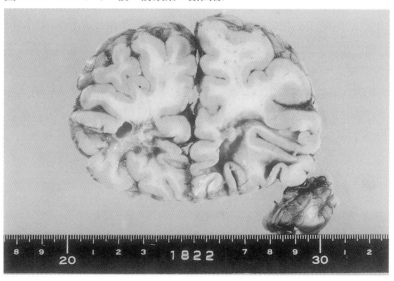

両側前頭葉下部の白質の陳旧性の壊死巣（左に目立つ）

決議された。また，この当時「保安処分」問題が起こり，盛んに議論されたが，これは法制化されなかった。

　1984（昭和59）年には入院患者が看護職員の暴行によって死亡するという**宇都宮病院事件**が発覚し，精神科病院における数々の不祥事が明るみに出た。翌1985（昭和60）年には国際連合と非政府組織（NGO）の合同調査による日本の精神医療批判が

あり，これを機に，とくに精神障害者の人権の尊重が叫ばれ，また国際的にも精神医療が入院中心主義から地域中心主義へと転換しつつある状況でもあったことなどから，1987（昭和62）年に精神衛生法が再び大改正され，**精神保健法**と改称された。その骨子は，国民の精神健康の保持および増進，国・地方公共団体および国民の義務，入院形態の大幅な改正，精神保健指定医制度の新設，精神医療審査会制度の新設，社会復帰施設の法定化，入院者の人権擁護などであった。

さらに，1993（平成5）年には一部の見直しがなされ，そこには精神障害者の定義の変更，精神障害者の社会復帰施設整備や地域生活援助事業の助成，施設外収容規定の廃止，大都市特例などが盛り込まれた。さらに，1995（平成7）年には精神保健法が**精神保健及び精神障害者福祉に関する法律（精神保健福祉法）**と改められ，精神障害者も法的に障害者として認知されることになった。その後も，1999（平成11）年に一部改正が行われた。また，1898（明治31）年以来使用されていた禁治産・準禁治産制度に代わって，2000（平成12）年4月に**成年後見制度**が，**介護保険制度**とともに施行された。さらに，2006（平成18）年4月からは**障害者自立支援法**が施行された。その後，これは2011（平成23）年に成立した**改正障害者基本法**を踏まえ，法の目的規定を改正し，基本的理念を創設することにより，2013（平成25）年に**障害者の日常生活及び社会生活を総合的に支援するための法律（障害者総合支援法）**が施行された。

また，2014（平成26）年4月には，精神障害者の地域生活への移行を促進するため，精神障害者の医療に関する指針の策定，保護者制度の廃止，医療保護入院における入院手続等の見直しを内容とする，改正精神保健福祉法が施行された。

なお，2002（平成14）年には長年用いられていた「精神分裂病」が，日本精神神経学会における長い議論を経て「**統合失調症**」という名称に変更された。また，2004（平成16）年に「痴呆」という用語が「**認知症**」という用語に変更されたが，この場合は学会主導ではなく，有識者委員会での短期間の議論を経て国主導で行われたという点で，統合失調症の名称変更と大きな違いがある。また，2006年には「精神病院」が「精神科病院」に変更された。これらの用語変更はすべて偏見や誤解を受けやすいという理由からなされたものである。

Ⅱ　脳および神経の解剖生理

A・脳の構造

脳は頭蓋内腔にあり，外表面は髄膜という被膜で覆われ，保護されている。髄膜は外側から硬膜・クモ膜・軟膜の3層からなり，クモ膜と軟膜の間はクモ膜下腔と呼ば

れ，脳脊髄液を満たしている。脳の内部には脳脊髄液を満たす脳室がある。脳室は左右の大脳半球内にある側脳室，間脳内にある第Ⅲ脳室，橋と延髄内にある第Ⅳ脳室からなる。クモ膜下腔とは第Ⅳ脳室の部分で連絡している。

脳は**大脳・間脳・小脳・脳幹部**からなるが，ヒトの場合，大脳が間脳・小脳・脳幹部の上に覆いかぶさるように大きく発達しているのが特徴である。大脳は前頭葉・頭頂葉・後頭葉・側頭葉からなるが，前頭葉と頭頂葉は中心溝で区分され，頭頂葉・後頭葉と側頭葉はシルビウス裂で区分されている（**図1-4，5**）。脳重量は，出生時370〜400g，生後6カ月で2倍となり，7〜8歳時には成人の90％に達する。成人の脳重量は男性が約1,400g，女性が約1,300gである。神経細胞が変性・脱落するアルツハイマー病では脳萎縮を生じ，脳重量が1,000g以下になることもまれではない。

脳は単独で機能しているわけではなく，**中枢神経系**と**末梢神経系**からなる神経系の中で，各部位と連絡しながら，中枢神経系の器官としてニューロンのネットワークを形成して機能している。とくに大脳の精神活動の場としての役割は重要である。

B ・ 神経系の発生と構成

ヒトの神経系は，受精卵細胞の外胚葉から生ずる。受精後第3週に外胚葉に神経板が形成される（**図1-6 A**）。この神経板の外側縁が隆起して神経隆起が形成される（**図1-6 B**）。神経隆起の間は陥凹して溝を形成し，神経溝となる（**図1-6 C**）。受精後27日目に神経隆起は正中で癒着して神経溝は神経管という1本の管状構造をとる（**図1-6 D**）。

この神経管の頭側が膨大して脳となり，尾側が脊髄となる。受精後第4週末になると神経管の頭側が膨らんで脳胞となり，前脳胞・中脳胞・菱形脳胞の3つに区分される。この後，前脳胞はさらに終脳（大脳）と間脳（視床・視床下部）へ，菱形脳胞は後脳（小脳・橋）と延髄へと発達する（**図1-7**）。

神経系は，中枢神経系と末梢神経系の2つに大別される。中枢神経系は脳および脊髄からなり，身体の各部位とは末梢神経系で連絡される。脳は大脳・小脳および脳幹部からなり，脳幹部は中脳・橋・延髄に区分される。

末梢神経系には，脳から発する脳神経と脊髄から発する脊髄神経がある。機能的には，動物性機能すなわち運動や感覚にかかわる**体性神経系**（動物性神経）と植物性機能すなわち消化・呼吸・循環などにかかわる**自律神経系**（植物性神経）とに分けられる。

体性神経系には，中枢神経系の興奮を身体の各部位にある効果器（骨格筋）に伝える遠心性神経，すなわち運動神経と，身体各部位にある受容器（感覚受容体）の興奮を中枢神経系に伝える求心性神経，すなわち感覚神経がある。自律神経系は，興奮を中枢から末梢の器官（内臓諸器官）に伝える遠心性神経で，交感神経と副交感神経か

図1-4 ● 脳の外側面（左半球）

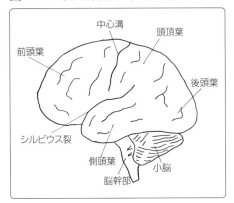

図1-5 ● 脳の矢状断面（右半球）

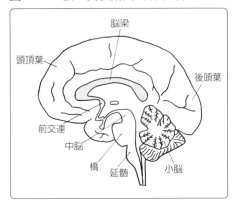

図1-6 ● 神経管の形成

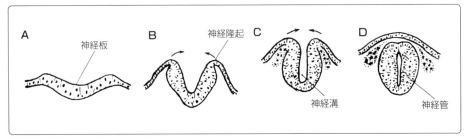

資料　伊藤　薫：脳と神経の生物学．培風館，1975，p.128.

らなる。

　神経系の構成要素は神経細胞と神経膠細胞である。神経細胞は神経細胞体と神経突起からなる。神経突起には通常1本の軸索と複数に枝分かれした樹状突起がある。この神経細胞体とその軸索突起である神経線維からできた1つの構造単位を**ニューロン**（神経元）という。ニューロンは形態的な単位としてだけでなく，機能的にも1つの単位として認められている（**図1-8**）。

　神経線維には，軸索の周囲を髄鞘が取り巻いている有髄神経線維と，髄鞘のできない無髄神経線維がある。軸索は興奮を伝えるべき次の神経細胞の樹状突起または神経細胞体に接し，**シナプス**を形成する。大部分のシナプスでは興奮の伝達に化学物質が媒体として用いられており，これらは神経伝達物質と呼ばれている。シナプス前線維に興奮が達すると，その末端でシナプス小胞に貯えられていた神経伝達物質がシナプス間隙に放出され，シナプス後膜の受容体に結合することにより伝達が行われる（**図1-9**）。

　主な神経伝達物質としては，アセチルコリン，ドパミン，ノルアドレナリン，セロトニン，グルタミン酸などが知られている。このようなシナプスは化学的シナプスと呼ばれている。一部には電気的に興奮が伝達される電気的シナプスもある。

図1-7 ● 脳胞の形成

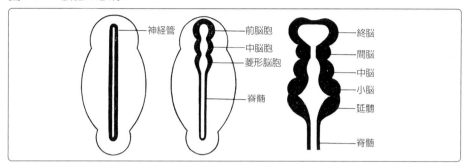

資料　時実利彦：目でみる脳—その構造と機能. 第3版, 東京大学出版会, 1971, p.4.

図1-8 ● ニューロンの模式図

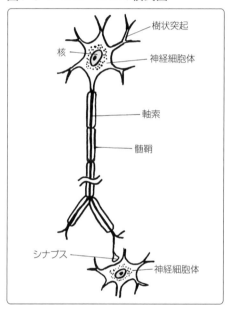

図1-9 ● シナプスの模式図

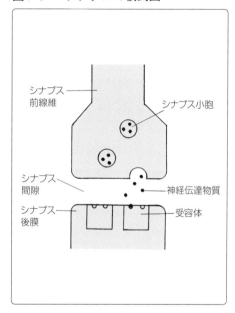

　神経膠細胞には，星状膠細胞（アストログリア），稀突起膠細胞（オリゴデンドロ
グリア），小膠細胞（ミクログリア）の3種類がある。神経膠細胞は神経細胞と神経
細胞の間隙を満たして神経組織の支持を行うとともに，栄養補給にもかかわってい
る。

　神経細胞の集まっている部分は灰白色に見えるため灰白質と呼ばれ，神経膠細胞が
間隙を満たしている。神経線維のみからなる部分は白く見えるため白質と呼ばれる。
また灰白質が限局して存在している部分を神経核あるいは核と呼ぶ。

C ・ 中枢神経系

1 脊 髄

　脊柱管の中にあり，上端は延髄に続き，下端は第1から第2腰椎の高さで終わり，馬尾に移行する。成人の脊髄の長さは40〜45cmである。脊髄の太さは一様ではなく頸部と腰部の2カ所が紡錘状に膨大し，それぞれ頸膨大，腰膨大と呼ばれる。腹側からは前根が，背側からは後根が起こる。

　脊髄の横断面は，中心部にH型の灰白質があり，前側の2脚を前角，後側の2脚を後角という。この灰白質の周囲を白質が覆っている（**図1-10**）。脊髄の白質にはさまざまな神経路が含まれている。

2 延 髄

　延髄は橋と脊髄の間に位置する。運動神経のなかでもっとも重要で，横紋筋の随意運動を支配する錐体路は延髄の前正中部で交叉して左右が入れ替わる。この錐体交叉の下端が延髄と脊髄の境となる。延髄の腹側部には身体の平衡作用に関係があるといわれるオリーブ核がある。

　延髄・橋・中脳は機能的には連続しており，分けられない。延髄から中脳にかけて背側部には神経線維の間に神経細胞が散在して網のように見える網様体がある。延髄網様体には呼吸中枢，心臓中枢などがあり，生命の維持に不可欠な自律機能の統合を行っている。さらに網様体は上行性網様体賦活系により，意識の保持にもかかわっている（**図1-11 C**）。

3 橋

　延髄の上端にあり，腹側が膨隆し，その両側は中小脳脚となって小脳に入る。橋上部の横断面では中脳水道の両側にやや青色を呈した青斑核を認める。

4 中 脳

　中脳の背側部には四丘体という4個の小隆起があり，上下1対ずつを上丘，下丘という。底面には左右の大脳脚がある。大脳脚の中央部を錐体路が通っている。中脳の横断面では，大脳脚内側境界部に黒質を認める（**図1-11 A**）。ここはメラニンを含有する神経細胞が集まっているため肉眼的に黒く見える。

5 小 脳

　小脳は橋と延髄の背側部に位置する。左右両側が膨大して小脳半球を形成し，中央部の細い部分を虫部という。小脳と他の脳とを連絡する小脳脚が上・中・下の3対あ

図1-10 ● 脊髄の横断面（模式図）

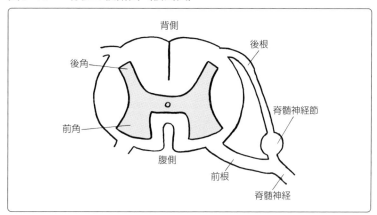

図1-11 ● 脳幹部の構造

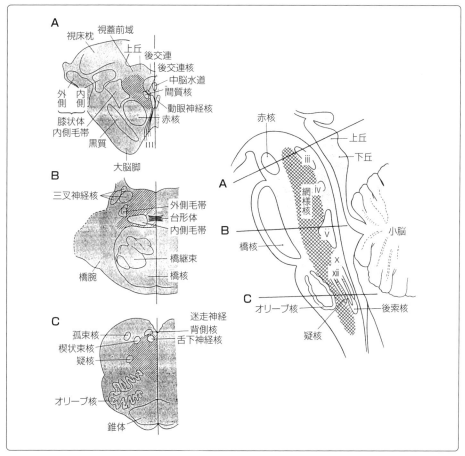

注）左図は上から右図のA，B，Cにおける断面を示す．
資料　真島英信：生理学．第18版，文光堂，1990，pp.153-154．

る。上小脳脚は小脳と大脳とを，中小脳脚は小脳と橋とを，下小脳脚は小脳と延髄とを連絡している。全身の筋肉運動と筋緊張の調整をつかさどる。小脳が障害されると運動失調を生じ，歩行障害や平衡機能の障害が起こる。

6 間 脳

　間脳の大部分を占めるのは視床で，中脳と大脳基底核の一つである線条体との間にあり，第Ⅲ脳室の側壁に接している。卵円形を呈し，多数の細胞群に分けられる。視床は感覚の中継核として機能しており，嗅覚を除くすべての感覚線維は視床で中継されて大脳皮質に至る。このため視床は感覚の中間中枢として重要であるが，一方，随意運動に伴う共同運動に関する経路である錐体外路系の核としても機能している。**視床下部**は文字どおり視床の下にあり，第Ⅲ脳室底前部および側壁下部を占める自律神経系の統合中枢である。体温，摂食，飲水，情動行動，下垂体機能などの調整にかかわっている。

7 大 脳

　大脳は左右の大脳半球からなり，内部には側脳室がある。左右の大脳半球は脳梁および前交連などで連絡している。大脳半球は表面を覆う灰白質である**大脳皮質**と，その内側にある白質である**大脳白質**からなり，この白質の中には大脳基底核が含まれる。

　大脳半球は，前頭葉・頭頂葉・後頭葉・側頭葉の4つの脳葉からなり，前頭葉・頭頂葉・側頭葉に覆われた深部には島と呼ばれる大脳皮質がある。大脳半球の表面には脳回という山のようなうねりが多数認められ，脳回と脳回の間の谷にあたる部分は脳溝と呼ばれている。前頭葉と頭頂葉の間には中心溝という比較的はっきりとした脳溝があり，側頭葉と前頭葉・頭頂葉との間にはシルビウス裂がある（図1-4参照）。

　大脳皮質は原則的に6層の細胞層構造をなし，外表面から次のように分けられる（図1-12）。

Ⅰ　分子層：脳軟膜のすぐ下で，主に神経膠細胞からなる。
Ⅱ　外顆粒細胞層：種々の形をした小神経細胞からなる。
Ⅲ　外錐体細胞層：やや大きい錐体細胞からなる。
Ⅳ　内顆粒細胞層：ほぼ外顆粒細胞層と同じである。
Ⅴ　内錐体細胞層：比較的細胞が少ないが，錐体細胞からなる。
Ⅵ　多形細胞層：小ないし中等大の種々の形の神経細胞からなる。

　大脳皮質の神経細胞数は数百億個と推定されている。
　大脳皮質の各場所にはそれぞれの機能があると考えられており，その機能局在については，局所的な脳損傷を生じた症例で観察された精神神経症状から，**図1-13**のよ

図1-12 ● 大脳皮質の細胞構築

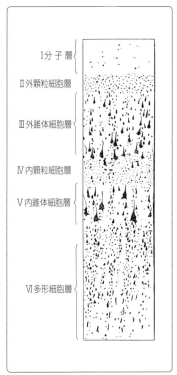

I 分子層
II 外顆粒細胞層
III 外錐体細胞層
IV 内顆粒細胞層
V 内錐体細胞層
VI 多形細胞層

資料　真島英信：生理学. 第18版, 文光堂, 1990, p.178（一部改変）.

図1-13 ● 大脳の機能局在（左大脳半球）

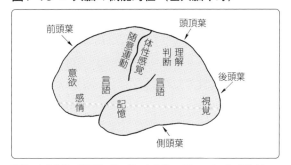

前頭葉　頭頂葉
随意運動　体性感覚
理解　判断
意欲　言語　言語
感情　記憶
後頭葉
視覚
側頭葉

資料　真島英信：生理学. 第18版, 文光堂, 1990, p.181（一部改変）.

図1-14 ● 大脳の水平断面（線条体の高さでの断面）

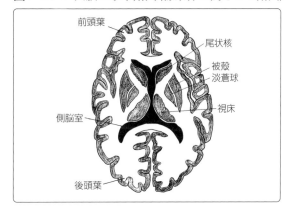

前頭葉
尾状核
被殻
淡蒼球
視床
側脳室
後頭葉

うに推定されている。

　また，海馬を含む大脳皮質全般が障害されるアルツハイマー型認知症では，物事を計画して，必要なものを準備し，それを実行するという行動ができなくなる**遂行機能障害（実行機能障害ともいう）**を生ずる。これは記憶障害や失見当識とともに認知症の中核症状として認められるものである。

1 前頭葉

　中心溝から前の部分に運動野があり，運動機能に関与している。また**運動性言語中枢（ブローカ中枢）**があり，ここが障害されると言葉の意味は理解できるのに答えを言うことができないという**運動性失語症**となる。言語中枢は優位半球に存在するが，たいていは左半球にある。さらに前頭葉の前方部は前頭前野と呼ばれ，意欲や意志に関係する統合が行われている。前頭葉が障害された**前頭葉症候群**では，自発性の低下や抑制の欠如が認められ，周囲に無関心になったり，反社会的行為が出現したりする。

② 頭頂葉

中心溝から後の部分に感覚野があり知覚にかかわるが，さらに感覚情報を統合して空間や身体の認知を行ったり，目的ある動作を遂行する機能もある。頭頂葉の障害では，運動障害がなく，行うべき動作や行為がわかっているのに，それを行うことができない**失行**が認められる。

③ 側頭葉

判断と記憶に関係する統合が行われている。サルの両側側頭葉切除後の観察では，口唇傾向（あらゆるものを口に運び試そうとする），精神盲（通常は拒否反応を示すようなものにも平然と接する），過度変形視（あらゆる視覚刺激に対して反応する），性行動の亢進，情動変化を認め，これらは**クリューバー‐ビューシー症候群**と呼ばれている。また側頭葉の後方には**感覚性言語中枢（ウェルニッケ中枢）**があり，ここが障害されると発声はできるが言葉の意味が理解できない感覚性失語症になる。さらに中央部の上方には聴覚野が存在する。

④ 後頭葉

視覚に関係している。両側の後頭葉が障害されると，日常使用しているものを見せても，それが何かわからないという**視覚失認**が出現する。

⑤ 辺縁系

帯状回，梨状葉，海馬，島などの部位で，機能的には扁桃核や視床下部を含めて辺縁系と呼ばれ，自律機能，嗅覚，情動，本能，記憶などに関与している。前頭葉の前頭前野と線維連絡がある。

⑥ 大脳基底核

大脳基底核は特有な神経細胞の集まりで，主な核は，尾状核，被殻，淡蒼球，扁桃核などである。解剖学的には，形態が双凸面レンズ状を呈するために被殻と淡蒼球とを併せてレンズ核というが，機能的には尾状核と被殻とを併せて線条体という。線条体と淡蒼球は**錐体外路系**の中枢で，骨格筋の運動や筋緊張を不随意に支配している（**図1-14**）。大脳基底核に病変があると，ハンチントン病やパーキンソン病など特有な**不随意運動**が出現する。

D ● 末梢神経系

中枢神経系と身体各部位を連絡する末梢神経系には，脳から発する脳神経と脊髄から発する脊髄神経があり，その機能から体性神経系と自律神経系とに区別される。

1 体性神経系

■ 脳神経

脳から発する脳神経には頭側から順番に左右1対で，第Ⅰ脳神経から第Ⅻ脳神経まで12対の神経がある。

Ⅰ　嗅神経：嗅覚をつかさどる感覚神経。

Ⅱ　視神経：視覚をつかさどる感覚神経。

Ⅲ　動眼神経：眼球運動にかかわる運動神経と眼筋の深部感覚にかかわる感覚神経および自律神経を含む。

Ⅳ　滑車神経：眼球運動にかかわる運動神経。

Ⅴ　三叉神経：咀嚼，嚥下，鼓膜筋にかかわる運動神経と顔面の感覚神経を含む。

Ⅵ　外転神経：眼球運動にかかわる運動神経。

Ⅶ　顔面神経：顔面の表情筋にかかわる運動神経と舌の前3分の2の味覚をつかさどる感覚神経および自律神経を含む。

Ⅷ　内耳神経：聴覚および平衡感覚をつかさどる感覚神経。

Ⅸ　舌咽神経：咽頭筋にかかわる運動神経と舌の後3分の1の味覚をつかさどる感覚神経および自律神経を含む。

Ⅹ　迷走神経：喉頭筋にかかわる運動神経と喉頭，内臓の感覚神経および自律神経を含む。

Ⅺ　副神経：胸鎖乳突筋と僧帽筋にかかわる運動神経。

Ⅻ　舌下神経：舌筋と舌骨下筋にかかわる運動神経。

② 脊髄神経

脊髄神経は，頸髄から発する頸神経が8対，胸髄から発する胸神経が12対，腰髄から発する腰神経が5対，仙髄から発する仙骨神経が5対，尾髄から発する尾骨神経が1対の合計31対である。

脊髄から発する体性神経は前根および後根から出るが，運動神経の神経細胞は脊髄前角にあり，その神経線維は前根を通って脊髄を出る。感覚神経の神経細胞は脊髄神経節にあり，その神経線維はT字型に分岐して，一方は後根から脊髄に入り，他方は感覚受容器に至る（図1-10参照）。

2 自律神経系

自律神経は**交感神経**および**副交感神経**からなるが，自律神経に支配される内臓諸器官には両方の神経線維が送られ，二重支配されている。

交感神経の活動が高まると，瞳孔は散大し，心臓血管系は促進され，消化器系は抑制される。興奮時や運動時には交感神経活動が亢進する。副交感神経の活動が高まる

と，瞳孔は縮小し，心臓血管系は抑制され，消化器系は活発となる。休息中や睡眠中は副交感神経活動亢進に傾く。交感神経と副交感神経の統合を行う上位中枢は延髄および視床下部である。

Ⅲ　精神医学の概念

A・精神医学とは

　精神医学（psychiatry）は人間の精神現象とその障害，すなわち精神障害を扱う学問である。精神医学は医学の1分野であるが，**身体医学**と対比して用いられる場合には，医学の2大分野の一つという位置づけになる。精神医学は医学の1分野であるという意味では，ほかの医学領域と共通した方法論を用いるが，身体的現象と精神的現象を扱うという特殊性から身体医学とは異なった方法論も用いられる。

1　用語の定義

　ここでは精神医学概念に関連した用語の定義を整理しておく。

1　精神病（psychosis）

　精神疾患と同義で用いる場合には，身体的基盤をもつもののみを**精神病**と呼ぶ。これはドイツ語圏の精神医学の考え方であり，その典型は**器質精神病**（脳に侵襲が加わった結果，精神症状や行動異常が生じるもの）など身体的原因が明確なものである。統合失調症や躁うつ病などのいわゆる**内因性精神病**は，将来身体的原因が明らかになると想定され，精神病の中に含まれる。しかし，神経症や反応性に起こる異常体験反応，精神遅滞（知的障害）は含まれない。このほか，精神障害の重症度によって区別する場合に，重症のものを精神病，軽症のものを神経症とする考え方もある。

2　精神障害（mental disorders）

　精神障害は，精神の病的状態，すなわち精神病，神経症，パーソナリティ障害，精神遅滞（知的障害）などを包括して呼ぶ場合に用いられる。また，ICD-10では病因が明確になっていないために「疾患」として定義できない場合や，個人的な苦痛や機能障害を伴うような状態に用いるべきものとされている。

3　精神疾患

　疾患とは病因，病態，症状，経過，予後，病理学的所見が一致する一群を指す医学

的概念であり，厳密な意味で**精神疾患**という場合には器質精神病のような病因，病理所見の明確なもののみを指すが，実際の臨床の場では，それほど厳密な意味では使用されず，統合失調症やうつ病なども含む広い意味で使用される。

2 精神医学の方法

　精神医学の方法は，大きく**生物学的（自然科学的）方法**と**心理学的（人文科学的）方法**とに分けられる。生物学的方法は他の身体医学の方法と共通するもので，頭部コンピューター断層撮影（computed tomography；CT），磁気共鳴画像法（magnetic resonance imaging；MRI），髄液検査など，医学的諸検査や薬物療法をはじめとする身体療法などがその代表である。

　一方，心理学的方法あるいは人文科学的方法には心理療法，精神病理学，行動学，人間学などが含まれる。臨床の現場では，常にこの両者を駆使することが重要であり，いずれか一方の方法に偏ることは好ましくない。精神障害の患者を診察する場合には，以上のことを理解したうえで，次の3つの側面から診る必要がある。

①身体症状をとらえる。

②精神症状のうち，客観的症状（動作，表情，話し方，作業能率など）を評価する。

③精神症状のうち，主観的症状（患者の内的体験を言葉を通して表現する）を評価する。

3 精神医学の方法にとって鍵になる概念

1 正常と異常

　正常と異常の区別は，身体医学では平均基準からの逸脱で定義できる場合が多い。肝機能が正常か異常かは，基準値という平均基準に入るか超えるかで決着がつく。ところが精神医学では，この平均基準はほとんど使えない。感情や意欲を数量化して平均基準を算定することは困難である。性格の偏りを平均基準からの偏位としてとらえることも容易ではない。では，精神医学では何をよりどころにして正常と異常を区別するのであろうか。

　精神医学で正常と異常を論ずる場合，少数の例外（例えば知能，これは平均基準で判定できる）を除くと，平均基準ではなく，もう1つの基準，すなわち価値基準をもとに考えなければならない。これを病気の概念に当てはめてみると，「ある状態」が，人間が生存するうえで不都合な状態の場合に価値がないと判定する，あるいは「ある状態」のために本人が悩むか周囲が悩む場合に価値がないと判定すると，この「ある状態」は異常＝病気と判断することになる。この価値判断は時代により，あるいは地域によって異なる可能性があり，それとともに正常・異常の線引きが異なる可能性は否定できない。

② 心と身体の関係

　心と身体の関係は昔から哲学の問題として論じられてきたが，精神医学における基本問題の一つでもある。立場としては大きく３つに分けることが可能である。すなわち，①**唯心論**（心がすべての根源であり，物質はその表現形態にすぎない），②**唯物論**（物質すなわち身体が根源にあって，心はその属性であるとする考え方），③**二元論**（身体と心は独立した実体という考え方）である。精神医学では精神現象を脳の機能として理解する立場をとりながらも，一方で心の働きの独自性を認めようとする考え方が支配的である（これを経験的二元論と呼ぶ）。

③ 了解可能と不能

　精神医学では「**了解**」という概念が鍵概念として用いられる。ある心的現象に心理的因果関係を見出すことができるか否かで「**了解可能**」か「**了解不能**」かが区別される。例えば，１人でクスクス笑っている人がいたとする。よくみると，その人はイヤホンで落語を聞いていた。この場合には，なぜクスクス笑っているのか「了解可能」である。ところが，その人が幻聴の声を聞いてクスクス笑っているならば「了解不能」（厳密には発生的了解が不能）ということになる。すなわち，その心的現象がなぜ生じるか，その因果関係が誰でも理解できる場合に「了解可能」ということができる。統合失調症の幻聴や妄想（とくに１次妄想，例えば妄想着想や妄想知覚など）は了解不能であり，神経症の症状（例えば高所恐怖症の人が高層ビルに上がって青ざめて震えている場合）は了解が可能ということになり，両者の鑑別に役立つわけである。

　「了解」の概念は，**ヤスパース**（Jaspers, K.）が現象学的方法をもとに確立したものである。これに対して**フロイト**（Freud, S.）は，ヤスパースの現象学は意識された心的現象のみを扱い，無意識の心的現象を扱えないと批判して，精神分析学理論を打ち立てた。現象学的方法を中心とした方法を**記述精神医学**と呼び，精神分析学理論に基づく精神医学を**力動精神医学**と呼ぶ。

④ 防衛機制

　精神分析学から生まれた概念である。人間の本能的欲求を自我は抑圧して意識の外（無意識の世界）に追いやり，精神的な安定を図ろうとするが，この無意識的な心の働きを防衛と呼び，その心的メカニズムを**防衛機制**と呼ぶ。本能的欲求とこれを抑圧する力の間には葛藤が生じるが，この葛藤は不安を生む。この不安を解消するために防衛機制が働くが，これが過剰になると神経症の症状をつくることにつながる。防衛機制には抑圧，昇華，投射，合理化，退行などがある。神経症の心理療法（精神分析）では，この無意識的葛藤を意識させ，解消することをもくろむのである。

4 精神医学の領域

　精神医学と一言でいっても，その守備範囲はきわめて広い。今日では，精神医学のなかでしだいに専門領域が分化しており，それぞれが学会や研究会をもって研究活動を行っている。主な専門領域を以下にあげておく。

(1) 自然科学的専門領域	(2) 人文科学的専門領域	(3) 対象の年齢による専門領域
・生物学的精神医学	・司法精神医学	・児童（小児）精神医学
・神経精神医学	・社会精神医学	・思春期・青年期精神医学
・神経精神薬理学	・地域精神医学／精神保健学	・老年精神医学
・神経生理学	・産業精神医学	
・てんかん学	・精神病理学	
・神経化学	・精神分析学／力動精神医学	
・神経病理学	・病跡学	
・臨床遺伝学	・臨床心理学	
・神経内分泌学		

B ● 精神障害の成因と分類

1 精神障害の成因

　精神障害の成因はまだ十分に明らかにされてはいない。従来，成因は次のように分けるのが一般的であった。

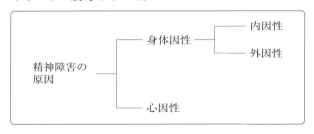

　すなわち，精神障害の原因を身体に求める**身体因**と精神的なものに求める**心因**の2つに分ける。身体因をさらに内因と外因に分けるが，この場合の「内」は脳の機能的障害あるいは素因に原因を求めるもの，「外」は外から脳に侵襲が加わった場合や，脳以外の身体疾患が基礎にあって精神障害が生じるものと定義する。外因はすでに原因が明らかにされているものであり，原因はまだ明らかではないが，おそらく何らかの身体的原因があって生じるであろうと予測されるものを内因と呼ぶと言い換えてもよい。

　以上のような成因の分類は考え方としては理解しやすいが，現実の内因性障害の発現には複雑な要因がからんでいる。例えば「**内因性**」の代表である統合失調症が純粋

に内因（脳の機能的障害）のみで発病するとは言い難く，さまざまな程度に環境要因が関与したり，心理的要因が関与することが明らかにされている。逆に「心因性」といわれる障害であっても，身体的な問題を無視することはできない。したがって，これらの分類はあくまで概念的なものであることを念頭に置いて用いるべきである。将来，成因がすべて明らかになれば，まったく異なった成因分類がなされる可能性もある。

今日では，単純に「内因」「外因」「心因」に分類する考え方はとらなくなっている。これに代わって，精神疾患はどの疾患であっても，身体因，心理的要因，社会的状況因が関与するという**生物-心理-社会的モデル**が支配的である。同様の観点から**脆弱性-ストレスモデル**が提唱されている。「脆弱性」，言い換えれば「病気になりやすさ」は遺伝的要因，周産期の要因，幼児期の例えば虐待などの心理的ストレスなどで規定されるものである。しかし，この「脆弱性」のみでは発症はしない。ある年齢に達して，ストレスがかかり発病すると考えられる。まさに生物学的，心理学的，社会的要因すべてを包含するモデル概念といえよう。

成因が明らかでない内因性疾患（統合失調症，躁うつ病）の場合，はたして1つの疾患かどうか（統合失調症と呼んでいるものが1つの原因からなる疾患かどうか，躁うつ病についても同様）についてさえ議論の分かれるところであり，症状と経過から便宜的に1つの疾患として扱っているが，現在では症候群とみなす考え方が支配的である。

②　精神障害の分類

従来の精神障害の分類は，先に述べた成因分類に沿ってなされてきた。**表1-1**は，従来診断として慣例的に用いられてきた分類である。

この分類に沿って診断を行う場合には，具体的な診断基準があるわけではなく，ただ各々の概念だけが示されているにすぎない。そのため，これを用いる人によって違いが生じやすく，臨床の場面においても（担当医が替わると診断が変わるなど），臨床研究の場面においても（疫学統計で病気の有病率が国や地域で異なるなど）混乱が生じがちであった。

これら従来診断の欠陥を克服する試みが**アメリカ精神医学会**（American Psychiatric Association；**APA**）を中心にして行われ，1980年に「**精神疾患の診断・統計マニュアル 第3版**」（Diagnostic and Statistical Manual of Mental Disorders. 3rd edition；**DSM-Ⅲ**）としてまとめられた。DSM-Ⅲの特徴は従来診断分類と異なり，明確な**操作的診断基準**を示したことである。臨床経験や地域の差，時代の違いによる診断の違いは生じにくくなり，疫学研究，臨床統計，生物学的研究には必須の診断基準となったことは間違いない。

また，もう1つの特徴は**多軸診断**を採用している点である。精神障害をもつ患者

表1-1 ▶ 従来診断で用いられてきた精神障害の分類

Ⅰ．器質性および症状性精神障害（外因性）
  1．器質性精神障害
    脳血管障害
    炎症性疾患
    脳腫瘍
    変性疾患（アルツハイマー病，ピック病，パーキンソン病，ハンチントン病など）
    頭部外傷
  2．症状精神病
    内分泌疾患や代謝疾患などの身体疾患に伴って生じる精神障害
  3．てんかん
  4．アルコール関連精神障害，薬物依存
Ⅱ．内因性精神障害
  1．統合失調症
  2．感情障害（躁うつ病）
  3．妄想性障害
Ⅲ．心因性障害
  1．神経症
  2．心因反応
Ⅳ．パーソナリティ障害
Ⅴ．精神遅滞（知的障害）・発達障害

表1-2 ▶ SM-Ⅳ-TR の大項目

- 通常，幼児期，小児期または青年期にはじめて診断される障害
- せん妄，認知症，健忘性障害および他の認知障害
- 一般身体疾患による精神疾患
- 物質関連障害
- 統合失調症および他の精神病性障害
- 気分障害
- 不安障害
- 身体表現性障害
- 虚偽性障害
- 解離性障害
- 性障害および性同一性障害
- 摂食障害
- 睡眠障害
- 他のどこにも分類されない衝動制御の障害
- 適応障害
- パーソナリティ障害
- 臨床的関与の対象となることのある他の状態

は，単に疾患診断だけで治療方針が決定できるものではない。その患者のさまざまな側面からの検討が必要である。これを5つの軸で整理している。すなわち，第1軸；臨床疾患，第2軸；パーソナリティ障害と精神遅滞（知的障害），第3軸；一般身体疾患，第4軸；心理社会的および環境的問題，第5軸；機能評価である。DSM-Ⅲは1987年の改訂（DSM-Ⅲ-R）を経て1994年に **DSM-Ⅳ**，2000年に **DSM-Ⅳ-TR**（**表1-2**）が作成された。その後，DSM-Ⅳが2013年に改訂され，**DSM-5**が誕生した。DSM-5の分類（大項目）を**表1-3**に示す。DSM-Ⅳとの大きな相違点は，①多軸診断が消失したこと，②双極性障害と抑うつ障害群（うつ病）が相互に独立したこと，③不安障害から強迫性障害と心的外傷およびストレス因関連障害群が独立したこと，④神経発達障害の診断基準の変更などである。

　国際的に精神障害の分類を統一する動きは，すでに世界保健機関（WHO）により1977年から取り組まれてきた。これは「**国際疾病分類**」（International Classification of Diseases；**ICD**）と呼ばれるもので，改訂が重ねられ，現在 **ICD-10**が使われている。ICD-9までは従来診断の分類に類似していたが，ICD-10では

表1-3 ▶ DSM-5の分類

```
1. 神経発達症群／神経発達障害群
2. 統合失調症スペクトラム障害および他
   の精神病性障害群
3. 双極性障害および関連障害群
4. 抑うつ障害群
5. 不安症群／不安障害群
6. 強迫症および関連症群／強迫性障害お
   よび関連障害群
7. 心的外傷およびストレス因関連障害群
8. 解離症群／解離性障害群
9. 身体症状症および関連症群
10. 食行動障害および摂食障害群
11. 排泄症群
12. 睡眠－覚醒障害群
13. 性機能不全群
14. 性別違和
15. 秩序破壊的・衝動制御・素行症群
16. 物質関連障害および嗜癖性障害群
17. 神経認知障害群
18. パーソナリティ障害群
19. パラフィリア障害群
20. 他の精神疾患群
21. 医薬品誘発性運動症群および他の医薬
    品有害作用
22. 臨床的関与の対象となることのある他
    の状態
```

表1-4 ▶ 国際疾病分類（ICD-10）の大項目

精神および行動の障害	
F00-F09	症状性を含む器質性精神障害
F10-F19	精神作用物質使用による精神および行動の障害
F20-F29	統合失調症，統合失調型障害および妄想性障害
F30-F39	気分（感情）障害
F40-F48	神経症性障害，ストレス関連障害および身体表現性障害
F50-F59	生理的障害および身体的要因に関連した行動症候群
F60-F69	成人のパーソナリティおよび行動の障害
F70-F79	精神遅滞［知的障害］
F80-F89	心理的発達の障害
F90-F98	小児期および青年期に通常発症する行動および情緒の障害
F99	特定不能の精神障害

DSM-IVに対応した分類や診断ガイドラインが作成された。ICD-10の中の「精神および行動の障害」の疾病分類を大項目に限って表1-4に示す。

　以上のように，診断基準を明らかにすることは，診断の一致率を高めることにつながり，より客観的な診断を行ううえで有用であることは間違いない。その一方で，DSMをはじめとする操作的診断基準が病因を診断基準から外し，経過を含まずに横断面のみで診断することに対して批判もある。「外因性」「内因性」はもとより「器質性精神障害」や「機能性精神障害」（しばしば，統合失調症や躁うつ病などの内因性精神病を脳に器質的異常のある障害と区別して用いられてきた）という用語もDSM-III以後は使われていない。また，「神経症」という用語も用いられていない。「診断とは，本来，その原因，症状，経過，予後予測まで含んだ臨床的判断である」という立場からは，DSM診断は診断とは言い難いという厳しい批判もある。DSM-IVではこれらの批判に対して，時間経過を基準の中に取り入れるなどの修正を加えている。

　一方，ICD-10は従来の診断を尊重しながら（器質性，神経症性などは残してい

る），診断のためのガイドライン（操作的診断基準，すなわち必須の症状は何で，いくつ基準がそろえば診断できるというスタイルではない）を明文化しており，従来診断と DSM 診断の中間に位置づけられるものといえよう。現段階ではこれら 3 種類の分類が別々に，あるいは同時に用いられることが多く，混乱する場合も少なくない。本書では ICD-10 を基本に記述されるが，できるかぎり DSM 診断との関係についてもふれることにしている。

Ⅳ 精神疾患の診断

A 診断の手順と方法

　精神医学における診断の方法は，他の身体疾患の診断と根本的に異なるところはなく，必要な情報を可能なかぎり多く集めて，現在の状態を心身両面から的確に把握し，経過・状況と照合させ診断する。しかし，精神医学においては身体医学と異なり，患者の症状を把握するために**生物学的方法**とともに**心理学的方法**が必要で，その方法として面接が重要であり，また生育歴等の生活史が重視されるなど，身体医学とは情報の重点の置き方がかなり異なっている。

　精神医学的診断のために必要な情報には，患者の生活史（生育歴，学歴，結婚歴，職歴，宗教），嗜好歴（アルコール，たばこ，薬物），家族歴，既往歴，家庭環境，職場環境，性格および現病歴の聴取がある。これに現在症としての精神医学的面接所見，理学的検査，神経学的検査，各種の特殊検査所見，心理テスト所見などを合わせて総合的に診断を行う。これらの情報は，患者本人だけでなく，家族や第三者などからも集める必要がある。とくに精神科診療では，患者と家族の訴えが食い違うことがあるので，第三者からの情報がないと正確な判断ができないことが少なくない。

1 問診票の記入

　初めて精神科を受診した際，受診の目的とその経過を要領よく話すことはなかなか難しい。また，医療者（精神科医，精神保健福祉士，臨床心理士など）側からは聴取しておきたい事柄だが，初対面ではなかなか聴きにくい情報（例えば学歴・離婚歴・宗教等）も記入式だとワンクッション置かれているため，情報として把握することができる。このため，精神科外来では事前に既定の問診票に記入してもらった後に診察を始めることが多い。

② 面接を進めるときの注意

■ 面接の場所と様式

　できれば静かな個室で，医療者と患者あるいは家族が1対1で面接をする。医療者と患者との位置は，机をはさんで真正面に向き合うと尋問のようになるので，患者への精神的侵襲を少なくする意味で，机の一側に向き合うか，机の角をはさんで斜めに向き合うのがよい。

　家族がまず入室して，家族だけで医療者に患者の問題を話そうとする場合がある。これは，医療者と家族がグルになっていると患者から勘ぐられることもあり，避けるべきである。初診時は，情報を得ることよりも医療者と患者間の**信頼関係**を可能なかぎりつくりあげることが何より大切であり，患者の不信を招くような行為・言動は注意して避けるべきである。信頼関係ができるということは，それだけで患者の苦悩の一部が伝達されたり解放されることを意味し，治療的効果がある。

　患者と家族が一緒に入室しているときは，医療者は最初に患者と家族の双方がいる前で，患者あるいは家族それぞれの話を聴き，その後に患者や家族からの要求があるときは単独で面接を行うのがよい。このようにすれば，種々の問題を医療者−患者−家族という三者の間で可能なかぎりお互いの間の秘密なしに公開して扱うことができる。一般に医療者−患者−家族の相互関係は必ずしも単純でなく，医療者−患者，医療者−家族，患者−家族それぞれの関係があって，そこだけの秘密や利害があり得る。したがって，面接時にも治療の場合にも，医療者はこのような関係を十分に理解し，診断・治療が円滑に行えるよう配慮することが大切である。

■ 面接の際の話し方

　面接の際は，まず患者や家族が医療者を信頼し，安心し，心を開いて話せるような雰囲気をつくる必要がある。そのためには，医療者は患者に質問するという態度で臨むのではなく，まず患者の訴えを聴き，患者・家族の悩みを受け入れ**共感**していく気持ちで臨むことが大切である。尋問的になっても事務的になっても，心の底からの話を聴き出すことはできず，表面的な話で終わってしまう。

　医療者の話し方は尋問的にならないよう，できるだけ穏やかな口調がよいが，世間話をするわけではないので，患者の重大な相談を受けとめるだけの真摯な態度も必要である。まず，問診票に沿ってどのような目的で来診したか，どのような具合の悪さがあるのか（主訴）を質問し，患者に自分の訴えを十分述べさせる。患者があまり話さなかったり，患者の説明が不十分なときは，患者の訴えに即しながら質問して必要な答えを聴取し，医療者はなるべく聴き役にとどまるようにする。

　質問すべき項目は，外来カルテあるいは入院カルテに印刷されているので，これを見ながら聴き落としがないように，項目を埋めていくようにして問診する。しかし，

面接はあくまで患者の訴えを医療者が聴くという基本的なかたちを守って行うのがよく，患者の多くは現在の悩みに主な関心があるので，患者の訴えを遮って既往歴や現病歴を時間的・経過的順序に従って質問することにこだわってはならない。

　ただ，時にその経過が**ストーリー性**を帯びる場合がある。その際はストーリー性を尊重し，そのことによって，思わぬ心的内面の深層を聴取できる場合があるので，主に患者の話の流れの中で，関連のある事項を質問したり，患者の訴えが一段落したところでその他の必要事項を質問したりして，行きつ戻りつしながら必要な情報を得，患者の病歴を完成していく。性的問題や夫婦関係など話しにくいことについては，信頼関係ができた後，1対1の面接の中で必要に応じてふれ，強引，唐突に聴き出すことのないようにする。患者が話したがらないときには2回目以降の面接に残しておく。

❸ 面接の記録

　患者の話の内容は，病歴にまとめて記載したり，精神的現在症にそのままの口調で内容を記載する。面接をしながら詳しい記録をとろうとすると，面接の流れがしばしば中断されるので，患者の前では簡単にメモしておき，後で詳しく記載したほうがよい。

　しかし，経験を積めば，面接をしながら必要で豊かな記録をとることも不可能ではなくなる。忙しい臨床では，そのような手法も大切になってくる。録音しておいて後で記録することも可能であるが，猜疑的な患者もいるので，十分なインフォームドコンセントをとったうえで録音しなければならない。

❹ 面接が困難な場合

（1）拒否的な患者

　患者には病識がなく，妄想などのため無理やり家族に連れてこられたような場合，患者にとっては不本意で，拒否的になる場合がある。そのようなときは，家族と離して1対1になり，患者の味方になって話を聴こうとすると，しだいに話し始めることが多い。それでも拒否的なときは家族を入れ，家族から事情を聴くことになるが，その際も「患者さんのためにお話を伺います」と患者に断っておくことが大切である。患者は，無言で拒否的な態度でいても，後々までその言葉を自分を尊重してくれている言葉として覚えているものである。

（2）興奮している患者

　興奮の原因にもよるが，医療者や看護者は患者を強く制止しようとしたり，薬物で鎮静しようとしたりせず，本人や周囲に危険がないかぎり，なるべく自由に振る舞わせながら，その状態をよく観察し，穏やかな態度で話を聴くようにする。ある程度の時間，患者の行動を観察していると，意識障害の有無が鑑別される。患者の気持ちを

くみながら，受容的な態度で話を聴いていると，意外に落ち着いてくることも少なくない。躁的興奮の際には，酩酊者をなだめるように接すると，話し出してくれることがある。患者が家族に不満を抱いているときには家族から離して面接する。

（3）抑うつ的な患者

　抑うつ的で元気がない患者に対しては，性急に返答を要求せず，相手の思考のテンポに合わせてゆっくりと話すのがよい。心配事や気がかりなことに話が堂々めぐりすることもあるので，患者に安心感を与えながら話を切り上げることも大切である。心配事の話を続けていると，さらに落ち込んでくる場合があるからである。面接が患者にとって負担になると思われるときは，面接時間は最小限にとどめ，必要な情報は家族から聴く。家族から聴くと，実際はそれほどでないことも多い。しかし患者の言っていることは，現在の実感であり，その気分に共感することは治療的に大切である。

（4）乳幼児・小児

　話ができない乳幼児については，面接は行動の観察であり，必要な情報は家族，とくに母親から聴取する。小児については，親がそばにいると安心して話す子と，親がそばにいるとかえってわがままになって話さない場合があるので，その子の雰囲気を把握して親から話を聴くのもよい。小児は自分の内的体験をうまく話せないことが多く，また母親は自己流の解釈を加えて話すことが少なくないので，行動を直接によく観察して記載することが大切である。

3 面接における問診の順序

　患者や家族が診察前に記載した問診票によりながら，患者がまず話したいことを中心に問診していく（**表1-5**）。そのうえで順次，患者の背景をなすいくつかの項目について聴取していく。疾患の原因は患者が思ってもいないところにあることが少なからずあるので，思い込みによらず，ごく当然と思われることも聴いていくことが大切である。患者の姓名，年齢，生年月日，職業，現住所，本籍地，連絡先（電話番号），健康保険証記載事項など，カルテの表紙に事務的に記載されていることも確認していくと，思わぬ家族のしがらみ等に話が発展していくことがある。形式的・事務的な患者の背景もおろそかにしないことである。そのうえで受診の際の紹介者，家族歴，生活歴，既往歴，性格などを聴取する。

　これらの項目は，問診しながら順次記載していくが，前述したごとく問診の順序にはあまりこだわらず，自然な話の流れを大切にしたほうがよい。患者や家族は，まず最初に現在一番困っていることを早く聴いてもらいたいと望んでいるので，まずその主訴から話を聴いていくことが大切である。

4 受診理由あるいは主訴

　どこが具合悪いのか，どんな理由で受診したのかを，まず尋ねる。**主訴**とは，患者

表1-5 ▶ 初診時問診票

初診時問診票　（横浜尾上町クリニック）
カルテNo._____　記入日：平成___年___月___日

以下の項目にご記入をお願い致します.
・氏名：　_____
・性別：　男　女
・生年月日：　昭和・平成___年（西暦___年）___月___日（___歳）
・住所：　〒_____
・電話：　自宅　_____—_____—_____
　　　　　※当院よりお電話差し上げてもよろしい番号がほかにある場合はご記入ください.
　　　　　㊙電話　_____—_____—_____（_____宅・携帯）

1. あなたが一番困っている問題（症状など）は何ですか.
　　_____
　　_____
　　_____

2. このクリニックを何でお知りになりましたか.
　　（　　）インターネット　（　　）本　（　　）知人の紹介　（　　）その他

3. 今までに心の問題で，医療機関を受診したことがありますか.
　　　　（　　）はい　　　　（　　）いいえ
　　　　　↓　　以下の質問にお答えください.
　　①何カ所のクリニック・病院を受診しましたか.　　　　　　　　（　　）カ所
　　②受診期間，クリニック・病院名（担当医）を教えてください.
　　　1）　年　月　〜　年　月：　　　　　　　　　　　　（　　　先生）
　　　2）　年　月　〜　年　月：　　　　　　　　　　　　（　　　先生）
　　　3）　年　月　〜　年　月：　　　　　　　　　　　　（　　　先生）
　　　4）　年　月　〜　年　月：　　　　　　　　　　　　（　　　先生）
　　③現在服薬中のお薬があれば，お書きください.
　　　_____
　　　_____

4. あなたは結婚されていますか.
　　（　　）既婚　　　　　　　　　（　　）結婚のように一緒に生活している
　　（　　）死別　　　　　　　　　（　　）離婚または婚姻契約破棄
　　（　　）別居　　　　　　　　　（　　）未婚
　　（　　）その他　_____

5. あなたの身内で，あなたと同じ症状をもっていたり，心療内科・精神科で治療を
　　受けた人がいますか？
　　　　　（　　）はい　　　　（　　）いいえ
　　　　　　↓
　　それは誰で，どんな状態（診断）ですか？　_____

6. 最終学歴を具体的にお書きください.（例えば，東洋英和女学院大学人間科学部卒業）
　　_____

7. これまでどんなお仕事をしてきましたか？　順にお書きください.
　　_____
　　_____
　　_____

や家族が述べた受診理由そのままではなく，これを面接者の目を通してまとめ直したものである。患者の態度が拒否的であったりする場合は，患者自身の希望で受診したのか，家族に勧められて受診したのかを聴く。

精神科診療ではとくに，受診理由ないし主訴が患者と家族とで食い違いを示すことが少なくない。精神病者は病識がなく，自分は何でもないと述べることが多い。登校拒否児なども自分では悩みをもちながらも，医療者にみてもらう必要はないと拒否的態度をとることがある。そのようなときでも，「君はそういうけど，家族の方の話も聴きますよ」と患者に断ったうえで，なるべく患者のいる所で家族の話を聴く。

ここで注意すべきことは，患者や家族の訴えがそのまま診断にはつながらないということである。イライラの訴えが摂食障害患者であったり，動悸の訴えがパニック障害患者であったり，全身倦怠の訴えの患者がうつ病であったりすることは，よくみられる主訴と診断の関連である。

5 家族歴

患者の同胞，子については，年長者から順次，姓名，性別，年齢，生死，職業などを問診票に基づいて聴取する。同胞，子については，まず正しく認知し記憶しているはずである。父母についても，できればその同胞を含めて姓名，性別，年齢その他を可能な範囲で聴取し，祖父母についても父方，母方に分けて姓名，年齢，職業などを聴取する。死亡者については，死亡年齢，死因を聴取する。同胞，子，父母の姓名や年齢は，後で患者の記憶や知識を調べるときの資料となる。そのうえで，近親者（三親等内）に精神障害者，自殺者，大量飲酒者，パーソナリティ障害者，神経症者などがいるかどうかを調べ，もしいるときには病名，発病年齢，現在どのような状態かなどについて聴取する。

結婚については，結婚年齢，見合いか恋愛か，結婚の経緯，配偶者の年齢，性格と職業，夫婦仲などを聴き，離婚，死別のときはその理由，再婚の有無を調べる。妊娠回数，分娩回数，流・早・死産等についても時期をみて聴取する。

6 面接における問診の順序

病前性格は，発病との関係で非常に重要な要素である。**執着気質**とうつ病，**循環気質**と躁うつ病，**分裂気質**と統合失調症の発症関係はたいへん有名である。しかし，カルテには執着気質等と決めつけず，几帳面，責任感が強いなど，具体的な言葉で表現したほうがよい。パーソナリティ類型を頭に置いて，いくつかのパーソナリティ特徴の有無について質問することも大切である。

7 教育歴

可能な範囲で幼稚園，小学校，中学校，高等学校，大学（学部・学科も）と，それ

ぞれの学業成績（上・中・下）を記載する。小学校，中学校の学業成績は，知能程度のおよその判断の役に立つ。必要と思われる場合は，患者が入学している高等学校，大学が自分が本来希望していた学校か，自分の希望よりもレベルが低い学校で絶えず不満をもっているのかを聴取しておくことは，神経症や登校拒否の診断や治療の参考になる。担任教師や級友との関係も大事である。

通知表の行動欄，成績の変化なども参考になる。中学校，高等学校で急に成績が下降してきたような場合は，これが精神障害の発症してきた結果である場合もあるし，成績下降のために神経症などの精神障害が起こることもある。

8 既往症

胎生期・周産期，乳幼児期，小児期，思春期（青年期），成年期などに分けて記載する。胎生期・周産期の出来事は，知的障害（精神遅滞）や痙攣疾患の際に重要である。受胎時の母親の年齢，妊娠時の母胎の状態，出産時の難易，帝王切開，鉗子分娩の有無，逆子であったかどうかなど，あるいは周産期障害の有無，出生時体重等を記載する。

乳幼児期については，乳幼児期の栄養法（母乳・人工栄養），首のすわり・歩き始め・話し始めの年齢，ひきつけの有無を聴取する。頭部外傷，脳疾患，その他重篤な身体疾患の既往歴を聴取する。小児期には頭痛，夜尿，夜泣き，寝ぼけ，不眠，かんしゃく，不登校の有無，喘息やアトピー性皮膚炎等アレルギー疾患の有無，外傷や身体疾患の有無を聴取する。

思春期（青年期）については，心身の発育状態，第2次性徴発現について聴き，とくに女性では初潮とその後の月経の順・不順，月経前後の障害の有無について聴く。

思春期以降（成年期・老年期）については，糖尿病，高血圧症等身体疾患の有無，手術・入院歴の既往や精神的疾患の有無などについて聴取する。可能であれば性病感染の有無，治療歴も聴取する。精神疾患の場合は，現在症に直接関係のあるものは現病歴に記載し，直接関係のないものは既往歴の項で発病時年齢，病状，治療歴などについて記載する。常用薬があれば具体的に記載する。

9 生活史

出生した場所とその当時の環境，例えば両親の職業，健康状態，生活環境，経済状態，両親間の不和の有無などを聴取する。

実際の養育者が実父母，継母，祖父母などのいずれであったか，それぞれ何歳から何歳まで養育にあたったのか，養育の態度は普通，過保護・過干渉，支配的・厳格，拒否的・冷淡，放任などのいずれであったか，虐待の有無などを具体的に聴取する。両親の性格，身体疾患の有無，死別・離別状況も記載する。きょうだいがいれば，それぞれの性格，健康状態，本人との関係などを記載する。そのうえで家族全体の力動

も考察する。

　転居・転校の有無，家族の離別の有無（父親の単身赴任等），同居状況（祖父母・叔父叔母等）を把握する。学歴から職歴に関しては，空白の期間がないように（例えば平成○年○月から○年○月は無職，浪人等のように）経時的に記載する。無職の時期が精神障害と関連してくることがある。

　職歴については，職業の種類と従事した期間，職業の適・不適，地位，昇進状況等を聴く。転職した場合は，その内容と理由を聴く。頻繁に転職する場合は，さらにその理由を聴き，精神障害との関連がないか（被害関係念慮，持続力低下，強迫症状等）考察する。

　家族生活については，親との間，夫婦の間，きょうだい間に不和や葛藤がないか，家族内全体の力動を考察しながら聴取する。友人や近隣者との付き合いについても聴いておく。

　運転免許の有無や，運転中の事故などについても聴取する。

　嗜好関係では，飲酒の有無，飲酒開始年齢，常用か機会的飲酒か，大量飲酒かどうか，アルコールの種類・量，酩酊の状態等を聴く。喫煙については有無，量（本／日），期間等を聴く。可能性があれば，シンナー（有機溶剤）や覚醒剤の使用経験についても聴取する。

⑩　現病歴

1 陳述者

　本人，家族，その他の同伴者（親戚・友人・職場の人など）のうち，主に誰が陳述した現病歴であるかを記す。これらの陳述の間に不一致があることもよくある。その際は，偏見なく，とりあえず併記しておく。

2 発病時期

　いつからどのような症状が現れたか，これまでほかの病院やクリニックを受診していればそのときの診断・治療・経過などを経時的に記載する。その際，いつ読まれても客観的にその時期がわかるように，1998年（平成10年，25歳）というように記載する。

3 推定される原因

　発病の原因あるいは誘因になるような出来事があれば記しておく。ただ，患者自身や家族が発病の原因と考えているような精神的外傷が実際には病気の直接的な原因でないこともよくある。いじめによって発病したようにみえていて，実際には発病していたため，からかわれていたということもある。原因や誘因は，患者や家族が気づいていないような，思わぬところにあることのほうが多い。決めつけることなく，広く

人生史を把握することが大切である。

４ 発病後の経過

症状が現在まで持続しているのかどうか，途中に寛解期があれば，それが完全寛解かどうか，どの程度の家庭生活・社会生活が可能であったかを経時的に記載する。症状が再燃したときには誘因の有無，症状の程度，治療経過などを記載する。

５ 症状の記載

「幻聴（＋）」「妄想（＋）」といった専門用語を並べるだけのような記載ではなく，「男の人の声で『右に行け』と強い口調で命令する声が聞こえた」「会社の同僚たちが，自分を避けたり無視したりするような雰囲気が感じられた」と，その幻聴や妄想の具体的内容も記載したほうが，患者の異常な心理構造が了解しやすくなる。

６ 睡眠・覚醒リズム状態

初診時，**図1-15**のような**睡眠・覚醒リズム票**を渡し，初診時前後から再受診時までの睡眠・覚醒と気分の状態を記入してきてもらう。睡眠と気分の状態の推移が把握される。

B · 精神症状と状態像

① 精神症状

① 患者の顔貌・行動面の観察

精神症状の把握は，患者が診察室に入室するときの観察から始まる。言葉で話す内容より，表情，その口調，態度・振る舞いなどに，より精神状態が表出されていることがよくある（**表1-6**）。返事の仕方，歩き方，座り方などで，そのときの精神状態をある程度感得することも可能である。視覚的に観察されるのは患者の身だしなみで，服装・着衣がきちんとしているか，汚れていないか，頭髪の手入れはどうか，化粧が自然であるか，手指の爪・皮膚などが清潔であるか，入れ墨，顔面・手首などの傷痕，注射痕がないかどうか，さりげなく観察する。

表情には，その基底にある感情の種類によって爽快・上機嫌，抑うつ・悲哀，不安・苦悶などの表情がある。表情の減少として無表情な顔貌は，統合失調症，うつ病，精神発達遅滞などの際にみられるときがある。認知症様顔貌は顔筋が締まりなく弛緩し，腫れぼったい感じで，認知症患者やアルコール依存症者などにみられる。不自然な奇妙な表情としては，ひそめ眉，尖り口などがあり，統合失調症者に多い。空笑は統合失調症に，強迫笑・強迫泣は脳器質性疾患にみられる。

図1-15 ● 睡眠・覚醒リズム票

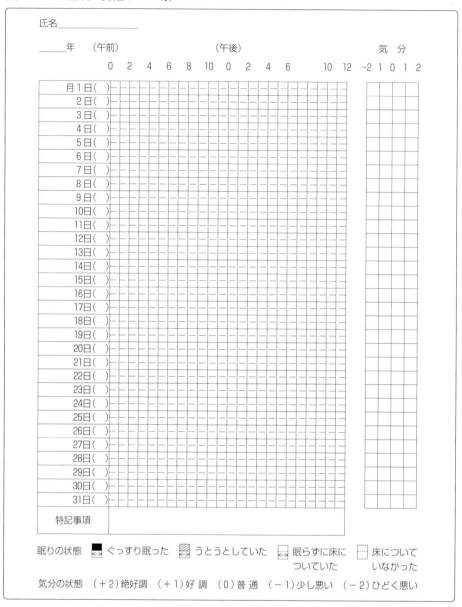

態度・振る舞いには，静かで落ち着いた自然な態度，活発な態度，躁状態でみられるせかせかして落ち着かない心迫的・促迫的な態度，うつ状態などでみられる制止された緩慢な態度，統合失調症者などにみられる単調な，無関心，いい加減，わざとらしい，ひねくれた，奇異な，常同的，距離感のない，拒絶的な態度などがある。統合失調症者は，接したときに独特な違和感（**プレコックス感**）を感じさせる場合がある。そのほか礼儀正しい，無作法な，緊張した，演技的な，自己中心的な態度などが

表1-6 ▶ 精神的現在症

```
 1. 顔つき（顔貌・表情）
 2. 姿態動作
 3. 疎通性・接触性
 4. 話し振り（話し方の異常）
 5. 領識・注意
 6. 思路・思考
 7. 知識・知能（知能テスト）
 8. 記銘・記憶（記銘力テスト）
 9. 見当識・意識
10. 感情
11. 意志的行動
12. 病的体験（妄想・妄覚・その他）
13. 病識・病感
14. その他（心理テスト）
```

ある。

　話し方には，正常な落ち着いた話し方のほかに，饒舌な，多弁な，口数の少ない，寡黙な，つぶやくような，怒ったような，イライラしたような話し方などがある。神経学的病変による構音障害も聴き分ける。進行麻痺にみられるつまずき言葉，舌たらず，ろれつの回らない話し方，小脳失調などにみられるとぎれ言葉がある。そのほか，独言，失語などがある。アルツハイマー病では，「ワタシシシ……」などと，話の中間または終わりの音節を痙攣様に反復する**語間代**といわれる独特の言い回しがみられる場合がある。

2 意　識

　精神状態の把握で意識が清明であるかどうかは，基本的な問題である。意識障害については，重篤なものは見逃すことは少ないが，軽い**意識混濁**や**もうろう状態**は，注意しないとほかの症状と見誤ることがある。意識混濁の有無は，了解の良否や応答の迅速さ，注意の転動性や固定性，見当識，後になってからの追想可能性などによって判断する。意識混濁時の行動は，意識清明時にはほとんど覚えていない。

3 見当識

　時・場所・人物についての見当識を調べる。「今日は何年何月何日何曜日か」「ここはどこか」「この人は誰か」などを聴き，見当識が正しいか，失見当識などの判定をする。意識障害，記憶障害，知能障害があるときには**見当識障害**が起こりやすい。

4 記　憶

　記憶には**記銘・保持・再生・再認**の4段階があり，また記憶には古い記憶と最近の記憶とがある。記銘力ないし最近の記憶を調べるには，「今朝は何を食べましたか」「今朝は何時に家を出て，どうやってここに来ましたか」などと質問する。あるいは，新聞・テレビなどに出た最近の事件，出来事などについて聴く。数字をいくつか読みあげて，これを復唱してもらう。これによって，記銘，短時間の保持，再生する能力について調べることができる。

　古い記憶が保持されているかどうかは，誰でも知っているような歴史的な事件または事実を年代順に遡って聴く。例えば歴代の首相の名前，第二次世界大戦の開戦や終戦の年月日，高齢者には関東大震災の年月日などである。

5 知　能

　知能障害は，質問の意味の了解の良否や，適切な応答ができるかどうかで判断する。計算では，1桁の加減，2桁の加減で順次試みる。「**7シリーズ**」といって100から7を順次引き，その答えを言ってもらう方法は計算力だけでなく，記銘力，保持力，注意力などの検査にも役立つ。

　言葉の概念の了解については，言葉の差異（「ウシとウマの違い」），上位概念（「リンゴ，ナシ，ミカンなどを何というか」），抽象概念（「親孝行とは」「学習とは」），ことわざの意味（「サルも木から落ちる」とはどういう意味か）などについて聴く。

6 知覚障害

　精神医学では，末梢感覚器官に障害がないのに知覚の障害が起こる場合だけを取り扱う。この種の知覚障害には，単純な**知覚異常**と**妄覚**がある。妄覚には**錯覚**と**幻覚**がある。

　妄覚のうちで診断学的に重要なのは幻覚で，とくに**幻聴**は統合失調症にしばしばみられる。幻聴がありそうなときは，「人がいないのに声が聴こえてくることがありますか」とか「声が響いてきませんか」と聞き，肯定的な返事が得られた場合は，いつ，どこで，誰の声が聴こえ，どういう内容か，声の質は普通の人の声と同じか，その声の主と対話できるかなどを聞き，幻聴の形式や内容を明確にする。

　患者が「そういうことはありません」と最初に答えても，「いつもではなくても，たまに聴こえませんか」というようにいろいろかたちを変えて何度か聞くと，幻聴があるといって，その内容を話し出すことが少なくない。これは，統合失調症者は秘密をもったり物を隠したりすることがへたなためである。幻覚にはそのほか，**幻視，幻触，幻嗅，幻味**などがある。

7 思考障害

　思考障害には，内容と形式の異常がある。内容の異常には妄想がある。**妄想**は，その内容によって**被害妄想**，**微小妄想**，**誇大妄想**などに大別される。微小妄想，罪業妄想は，うつ状態でみられることが多く，誇大妄想は躁状態でみられることが多い。被害・関係妄想は，「窓を閉めたのは自分をいやがってそうしたに違いない」と，被害的に関係づける妄想で，統合失調症者でよくみられる。

　思考形式の異常には，思考過程（思路）の異常と思考の体験様式の異常がある。**思路の異常**は，思考の速さ（テンポ）や思考のまとまりの良否などから判定される。思考のテンポが全体的に遅い（渋滞する）場合は，うつ状態の思考制止が考えられるが，思考が時々突然途絶えるときは統合失調症性の思考途絶を考える。思考のテンポが速い場合は躁状態の観念奔逸が考えられ，次々に考えが浮かび，思路は脇道にそれて話のまとまりが悪い。

　意識が清明なのに，あまり関係のない観念が次々に現れて思考のまとまりが悪いのは**連合弛緩**といい，これがさらに高度になり無関係な観念や表象がばらばらに現れ，何を言っているのかわからないようなかたちの思考を**滅裂思考**という。意識障害があるときの滅裂思考は思考散乱という。細かいことにこだわり，詳しく説明しようとするため思考が進行しないものを迂遠といい，てんかん患者などにみられる。脳器質性疾患の際は，思考の進行はのろく，しかも思考内容が幼稚で貧困である。

　思考の体験様式の異常には，**強迫思考**，**恐怖症**，**支配観念**，**させられ思考**などがある。強迫思考は，無意味あるいは不合理な観念が，自分の意志によってではなくひとりでに，あるいは自分の意志に反して出現し，その観念を払いのけようとしても払いのけることができず，無理に抑えようとすると強い不快や不安の感情が起こる思考をいい，強迫神経症ばかりでなく，統合失調症，うつ病，パニック障害などでも起こる。

8 感情の障害

　感情は表情，態度・振る舞いなどによって不随意的に表出されるとともに，患者の言葉によって直接的に表現されることもある。爽快，抑うつ，悲哀，多幸的，興奮的，刺激性，反抗的，攻撃性，無感情，感情平板化（感情鈍麻），無関心，気分変動性など種々の感情状態がある。これらの感情の種類や強さとともに，それが内因性のものか，精神的な動機をもつものか，状況に対して不自然なものかなどが問題になる。

9 意志と行動の障害

　行動の亢進は**精神運動興奮**，**精神運動不穏**などとして，行動減退は**精神運動制止**や高度の場合は**昏迷**として現れる。精神運動興奮は躁状態によるものと，統合失調症性

興奮によるものとがあり，昏迷にはうつ病性昏迷，緊張病性昏迷，解離転換性（ヒステリー性）昏迷がある。

感情の平板化と意欲の低下は表裏の関係にあり，これらは併せて**情意平板化（情意鈍麻）**とも呼ばれる。情意平板化は表情・態度などから明らかに認められる高度なものから，面接時の態度は一見正常でも日常生活が非生産的，活動性低下で，将来に対する展望に欠け，自覚や反省に乏しいという高等な感情・意欲の障害までがある。

② 状態像

精神現象の個々の異常，例えば感情の異常とか意欲の異常とか思考の異常などは，その1つだけが異常で，ほかの点では正常であるといったものではない。感情の異常がもっとも目立つが，それとともに意欲・思考に異常があるというように，精神現象全体として，あるまとまったかたちをとるものである。このひとまとめにした精神状態を**状態像**という。

精神医学的診断は状態像を把握するところから始まる。状態像の起こり方と経過に，身体的所見の有無を勘案して診断をつけていく。初診時は，状態像のみの診断にとどまることも多い。この際，常に念頭に置くべきことは，**意識障害，知能障害，パーソナリティ変化**があるかどうかである。これらの障害があれば器質性精神症候群を考える。器質性精神症候群が疑われたときは積極的な身体的検索が必要となる。これが除外されたうえで，内因性精神病，神経症あるいはパーソナリティ障害などが鑑別診断される。

１ 不安状態

対象のはっきりしない漠然とした恐れの感じである。程度が強いと**苦悶状態**という。発作性あるいは持続性である。強い発作性不安を**パニック発作**という。不安は自律神経系の症状を伴い，頻発する症状には動悸，息苦しさ，めまい，四肢のしびれ，冷感・振戦，喉の閉塞感，頭痛などがある。発作性不安の身体症状によって，重篤な生命の危機感を起こし，救急外来に運ばれることもよくみられる。パニック障害，全般性不安障害，うつ病，統合失調症などでみられる状態である。

２ 恐怖状態

恐怖とは対象のはっきりした恐れである。恐れを起こす対象から離れていれば不安は起こらない。さまざまな対象が不安を起こす。不安状態と同様，自律神経症状を起こす恐怖症性不安障害，統合失調症などでみられる。

３ 強迫状態

強迫観念が中心となる状態で，**強迫行為**を伴うことが多い。強迫性障害ばかりでな

く，うつ病，統合失調症でもみられる。

4 心気状態

　実際には病気ではないのに病気であると考えたり，あるいは病気ではないかと心配する状態である。身体表現性障害，うつ病，統合失調症などでみられる。

5 神経衰弱状態

　過労の結果起こる心身の疲労状態で，**刺激性衰弱**といい，疲労感が強く，注意集中困難，記銘力障害など精神機能が低下する一方で，焦燥感，落ち着きのなさなど時に興奮状態を示す状態である。神経衰弱型神経症性障害，器質性精神症候群（過敏情動性衰弱状態ともいう）などでみられる。

6 解離転換状態（ヒステリー）

　人の注意をひくような，大げさでわざとらしい表情・態度・振る舞いがある。身体症状を著明に表す**転換症状**（失立，失歩など）と，意識変容を示す**解離症状**（健忘，もうろう状態など）がある。神経症性障害（解離性障害，転換性障害），器質性精神症候群，演技性パーソナリティ障害などでみられる。

7 離人状態

　自己の精神活動，あるいは外界に対する実感が喪失する状態である。神経症性障害（離人・現実感喪失症候群），統合失調症，うつ病などでみられる。

8 うつ状態

　もっともよくみられる状態で，感情面では憂うつ，悲哀，思考面では制止と微小的内容，意欲・行動面では億劫，興味・関心の喪失，**自殺念慮**，身体的には倦怠感・不調感などが生じる。気分（感情）障害のほか適応障害，統合失調症，器質性精神障害などでもみられる。

9 躁状態

　感情面では爽快，高揚，思考面では**観念奔逸**と誇大的内容，意欲・行動面では**多弁・多動**，興味・関心の亢進，身体的には爽快，快調感などがみられる。軽度なものを**軽躁状態**という。うつ状態と同様，気分（感情）障害のほか，器質的精神障害，統合失調症などでもみられる。

10 幻覚妄想状態

　幻覚と妄想とはしばしば伴って生ずるので，このような状態を**幻覚妄想状態**とい

う。代表的には統合失調症でみられ，幻覚は幻聴が主で，妄想は被害的内容のものが多い。そのほか，アルコール，覚醒剤（メタンフェタミン塩酸塩）などの中毒性精神障害，幻覚薬投与時にもみられる。意識障害を伴うときは，幻視が多い。

🔟 妄想状態

幻覚を伴わない妄想のみの状態である。被害的内容が多いが，誇大的内容の場合もある。**妄想体系**が構築されていることも多い。統合失調症，妄想性障害などでみられる。

🔢 緊張病状態

緊張病性興奮と**緊張病性昏迷**がある。カタレプシー，常同症，拒絶症，衒奇症などを著明に示す。緊張型統合失調症，器質性精神障害などでみられる。

🔢 昏迷状態

意欲の波動がみられず，刺激にも反応しない状態である。緊張型統合失調症，うつ病，器質性精神障害などでみられる。

🔢 錯乱状態

意識混濁に精神運動興奮，幻覚その他を伴う，まとまりのない無目的な不穏・興奮状態である。器質性精神障害，急性一過性精神障害，てんかん，解離転換（ヒステリー），非定型精神病などでみられる。

🔢 意識障害状態

単純な意識混濁で**昏睡**に至る群と，**錯乱せん妄，もうろう状態**などがある。せん妄とは意識混濁に幻覚，精神運動興奮，不安などが加わった複雑な意識障害である。器質性精神障害，中毒性精神障害，症状精神病，薬剤性精神障害，時に心因性精神障害でもみられる。

🔢 健忘状態

記憶が障害された状態である。意識喪失中のことが思い出せないのを**同時健忘**，発症以前に経験したことが思い出せなくなることを**逆向性健忘**，発症以後の記憶が障害されるのを**前向性健忘**という。器質性精神障害，脳振盪，解離性障害などでみられる。

🔢 認知症状態

いったん発達した知能が持続的低下を示す状態であり，**パーソナリティ変化**を伴

う。器質性精神障害でみられる。

18 残遺状態

　感情，意欲が鈍化した状態をいう。**感情平板化（感情鈍麻）**，**活動性低下**で，寒さ暑さ・不潔さ・対人接触などすべてに無関心であり，動きも少なくぼんやりしている。また，無目的な徘徊があったり，空虚で子どもじみた態度や行動を示す児戯性がみられることもある。軽度な欠陥状態は表面的には気づかれないが，刺激に対する反応の乏しさなどからわかることもある。統合失調症，中毒性精神障害，器質性精神障害などでみられる。

C ● 身体検査と心理検査

1 身体検査

　精神障害は心因性障害，機能性障害だけでなく，脳あるいは身体疾患によって生じてくることもしばしば認められる。そのような脳器質性精神障害，症状精神病を見逃さないことが精神科診断学の重要な第一歩である。解離転換と思われた患者が脳腫瘍であったり，うつ病と思われた患者が甲状腺機能低下症であったりすることは時々経験することである。

　機能性精神障害である統合失調症や気分（感情）障害でも，ポジトロン CT（PET）や磁気共鳴スペクトル法（MRS），光トポグラフィなどの新しい画像診断（後述）で脳の機能異常をみることができるようになった。心因性障害と思われても，初診時は医学的視点に立った身体検査を怠らないことが大切である。

1 一般的身体所見

　脈拍，呼吸，血圧，体温などの測定や，胸部，背部，腹部などの打・触・聴診など，ごく概略の**身体的診察**は，粗大な身体疾患の存在を見逃さないために重要である。体型についても肥満型，痩せ型，闘士型などと観察・記載する。体型は，患者の気質を反映しやすい。拒食症では，その独特の極端な痩せ顔貌・体型から，それだけでおおよその診断がついてしまうこともある。

2 神経学的所見

　精神障害は中枢神経系の障害によることが少なからずあるので，**神経学的検査**が欠かせない。打腱器などを使い，見落としがないように頭部から順に系統的に検査していく。

2 一般臨床検査

　内科的身体疾患によって精神障害を呈することは，前述のように時々みられることである。このため，初診時における末梢血液・尿の一般検査，心電図，胸部X線，血液生化学検査は**ルーチン検査**として必要である。うつ状態が治りにくいような場合は，内分泌疾患や膠原病なども疑い，内分泌検査や免疫学的検査も必要に応じて施行していく。

3 神経学的診断法

　神経学的診断法には，神経画像診断，脳波検査，髄液検査などがある。頭部単純X線，脳波検査はルーチンで施行することが，中枢神経障害を見逃さないという意味で重要である。器質性脳障害が疑われるときは，頭部X線や頭部コンピューター断層撮影（CT），磁気共鳴画像法（MRI）などの撮影が必須となってくる。CT より MRIのほうが鮮明な画像が得られるため，MRI が撮れれば CT は不要である。CT でははっきりしなくとも，MRI で小梗塞巣が見つかることはよくある。

1 頭部単純X線

　ルーチンの撮影法による正面像，側面像について観察する。X線写真により，頭蓋の大きさと形，骨折の有無，石灰沈着，指圧痕，骨の萎縮，脱灰，破壊，縫合拡大などの所見の有無を調べる。単純X線では脳そのものは像をつくらないので，脳については間接にその状態を観察し得るにとどまる。

2 頭部コンピューター断層撮影（computed tomography；CT）

　この方法の原理は，頭部をいくつかの方向からX線で走査し，X線検出器によって各X線ビームのX線量を測定し，これをコンピューター処理し，脳の断面の画像を構築するものである。撮影方法には，無処置のまま撮影する方法と，造影剤を点滴静注して血管分布領域とそれ以外の部分のコントラストを強める撮影方法がある。精神科領域では脳血管障害，脳腫瘍，頭部外傷，先天奇形，水頭症，てんかんのほか，認知症の際の脳萎縮の診断に重要である。

3 磁気共鳴画像法（magnetic resonance imaging；MRI）

　MRI は大きな筒の中に強い均一な磁場をつくり，その磁場の中に検査する生体を置き，体内の水素原子核（陽子；プロトン）が特定の周波数の電磁波に強く共鳴する現象を利用し，生体の特定の部位の水素原子密度（陽子密度）と，水素原子の磁化の2種類の動きやすさ（縦緩和時間 T_1，横緩和時間 T_2）を測定して，それらの数値の分布を断層像として表示するものである。

MRIでは中枢神経系の前額断面や矢状断面なども描出することができ，画像もCTより鮮明で，細部にわたる中枢神経系の局所診断が可能となった。

　水素以外のリン，炭素，リチウムなどの原子についてもMRIが可能で，それらの原子核の存在する化合物の違いを識別して，それらの化合物の定量を可能にする**磁気共鳴スペクトル法**（magnetic resonance spectroscopy；**MRS**）は，非侵襲的に脳の生化学的情報を得ることができ，器質性脳障害だけでなく，気分（感情）障害や統合失調症など機能性精神障害の神経化学的異常の検索に応用されるようになっている。

4 シングルフォトンエミッションコンピューター断層撮影 （single photon emission computed tomography；SPECT）

^{123}I標識物質（IMP）を静注し，その脳集積を回転型ガンマカメラで検出して画像化し，脳の局所血流量を測定する方法である。脳血流量を測定することで，脳機能状態を推測することができる。血流が低下している部位は，活性が低下していると推測される。その他，**局所脳血流量測定法**（regional cerebral blood flow study；**rCBF**）や放射性キセノンガス（133Xe）吸入法などがある。

5 ポジトロンCT （positron emission tomography；PET）

　短半減期のポジトロン（正の電荷をもつ電子；陽電子）放射RIで標識した微量の化合物を生体に投与し，対向したガンマー線（光子；フォトン）検出器の組を多数備えた装置を用いてポジトロン放出を体外から検出することにより，その化合物の移動や集積の経過を数値的に解析し，あるいは断層画像として表示する。脳の糖代謝，酸素消費量，血流量を測定することが可能で，脳機能状態をより直接的に測定することができる。

6 脳波 （electroencephalogram；EEG）

　脳波とは，脳（とくに大脳皮質）の多数のニューロンに絶えず起こっている後シナプス電位を主体とした電気変動を容積導体を通して算出し，その集合電位を波形として描出したものである。脳機能が損傷された部位では徐波（遅い波）化し，てんかんでは特有の**棘波（スパイク）**がみられる。てんかん，器質性脳疾患，意識障害では必須の検査である。

7 髄液検査

　髄液は，中枢神経を囲むようにして流れる灌流液である。**腰椎穿刺**によって採取し，髄液圧，細胞数，化学的検査，血清学的検査をすることにより，炎症，血管障害，外傷，腫瘍などの存在と性状を推測する。

8 光トポグラフィ

光トポグラフィとは，近赤外光を用いて大脳皮質機能を脳表面に沿ってマッピングすることを目的とした方法である。うつ症状の鑑別診断補助として2009（平成21）年より，厚生労働省に先進医療として承認されている。光トポグラフィにより脳の血流の変化を測定することで，その抑うつ症状がうつ病なのか，統合失調症なのか，双極性障害なのかの鑑別診断を約7～8割の精度で行うことができる。このことによって抑うつ症状の鑑別診断の補助検査として用いることができる。

4 遺伝子診断

精神疾患の病因や薬物効果や性格に関しては，若干遺伝的要素がある。2003（平成15）年4月にヒトゲノム配列のすべてが解明され，**分子遺伝学的手法**が診断や治療へ応用されるようになってきた。しかし**図1-16**にみるように，多くの精神疾患は多遺伝子因子と環境因子による**多因子病**である。遺伝子異常が直接発症につながるような精神疾患は少ない。このなかで遺伝子診断が有効な疾患，病態について述べる。

1 単因子遺伝病

病因性をもつ単一遺伝子による疾患である。**フェニルケトン尿症**（常染色体劣性遺伝）などの先天性代謝異常はこの代表である。遺伝形式はメンデルの法則に従う。

ハンチントン病は成人期に発病する慢性進行性の舞踏病であり，明らかな優性遺伝を示す単因子遺伝病である。遺伝子連鎖解析によって4番染色体に病的遺伝子があることが認められた。遺伝子はハンチントンと名づけられ，遺伝子内にC（シトシン），A（アデニン），G（グアニン）の繰り返し配列があり，この繰り返しが異常に伸長することで発症する（トリプレットリピート病）。遺伝性脊髄小脳変性症も同じメカニズムである。繰り返し回数が多いと発症年齢が早くなる（表現促進現象）。

2 多因子病

病因性に乏しい数個あるいは多数の独立した遺伝子の組み合わせと環境因子によって生ずる。統合失調症，気分（感情）障害，不安障害など，多くの精神科的疾患がこれに属する。遺伝形式はメンデルの法則に従わない。遺伝歴の認められない散発例と，遺伝歴の認められる家族例がある。一般に散発例は軽症であり，家族例は重症である。

3 ミトコンドリア DNA 異常

細胞内の小器官であるミトコンドリアに含まれる DNA の異常に基づく病気であり，**ミトコンドリア脳筋症**などがある。母系遺伝が特徴であり，罹患者の卵子のミトコンドリアを経由して遺伝する。したがって，罹患した母親の子どもはすべて罹患危

図1-16 ● 遺伝と環境の相互関係

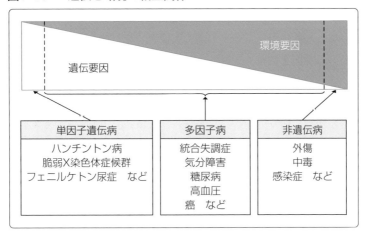

資料　榊　佳之：ヒトゲノム—解読から応用・人間理解へ．岩波書店，2001.

険性があるが，罹患した男性の子どもにはその危険性はない。若年成人期に卒中様発作を起こしたようなときはこの検査をしてみるべきである。

4 遺伝マーカー

　原因遺伝子を解明するために遺伝マーカーが重要である。多くの精神疾患のように，異常な遺伝子産物が不明な場合には，**DNA多型**を遺伝マーカーとして用いる。これはヒトのDNAには表現型としては必ずしも現れないが，小さな塩基配列の変異が高頻度にあり，これをDNAマーカーとして利用するものである。

　DNAマーカーには，制限酵素断片長多型（restriction fragment length polymorphism；RFLP），塩基配列の繰り返し数による多型（variable number of tandem repeat；VNTR）や，**一塩基多型**（single nucleotide polymorphism；**SNP**）などがある。

5 遺伝マーカーの連鎖と相関

　遺伝子の連鎖解析では，家系内に多くの罹患者のある大家系について調べ，罹患者に共通する遺伝マーカーを求め，そこから感受性遺伝子検索へと進む。例えば，近年の報告では双極性障害の遺伝子座位として第4，12，21などの染色体の一部が候補領域としてあげられている。しかし，それ以上には責任遺伝子としてクローニングされた遺伝子は見つかっていない。

　遺伝マーカーの相関解析では，血縁関係を認めない多数の患者群と健康対照群について調べ，患者群に偏った分布を示す遺伝マーカーを見つけることから，原因遺伝子の解明へと進めていく。アルツハイマー病の発病危険因子としてよく知られている**アポリポ蛋白E（ApoE）遺伝子 ε 4型**は，この方法によって見出された。

5 心理検査

心理検査には，知能検査，パーソナリティ検査，その他の検査（精神作業能力検査など）がある。心理面を数量で客観的に評価できたり，投影法では言語的会話では表出してこないような深層心理的側面を知ることができる。心理検査によって客観的評価がなされ，診断的側面も推測されてくるが，これはあくまで補助的検査の一つであって，面接や観察，種々の検査を突き合わせ，精神的現象をトータルに把握していくことが大切である。

1 知能検査

知能が注意・想像・推理・判断などの能力によるものとして，知能測定法を最初に考案したのはフランスの**ビネー**（Binet, A.）である。ビネーは**シモン**（Simon, T.）の協力を得て，児童の年齢段階に相応する問題を定め，どの程度の段階の問題まで解き得るかによって知能を測定しようとした。

知能検査によって得られた知能年齢を生活年齢で割ったものが**知能指数**（intelligence quotient；**IQ**）である。

（1）ビネー式知能検査

ビネー–シモン法を日本人用にしたものに，**鈴木ビネー式知能検査**と**田中ビネー式知能検査**がある。主として児童用である。

集団検査用のものとして，田中A式知能検査，田中B式知能検査がある。

（2）WAIS（Wechsler Adult Intelligence Scale）

ウェクスラー（Wechsler, D.）によって考案された，16歳以上の成人に適用される検査法であり，日本語改訂第Ⅲ版**WAIS-Ⅲ**が広く用いられている。言語性テスト（verbal test）と動作性テスト（performance test）からなり，それぞれ言語性IQ，動作性IQが算出され，合わせて全体IQが算出される。言語性テストは一般的知識，一般的理解，算数，数の順唱・逆唱，共通点の発見，言語の理解からなり，動作性テストは符合問題，絵画完成，積木問題，絵画配列，組み合わせ問題からなっている。IQとともに，各サブテストのグラフ（プロフィール）が臨床診断の補助となる。

（3）WISC（Wechsler Intelligence Scale for Children）

WAISの小児版である。現在は，日本語改訂第Ⅳ版**WISC-Ⅳ**が使われている。

（4）記銘力検査

知的能力のなかの記銘力を，数字・文字や言葉・図形などを用いて調べる。**三宅式対語記銘力検査**（有関係対語と無関係対語の記銘），**ベントン視覚記銘検査**（線図形の記銘）などがある。

（5）改訂長谷川式簡易知能評価スケール（Hasegawa's Dementia Scale for

表1-7 ▶ 改訂長谷川式簡易知能評価スケール（HDS-R）

■氏名					■生年月日　年　　月　　日		
■年齢		男・女	■検査者		■点数		

No.	質問内容				配点		
1	お歳はいくつですか？（2年までの誤差は正解）					0	1
2	今日は何年の何月何日ですか？　何曜日ですか？（年，月，日，曜日が正確でそれぞれ1点ずつ）			年		0	1
				月		0	1
				日		0	1
				曜日		0	1
3	私たちが今いるところはどこですか？（自発的に出れば2点，5秒おいて，家ですか？　病院ですか？　施設ですか？のなかから正しい選択をすれば1点）				0	1	2
4	これから言う3つの言葉を言ってみてください．あとでまた聞きますのでよく覚えておいてください．（以下の系列のいずれか1つで，採用した系列に○印をつけておく）　1：a）桜　b）猫　c）電車　2：a）梅　b）犬　c）自動車					0	1
						0	1
						0	1
5	100から7を順番に引いてください．（100−7は？　それからまた7を引くと？　と質問する．最初の答えが不正解の場合，打ち切る）			（93）		0	1
				（86）		0	1
6	私がこれから言う数字を逆から言ってください．（6-8-2, 3-5-2-9を逆言ってもらう，3桁逆唱に失敗したら，打ち切る）			2-8-6		0	1
				9-2-5-3		0	1
7	先ほど覚えてもらった言葉をもう一度言ってみてください．（自発的に回答があれば2点，もし回答がない場合，以下のヒントを与え正解であれば1点）　a）植物　b）動物　c）乗り物				a：0　1　2		
					b：0　1　2		
					c：0　1　2		
8	これから5つの品物を見せます．それを隠しますので何があったか言ってください．（時計，鍵，タバコ，ペン，硬貨など必ず相互に無関係なもの）					0　1　2	
						3　4　5	
9	知っている野菜の名前をできるだけ多く言ってください．（答えた野菜の名前を右欄に記入する．途中で詰まり，約10秒間待っても答えない場合にはそこで打ち切る）0〜5＝0点，6＝1点，7＝2点，8＝3点，9＝4点，10＝5点					0　1　2	
						3　4　5	
				合計得点			

満点30点／20点以下認知症　21点以上非認知症

Revised；HDS-R）

長谷川和夫によって考案された認知症患者の知能障害を簡便に評価するテストである（表1-7）。見当識，記銘力，計算，数唱・逆唱，知識が系統的に検査でき，認知

表1-8 ▶ MMSE（ミニメンタルステート検査）

設問	質問内容	回答	得点 （30点満点）
1（5点）	今年は何年ですか？ 今の季節は何ですか？ 今日は何曜日ですか？ 今日は何月何日ですか？	年 曜日 月 日	0／1 0／1 0／1 0／1 0／1
2（5点）	この病院の名前は何ですか？ ここは何県ですか？ ここは何市ですか？ ここは何階ですか？ ここは何地方ですか？	病院 県 市 階 地方	0／1 0／1 0／1 0／1 0／1
3（3点）	物品名3個（桜，猫，電車）		0〜3
4（5点）	100から順に7を引く（5回まで）		0〜5
5（3点）	設問3で提示した物品名を再度復唱させる		0〜3
6（2点）	（時計を見せながら）これは何ですか？ （鉛筆を見せながら）これは何ですか？		0／1 0／1
7（1点）	次の文章を繰り返す「みんなで，力を合わせて綱を引きます」		0／1
8（3点）	（3段階の命令） 「右手にこの紙を持ってください」 「それを半分に折りたたんでください」 「それを私に渡してください」		0／1 0／1 0／1
9（1点）	（次の文章を読んで，その指示に従ってください）「右手をあげなさい」		0／1
10（1点）	（何か文章を書いてください）		0／1
11（1点）	（次の図形を書いてください）		0／1

（判定基準）

27〜30点	正常
22〜26点	軽度認知症の疑いもある
21点以下	どちらかというと認知症の疑いが強い

症の有無とレベルを評価することができる。

（6）MMSE（Mini Mental State Examination, ミニメンタルステート検査）（表1-8）

アメリカの**フォルスタイン夫妻**（Folstein, M. F., Folstein, S. E.）が1975年に考案した知能検査。認知症の疑いがある被験者に対して行われ，主に記憶力，計算力，言語力，見当識などを測定する。

（7）RCPM（Raven's Coloured Progressive Matrices, レーヴン色彩マトリックス検査）

アメリカの心理学者**レーヴン**（Raven, J. C.）が考案した知能検査。45歳以上の人を対象に，失語症や認知症のスクリーニングに使われていた検査だが，最近は小児の発達障害のスクリーニング検査としても使われている。標準図案の欠けているところに合う図形を6つのなかから1つだけを選ばせる検査で，問題は36問ある。

（8）CDR（Clinical Dementia Rating, 臨床認知症評価法）

認知症の重症度を評価するための方法。記憶，見当識，判断力と問題解決，社会適応，家族状況および趣味，介護状況の6項目について，患者の診察や周囲の人からの情報で評価する。それらを総合して健康（CDR 0），認知症の疑い（CDR 0.5），軽度認知症（CDR 1），中等度認知症（CDR 2），高度認知症（CDR 3）のいずれかに評価する。

（9）ベンダー–ゲシュタルトテスト（Bender-Gestalt Test）

9種類の図形をそれぞれ印刷した図版を用意し，これを規定の1枚の白紙に，定規，コンパスなどの補助用具を用いないで，できるだけ正確に模写させるテストである。検査結果は，各図形ごとに定められた検討項目と規定の用紙に描かれた図形全体の配置とについて，一定の評価法に基づいて数量的に評価し，失点が多いほど評点が高く異常度が高いとする。この検査により，ゲシュタルト機能の崩壊，すなわち知覚されたものが全体的構造を失い，個別の性状に解体する現象（主として器質性精神障害にみられる）をとらえることができる。

2 パーソナリティ検査

パーソナリティ検査には，**質問紙法**と**投影法**がある。

（1）質問紙法

一定の質問に対して，「はい」「いいえ」「どちらでもない」の答えを選択させる。その結果の妥当性（ある性格傾向を表すのにふさわしいかどうか）と信頼性（同じ人に2回以上繰り返してもパーソナリティの変化がないかぎり再現性があるかどうか）について統計的に処理される。

①ミネソタ多面人格テスト（Minnesota Multiphasic Personality Inventory test；MMPI）

550問からなる。テスト結果を以下の尺度で判定し，プロフィールで判定する。虚偽やあいまいな答えをする傾向も測り，テスト結果の信頼性の参考にできる。

①Hs；心気傾向，②D；抑うつ傾向，③Hy；解離転換（ヒステリー）傾向，④Pd；問題行動・犯罪傾向，⑤Mf；男性性・女性性，⑥Pa；猜疑心・妄想傾向，⑦Pt；恐怖・強迫傾向，⑧Sc；思考・行動の分裂傾向，⑨Ma；躁病傾向，⑩Si；社会的内向性。

②矢田部ギルフォード性格検査（YG性格検査）

120問からなる。13の因子別に得点化され，全体のプロフィールによって評価する。因子には，①S；社会的内向，②T；思考的内向，③D；抑うつ性，④C；感情の循環性，⑤R；のんきさ，⑥G；一般的活動性，⑦A；支配性，⑧M；男性性，⑨I；劣等感，⑩N；神経質，⑪O；客観性の欠如，⑫Ag；愛想の悪さ，⑬Co；協調性の欠如がある。

プロフィールによるパーソナリティ特性は，①平均型，②右寄り型；情緒不安定，社会的不適応，外向的，③左寄り型；情緒安定，社会的適応，内向的，消極的，④右下がり型；情緒安定，外向的，支配的，⑤左下がり型；情緒不安定，不適応，内向的である。

③コーネルメディカルインデックス健康調査表（Cornell Medical Index-Health Questionnaire；CMI）

患者の心身両面にわたる自覚症状を短時間の間に調査する目的で，ニューヨークのコーネル大学で作成された質問紙検査法である。質問項目は，原法は身体症状144，精神症状51，計195，日本語版では身体症状に男子用16項目，女子用18項目が加えられている。これらの項目は身体的訴え（A～L），精神的訴え（M～R）に分けて整理され，一定の判定基準に従って精神障害，神経症傾向の有無が判定される。

（2）投影法

直接的な質問によらず，パーソナリティ像の深層的内面を何かに投影させて判定する方法である。感じたままを答えてもらったりするため，無意識面が表出されてくることがある。

①ロールシャッハテスト（Rorschach Test）

1921年にスイスの精神科医，**ロールシャッハ**（Rorschach, H.）によって考案された，現在もっとも広く行われている投影法パーソナリティ検査である。テストはインクのしみ（黒・赤）でできた図形を印刷した10枚の図版を順次被験者に見せて，それが何に見えるかを述べてもらい，その応答を分析することにより，知的面，パーソナリティ面，さらにはそのときの精神状態，診断について検査・検討していく。検査結果の整理・解釈の方法にはいろいろあるが，日本では片口法が主に用いられてい

る。

②文章完成テスト（Sentence Completion Test；SCT）

文章の出だしだけが記されていて，後の文章を完成してもらうテストである。例えば「私はよく人から……」と記されてある。このため，今までの思いや本音や願望が記されたりする。100題あり，検査の結果は，家族性，対人関係，自己概念，その他などの領域に分けて整理する。

③絵画統覚テスト（Thematic Apperception Test；TAT）

どのようにでも解釈できる情緒的場面を描いた絵画を示し，被験者にこれについての物語をつくってもらい，その結果を分析して性格傾向，精神状態，不安の防衛機制などを判定するテストである。図版は原法では20枚あるが，日本版では18枚である。検査結果は，物語の主人公と被験者の関係（自分自身かどうか），主人公の欲求と行動，主人公の内的感情状態，外的圧力の種類，欲求・外的圧力などに対する解決行動の様式などについて整理し，パーソナリティの判定を行う。小児用には，成人用の人物を動物に置き換えた**CAT**（Children's Apperception Test）もある。

④その他

臨床でよく用いられるものとして，**P-F スタディ**（絵画-欲求不満テスト），**HTPテスト**（House Tree Person Test），**バウムテスト**（1本の樹を描いてもらうテスト），**風景構成法**などがある。

3 その他の心理検査

（1）精神作業能力検査

内田クレペリン検査が代表的である。**クレペリン**（Kraepelin, E.）によって始められた作業テストを**内田勇三郎**が発展させたものである。1桁の数字が横に並んだ用紙を用い，連続加算を行わせ，作業量，誤答率，初頭努力，休憩効果，曲線の動揺などから，作業能力やパーソナリティの一部を知る。

（2）神経心理学的検査

失語・失行・失認などに関する検査は，一定の形式に従って体系的に行う。京都大学・大橋博司による失語検査，失行・失認検査表などがある。

6　症状評価尺度

臨床診断をつけるうえで，また症状をもれなく一通りチェックし，その重症度を判定するために症状評価尺度が種々開発されてきた。とくに薬物治療の効果判定には必須の尺度となっている。患者がアンケート形式に自分でチェックする自記式と，医療者が客観的に判定する方式のものとがある。医療者側がチェックする形式のものは，信頼性と安全性を高めるため，ある決まった系統的な面接（構造化面接）を用いる場合もある。

■ 自記式評価尺度

前述の質問紙法も一種の自記式評価である。うつ病に対する**ベック**（Beck, A. T.）のうつ病自己評価尺度，**ツング**（Zung, W. W. K.）の自己評価うつ病スケールがよく用いられる。

② 面接と観察による評価尺度

（1）簡易精神医学的評価尺度（Brief Psychiatric Rating Scale；BPRS）

アメリカの**オーバーオール**（Overall, J. E.）らによって1962年に作成された多目的な評価尺度で，不安，心気的訴えなど18項目よりなる。統合失調症や気分（感情）障害が対象となる。

（2）ハミルトンうつ病評価尺度（表1-9）

イギリスの**ハミルトン**（Hamilton, M.）が作成した評価尺度で，うつ病の症状21項目（17項目，24項目のものもある）について，5段階あるいは3段階評価したものである。項目は，①抑うつ気分，②罪業感，③自殺，④入眠障害，⑤熟眠障害，⑥早朝覚醒，⑦仕事と活動，⑧精神運動抑制，⑨激越，⑩精神的不安，⑪身体的不安，⑫身体症状（消化器系），⑬身体症状（一般症状），⑭生殖器症状，⑮心気症，⑯体重減少，⑰病識，⑱日内変動，⑲離人症，⑳妄想症状，㉑強迫症状などである。

（3）ハミルトン不安症状評価尺度

（2）と同じハミルトンが作成した不安症状のための評価尺度である。13項目の不安に関する症状を5段階で評価する。

そのほか，多数の症状評価尺度が開発されている。

D ● 構造化面接と操作的診断基準

診断基準の信頼性を高めるために，誰でもがそれに従って順にチェックしていくと一定の診断に達するような操作的診断基準が作成され，国際的にも汎用されるようになった。代表的な操作的診断基準には，「**研究用診断基準**」（Research Diagnostic Criteria；**RDC**），「**精神疾患の診断・統計マニュアル 第5版**」（Diagnostic and Statistical Manual of Mental Disorders, 5th edition；**DSM-5**, 2013），「**国際疾病分類 第10版**」（International Classification of Diseases, 10th revision；**ICD-10**, 1992）などがある。

操作的診断基準の信頼性を高めるために，すべての症状を確認していくような質問の仕方を規定した構造化面接も作成された。DSM-5のために **DSM-5用構造化面接**（Structured Clinical Interview for DSM-5；**SCID-5**）がある。そのほか，感情障害と統合失調症用面接スケジュール（Schedule for Affective Disorders and Schizophrenia；SADS），統合失調症陰性症状評価尺度（Scale for the Assessment

表1-9 ▶ ハミルトンうつ病評価尺度

項目	症　状	評　価　尺　度
1	抑うつ気分 （気が沈む，希望がない，どうしようもない感じ，自分がつまらない感じ）	(0)　ない． (1)　質問したときだけ訴える． (2)　自発的に言葉で訴える． (3)　言葉ではないが，顔つき，姿勢，声，泣きやすいことなどでわかる． (4)　抑うつ気分だけが言葉や態度に認められる．
2	罪業感	(0)　ない． (1)　人をがっかりさせたと自分を責める． (2)　罪業観念（過去に過ちをしたとか罪深い行為をしたとかくよくよ考える）． (3)　現在の病気は何かの罰であると考える．罪業妄想． (4)　非難や威嚇の幻聴および（または）脅迫的な幻視．
3	自殺	(0)　ない． (1)　生きていてもつまらないと感じる． (2)　死んだほうがましとか死ぬ方法などを考えている． (3)　自殺を考えたり，自殺の素振りをみせる． (4)　自殺企図（真剣に自殺を企てた場合）．
4	入眠障害	(0)　ない． (1)　時々，寝入りにくいことがある（30分以上）． (2)　毎夜寝られないと訴える．
5	熟眠障害	(0)　ない． (1)　一晩中うつらうつらして熟眠できないと訴える． (2)　夜中に目が覚める．トイレ以外にベッドから離れる．
6	早朝覚醒	(0)　ない． (1)　朝早く目が覚めるが，また眠れる． (2)　朝早く目が覚め，いったん起きるともう眠れない．
7	仕事と活動	(0)　ない． (1)　活動（仕事や趣味）に対して気乗りがしない，無能感，疲労感を感じる． (2)　活動（仕事や趣味）に対する興味の喪失を訴えるか，または気乗りのなさや不快感，気迷いなどからうかがえる（仕事をしたり，活動する場合，自分自身を叱咤しなければならないようである）． (3)　活動する時間の減少または生産力の低下．入院患者においては，雑用を除き病棟の作業や趣味活動に最低3時間従事しない場合には3点をつける． (4)　この病気のために仕事を中断しているもの．入院患者においては雑用以外に何事も活動的にできず，また手助けがないと病棟内の雑用もできない．
8	精神運動抑制 （思考や話し方の緩慢，集中力の低下，自発運動の減少）	(0)　ない． (1)　面接時軽度な精神運動抑制が認められる． (2)　面接時明らかに精神運動抑制が認められる． (3)　精神運動抑制が強く，面接が困難である． (4)　完全な昏迷．
9	激越	(0)　ない． (1)　手や髪などをもてあそぶ． (2)　手を捻る，爪を噛む，髪を引っぱる，唇を噛むなど．
10	精神的不安	(0)　ない． (1)　主観的緊張感やイライラ． (2)　些細なことに悩む． (3)　心配している態度が顔や話に出ている． (4)　明らかに恐怖感が現れている．

項目	症　状	評　価　尺　度		
11	身体的不安	(0)　ない. (1)　軽度にある. (2)　中等度にある. (3)　高度にある. (4)　何もできないほど高度.	消化器系　口渇，ガス，消化不良，下痢，げっぷ 循環器系　心悸亢進，頭痛 呼吸器系　過呼吸，ため息 泌尿器系　頻尿 そ の 他　悪寒など	
12	身体症状 (消化器系)	(0)　ない. (1)　食欲は減少しているが励ましなしに食べる．腹部膨満感. (2)　励ましがないと食事をとらない．胃腸薬の投与を要求する.		
13	身体症状 (一般症状)	(0)　ない. (1)　四肢・背・頭の重苦しい感じ，背部痛，頭痛，筋肉痛，疲労感，無力感. (2)　はっきりした症状がある場合.		
14	生殖器症状 (性欲の減退， 月経障害)	(0)　ない. (1)　軽度にある. (2)　明らかにある.		
15	心気症	(0)　ない. (1)　身体のことが気になる. (2)　健康のことばかりにとらわれている. (3)　頻繁に症状を訴え助けを求める. (4)　心気妄想.		
16	体重減少	A　過去からみた場合	(0)　体重の減少はない. (1)　現在の病気によると思われる体重の減少. (2)　明らかな体重の減少(患者の供述による).	
		B　病棟医師によって毎週測定が行われた場合	(0)　2kg以上の変化（1週間の体重減少） (1)　5kg以上の変化（1週間の体重減少） (2)　7kg以上の変化（1週間の体重減少）	
17	病識	(0)　うつ病であり病気であると自覚している. (1)　病気に対する自覚はあるが，その原因を悪い食物，気候，オーバーワーク，ウイルス，休息の不足などのせいにしている. (2)　病気ではないと言い切る.		
18	日内変動	A　症状は朝のほうが悪い （A，Bどちらかを記入）	(0)　ない. (1)　軽度にある. (2)　明らかにある.	
		B　症状は夕方のほうが悪い	(0)　ない. (1)　軽度にある. (2)　明らかにある.	
19	離人症 (現実感喪失， 自我感喪失)	(0)　ない. (1)　軽度にある（例えば非現実感や虚無的思考）. (2)　中度にある. (3)　高度にある. (4)　まったくどうにもならない.		
20	妄想症状	(0)　ない. (1)　軽度に猜疑的. (2)　中等度に猜疑的. (3)　関係念慮. (4)　関係妄想，被害妄想.		
21	強迫症状 (強迫観念，強 迫行動)	(0)　ない. (1)　軽度にある. (2)　明らかにある.		

of Negative Symptoms；SANS），陽性症状・陰性症状評価尺度（Positive and Negative Syndrome Scale；PANSS），現在症診察表（Present State Examination；PSE）などがよく用いられている。

参考文献

1) 岡田靖雄編：精神医療. 勁草書房, 1968.
2) E. クレペリン著, 岡不二太郎, 山鼻康弘訳：精神医学百年史. 金剛出版, 1977.
3) 呉　秀三：我邦ニ於ケル精神病ニ関スル最近ノ施設. 精神医学神経学古典刊行会, 1977（原著, 1919）.
4) 小俣和一郎：精神医学の歴史. 第三文明社, 2005.
5) W. ヤンツァリク著, 大橋正和訳：ドイツ精神医学史. 創造出版, 1996.
6) 伊藤　薫：脳と神経の生物学. 培風館, 1975.
7) 真島英信：生理学. 第18版, 文光堂, 1990.
8) W. プラザー, W. カーレ, H. レオンハルド著, 越智淳三訳：分冊 解剖アトラスⅢ─神経系と感覚器. 第４版, 文光堂, 1995.
9) T. W. サドラー著, 沢野十蔵訳：ラングマン人体発生学. 第５版, 医歯薬出版, 1987.
10) 時実利彦：目で見る脳─その構造と機能. 第３版, 東京大学出版会, 1971.
11) 大熊輝雄：現代臨床精神医学. 改訂第５版, 金原出版, 1994.
12) 土居健郎：方法としての面接─臨床家のために. 医学書院, 1977.
13) 大月三郎, 黒田重利, 青木省三：精神医学. 第５版, 文光堂, 2003.
14) 笠原　嘉：予診・初診・初期治療. 診療新社, 1980.
15) 高橋三郎, 他：精神医学総論・精神症状学・画像診断・治療. 現代精神医学大系, 年刊版 1987-A, 中山書店, 1987.
16) 岡堂哲雄編：心理テスト入門. こころの科学増刊, 日本評論社, 1993.
17) 北村俊則：精神症状測定の理論と実際─評価尺度, 質問票, 面接基準の方法論的考察. 第２版, 海鳴社, 1995.
18) R. L. スピッツァー, J. エンディコット, E. ロビンス著, 本多　裕, 岡崎祐士監訳, 安西信雄, 他訳：精神医学研究用診断マニュアル. 国際医書出版, 1981.
19) J. K. ウィング, J. E. クーパー, N. サルトリウス著, 高橋　良, 中根允文訳：精神症状の測定と分類─現在症診察表とカテゴプログラムのための指導手引. 医学書院, 1981.
20) R. L. スピッツァー, J. エンディコット著, 保崎秀夫監訳：感情病および精神分裂病用面接基準（SADS）. 星和書店, 1983.
21) 渡辺昌祐, 横山茂生：抗うつ薬の選び方と用い方. 改訂版, 新興医学出版社, 1993.
22) P. ベルナー, 他著, 高橋三郎, 高橋清久, 宇野正威監訳：機能性精神病のための診断基準集. 西村書店, 1994.
23) 高橋三郎, 大野　裕監訳：DSM-5 精神疾患の分類と診断の手引. 医学書院, 2014.
24) 融　道男, 中根允文, 小見山実, 他監訳：ICD-10 精神および行動の障害─臨床記述と診断ガイドライン. 新訂版, 医学書院, 2005.
25) 山田和夫：うつのすべてがわかる本. 土屋書店, 2013.

第 2 章

代表的な精神疾患
（精神障害を含む）

この章で学ぶこと

Ⅰ　症状性を含む器質性精神障害［F0］

Ⅱ　精神作用物質使用による精神および行動の障害［F1］

Ⅲ　統合失調症，統合失調型障害および妄想性障害［F2］

Ⅳ　気分（感情）障害（躁うつ病）［F3］

Ⅴ　神経症性障害，ストレス関連障害および身体表現性障害［F4］

Ⅵ　生理的障害および身体的要因に関連した行動症候群［F5］

Ⅶ　成人のパーソナリティおよび行動の障害［F6］

Ⅷ　知的障害（精神遅滞）［F7］

Ⅸ　心理的発達の障害［F8］

Ⅹ　小児期および青年期に通常発症する行動および情緒の障害［F90-98］

Ⅺ　神経系の疾患（てんかん含む）

Ⅰ　症状性を含む器質性精神障害［FO］

　本節では器質的な精神障害を取り上げるが、アメリカ精神医学会（American Psychiatric Assocciation；APA）の「精神疾患の診断・統計マニュアル 第5版」（Diagnostic and Statistical Manual of Mental Disorders, 5th edition；DSM-5）にはこのような項目はなく、神経認知障害群のみが記載されている。本節B「認知症性疾患」で神経認知障害を取り上げるので、その前に器質性精神障害について簡単にふれておく。

A　器質性精神障害の主な症状

　ここでは症状性精神障害と脳器質性精神障害を取り上げるが、これらは従来「外因性精神障害」や「身体に基礎づけられる精神障害」（**シュナイダー**[Schneider, K.]）と呼ばれたものである。

　麻疹やインフルエンザなどの急性感染症、糖尿病やビタミン欠乏症などの代謝障害、下垂体ホルモン低下症や甲状腺機能亢進症などの内分泌障害、肝硬変や心筋梗塞などの身体疾患では、その基礎疾患が多彩であるにもかかわらず、その際にみられる精神症状には共通性があることを明らかにしたドイツの**ボンヘッファー**（Bonhoeffer, K.）は、これらをまとめて外因反応型と呼んだ。これは、前述した症状性精神障害のみならず、脳炎や脳外傷、脳血管障害などの脳器質性精神障害の急性期にもみられる病像である。

　その基本症状は意識障害であるが、その程度や様相はまちまちであり、傾眠・嗜眠・昏睡といった単純な意識障害（意識の明晰性の障害）を示すことも、せん妄やもうろう状態といった複雑な意識障害（意識野の狭窄や意識変容を伴うもの）を示すこともある。さらに、意識障害が回復した後に、しばしばコルサコフ症候群（後述）や過敏情動性衰弱状態（疲労感、過敏、いらいら、睡眠障害など）をはじめ、さまざまな症状がみられる。これらをまとめて**ヴィーク**（Wieck, H. H.）は**通過症候群**と呼んだ。

　一方、脳に器質的な障害が起こると、種々の神経症状や精神症状が起こる。精神症状としては、脳炎や脳外傷や脳梗塞などの急性期には前述した外因反応型に相応する症状が出現し、その回復の過程で通過症候群が起こり、慢性化すると健忘症候群、認知症、パーソナリティ変化などの精神症状が後遺する。しかし、変性疾患や慢性脳炎や脳腫瘍などでははっきりした急性症状がみられず、健忘症状や認知症やパーソナリティ変化といった症状が徐々に現れることが多く、また、抑うつや幻覚や妄想などの

さまざまな精神症状が混在することもある。したがって，何らかの精神症状をみた場合には，まずこれらの器質性精神障害を念頭に置いて検索を進める必要がある。

ここでは，脳の器質的な障害によって起こる器質性精神障害の主なものを取り上げるが，その前に器質性精神障害に際して共通してみられる精神症状の主なものについて，総論的に紹介しておく。

1 意識障害

脳障害の急性期にみられ，とくに間脳・脳幹の損傷時に起こりやすい。単純な意識障害と複雑な意識障害に分けられる。

単純な**意識障害**は意識の清明度の障害で，**意識混濁**のことであり，その程度によって，明識困難状態（ややぼんやりしているが，外界との交通は保たれている状態），昏蒙（うとうとした状態で，無関心で，領識も悪く，注意も散漫な状態），傾眠（呼べば覚めるが放置すると元に戻る半醒半眠の状態），嗜眠（強い刺激によって多少反応する程度の強い意識混濁），昏睡（強い刺激に対しても反応しない高度の意識混濁）に分けられる。

複雑な意識障害は，意識の広がり（意識野）が狭くなった**意識狭窄**と，意識内容が変化する**意識変容**に分けられる。意識狭窄の例は催眠ともうろう状態（うつろな表情で，注意や関心が目の前のことだけに限られるが，夢遊病者のように徘徊したりすることもある）であるが，後者は錯覚や幻覚を伴うこともあり，意識変容のほうに入れられることもある。

意識変容の代表はせん妄（意識が混濁するとともに，混濁の程度が変動し，活発な感情の動きや運動不穏があり，錯覚や幻視などの知覚異常を伴う状態）であり，高齢者では夜間に起こることが多いので夜間せん妄と呼ばれる。

2 健忘症候群

記憶障害，とくに健忘症状のみが目立ち，そのほかの知的能力には目立った変化がみられない状態で，その特殊なものとして**コルサコフ症候群**がある。これは，記銘力障害，健忘（とくに，逆向性健忘），見当識障害，作話からなる。

3 認知症

2004（平成16）年12月以降，「痴呆」に代えて「認知症」という名称を用いることになった。

認知症とは，後天的な脳の広範な障害のために，それまで支障がみられなかった知的能力が日常生活に著しい支障をきたす程度に持続的に侵された状態である。一般に，軽度（身辺自立可能なレベル），中等度（種々の介助が必要なレベル），高度（全介助が必要なレベル）の3段階に分けられる。また，主として脳障害の部位によっ

て，**皮質性認知症**（大脳皮質の広範な障害により起こり，認知症の代表である），**白質性認知症**（大脳白質の広範な障害により起こる），**辺縁性認知症**（主に大脳辺縁系の障害による），**皮質下性認知症**（線条体，視床，黒質などの皮質下諸核の障害による）などに分類される。

4 器質性パーソナリティ変化

上機嫌，感情の平板化，発動性減退，抑制欠如，高等感情欠如などがみられるが，脳病変の部位によりパーソナリティ変化の性状が違い，例えば，前頭葉でも上面の障害では自発性・発動性減退や感情の平板化がみられ，下面の障害では抑制欠如や多動がみられることが多い。

5 器質性感情障害

脳の器質性疾患に際して，時々躁状態やうつ状態がみられる。脳卒中後うつ病がよく知られている。

6 器質性幻覚症

持続性あるいは反復性の幻覚が前景に立つ状態で，意識は清明で，せん妄のような意識障害や感情障害や妄想はなく，器質性脳障害により起こるもので，幻視が多いが，幻聴や体感幻覚などのその他の幻覚がみられることもある。

7 器質性妄想状態

妄想が主体となるが，意識混濁，知能障害，顕著な幻覚などは明らかでなく，病因として器質因子が考えられるものである。

B • 認知症性疾患

ここでは神経認知障害群のうち，認知症を主体とする認知症性疾患を取り上げる。

認知症をきたす疾患は多彩で（**表2-1**），**アルツハイマー型認知症，レビー小体型認知症，血管性認知症**や，**ピック病**を主体とする**前頭側頭型認知症，クロイツフェルト-ヤコブ病，ハンチントン病，エイズ認知症コンプレックス，正常圧水頭症**などがある。

以下，これらについて述べるが，わが国は人口の高齢化がもっとも早く進み，現在すでに超高齢社会にあり，したがって高齢者の認知症患者が着実に増え，2012（平成24）年の時点で462万人に達したとされ，今後ますます増加すると予測されている。最近は，認知症の早期発見，早期診断・早期治療，さらには予防が重視されている。それと関連して，**軽度認知障害**（mild cognitive impairment；**MCI**）が話題になっ

表2-1 ▶ 認知症をきたす疾患

1.	変性性認知症	アルツハイマー型認知症，レビー小体型認知症，ピック病など
2.	血管性認知症	梗塞性認知症，ビンスワンガー型脳症，出血性認知症など
3.	混合型認知症	1と2が混在したもの
4.	プリオン病	クロイツフェルト-ヤコブ病，牛海綿状脳症など
5.	感染性疾患	脳梅毒，進行麻痺，エイズ脳症，単純ヘルペス脳炎など
6.	代謝性疾患	種々の白質ジストロフィー，肝脳疾患，ミトコンドリア脳筋症，低血糖性脳症
7.	脱髄性疾患	多発硬化症
8.	外傷性疾患	外傷性脳挫傷，外傷性慢性硬膜下出血
9.	中毒性疾患	一酸化炭素中毒，アルコール中毒
10.	その他	特発性正常圧水頭症，神経ベーチェット病，脳腫瘍，低酸素脳症

ている。

MCIは，同じ年齢の人より記憶の障害が強いが認知症ではなく，日常生活には支障がなく，正常と認知症の境界に位置づけられる。しかし，その60〜70％が徐々に認知症になるといわれており，MCIのレベルで早期介入する必要があると考えられるようになっている。

アルツハイマー型認知症，レビー小体型認知症，血管性認知症が**3大認知症**と呼ばれている。

1 アルツハイマー型認知症（Alzheimer-type dementia；ATD）

これは，**アルツハイマー**（Alzheimer, A.）により1906年に初めて記載されたが，最初の症例は初老期発症で，**クレペリン**（Kraepelin, E.）によりアルツハイマー病と名づけられた。老年期に起こるものは**老年痴呆**と呼ばれ，長い間両者は区別されていたが，最近では両者を併せてアルツハイマー型認知症または**アルツハイマー病**（広義）と呼ばれている。

アルツハイマー型認知症は，認知症患者の約50％を占めるもっとも多い原因不明の認知症性疾患であり，より若年に起こる**アルツハイマー病**（早期発症型アルツハイマー病）と老年期に起こる**アルツハイマー型老年認知症**（後期発症型アルツハイマー病）に区別されることもある。ほとんどが孤発性であるが，まれに家族性のものもある。**家族性アルツハイマー病**では，いくつかの遺伝子異常が発見されている。例えば，この病気で脳に沈着するアミロイドに関連する遺伝子として21番目の染色体にあるアミロイド前駆体蛋白遺伝子や14番目の染色体にあるプレセニリン1遺伝子，1番目の染色体にあるプレセニリン2遺伝子の異常が見つかっているが，これらはごく少数の家族例にみられるのみで不明なところが多い。

また，原因遺伝子ではないが，孤発性のアルツハイマー型認知症の危険因子として19番目の染色体にあるアポリポ蛋白E4が知られている。しかし，ほとんどを占める

図2-1 ● アルツハイマー型認知症の
MRI 像

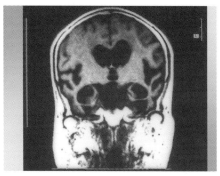

両側側頭葉の内側の海馬・海馬傍回の萎縮が目立つ.

図2-2 ● アルツハイマー型認知症の
脳断面像

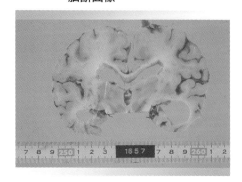

図2-3 ● アルツハイマー型認知症の SPECT 像

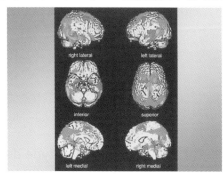

頭頂葉や後部帯状回に血流低下がみられる.

　孤発性のアルツハイマー型認知症では，まだ原因遺伝子は見出されていない。性別では，女性が多く男性の約2倍である。

　記憶障害で発症することが多く，徐々に進行する皮質性認知症が主症状である。一般に3期に分けられる。

　1期：認知症は軽度で，しばしば物盗られ妄想や意欲障害や抑うつなどの精神症状がみられるが，身辺自立は可能である。

　2期：認知症が進行し，話のまとまりが悪くなり，しばしば**着衣失行**（衣類の着脱ができない），**観念失行**（今までできていた行為がうまくできなくなる），**視空間失認**（トイレや家がわからなくなる）などが加わり，日常生活上種々の介護が必要になる。

　3期：認知症が高度になり，話もトンチンカンで，まもなく発語や自発性が乏しくなり，動作も緩慢で，全面的な介護を必要とし，ついには寝たきりになる。

　診断には，頭部コンピューター断層撮影（computed tomography；CT）や磁気共鳴画像法（magnetic resonance imaging；MRI）などの画像が使用される。脳萎縮は海馬・海馬傍回に目立つが，全般性で（**図2-1, 2**），進行とともに強くなる。シ

ングルフォトンエミッションコンピューター断層撮影（single photon emission CT；SPECT）では、初期には側頭葉内側部や頭頂後頭領域や後部帯状回の血流低下がみられる（**図2-3**）が、進行するとそれは脳全体に広がる。最近では、脳の病理所見であるβアミロイドからなる老人斑やタウ蛋白からなる神経原線維変化をポジトロン断層撮影（positron emission tomography；PET）画像により臨床的に調べることが可能になってきている。

　全経過は数年から十数年であるが、アルツハイマー型老年認知症では高齢であるために身体合併症が起こりやすく、経過が短く、7年以内に死亡することが多い。一方、若年性アルツハイマー病では進行が早いものの、発症する年代が若い分だけ、ケアがよければ10年以上の経過をとるのが普通である。アルツハイマー型認知症の脳の変化は特徴的で、脳の萎縮が海馬領域を中心に、しかし全般性に認められ、脳には老人斑と神経原線維変化が目立ち、神経細胞の脱落が広範に起こる。

　現在では確実な治療法はないが、1999（平成11）年に日本でもアルツハイマー型認知症の治療薬として、**ドネペジル塩酸塩**（donepezil hydrochloride、コリンエステラーゼ阻害薬の一種）が発売され、よく使用されている。さらに2011（平成23）年には、わが国でもガランタミン臭化水素酸塩（galantamine hydrobromine）やリバスチグミン（rivastigmine）といった**コリンエステラーゼ阻害薬**やNMDA受容体拮抗薬である**メマンチン塩酸塩**（memantine hydrochloride）が使用可能になった。しかし、これらは認知症の進行を遅らせる程度の効果しか期待できない。根本的な治療法の研究が進められており、例えばβ蛋白の**ワクチン療法**が近い将来、実現する可能性がある。また、タウ蛋白に関する研究も進んでいるが、実現するのはまだ先のことである。

② **レビー小体型認知症（dementia with Lewy bodies；DLB）**

　これは比較的新しい疾患概念であり、1976（昭和51）年以降の**小阪憲司**らの一連の研究により発見され、1996年の国際ワークショップの報告で、レビー小体型認知症という病名が提唱され、その診断基準が発表された。現在ではアルツハイマー型認知症に次いで2番目に多く、**3大認知症**の一つで、わが国でも注目されている。高齢者の認知症の約20％を占め、第二の認知症と呼ばれている。

　この病気の原型はパーキンソン病であり、レビー小体（**図2-4**）がパーキンソン病で侵される黒質や青斑核などのほかに、大脳皮質にもびまん性に多数みられることから、小阪は**びまん性レビー小体病**（diffuse Lewy body disease；**DLBD**）と名づけたが、最近ではレビー小体型認知症と呼ばれている。

　老年期に発症することが多いが、初老期にも、40歳以下にも発病する。男女比では、男性が女性よりやや多い。

　主症状は緩徐に進行する認知症と**パーキンソン症状**（筋固縮、動作緩慢、寡動、前

図2-4 ● レビー小体

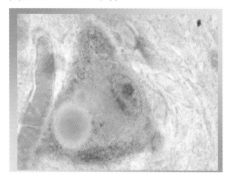

図2-5 ● レビー小体型認知症のSPECT像

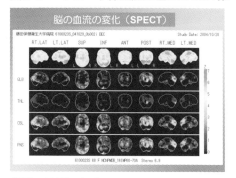

後頭葉に血流低下が目立つ.

屈姿勢，歩行障害など）であるが，認知症が先行することが多い。しかし，認知症の症状が現れる前に，抑うつや具体的な内容のありありとした，人や小動物の幻視やそれに基づいた妄想が出現し，認知機能に変動があり，まもなくパーキンソン症状が加わってくることが多い。時にはパーキンソン症状で始まり，パーキンソン病として治療を受けているうちに特有な幻視や認知症が加わることもある。最近では，認知症が目立たないうちに，特有な幻視や妄想や抑うつが先行し，のちに認知症が加わってくる症例が増えている。また，睡眠中に大きな声で寝言を言ったり布団の上で暴れたりするレム睡眠行動障害が先行することも少なくない。全経過は約10年である。

CT検査やMRI検査では認知症のわりに脳萎縮が軽いことが多くみられ，SPECT検査では後頭葉の血流低下（**図2-5**）が特徴的で，MIBG（メタヨードベンジルグアニン）心筋シンチグラフィ検査では心臓の取り込み障害が特徴的である。

レビー小体型認知症は認知症のなかでもっとも**BPSD**（behavioral and psychological symptoms of dementia，**認知症の行動・心理症状**）が起こりやすく，しかも初期には誤診されることが多く，もっとも介護が困難な認知症であり，とくに早期の対応が大切である。最近は，アリセプトが認知障害に効果があることから，その治療薬として承認されたが，これは世界初のことである。

③ 血管性認知症（vascular dementia；VaD）

脳血管の病変により，脳が広範に侵されて認知症が起こったものを**血管性認知症**と総称する。脳梗塞や脳出血に続いて起こるのが普通であるが，多くは脳梗塞によるものである。最近は小さな梗塞がたくさんできて認知症が起こる多発梗塞性認知症が，とくに高齢者では多くなっている。わが国では，以前には血管性認知症がもっとも多いといわれていたが，その後アルツハイマー型認知症に次いで２番目に多いとする報告が多くなった。しかし近年，生活習慣病への対応やアスピリンによる梗塞予防などにより減少しており，また診断が正しく下されるようになったこともあり，現在では

図2-6 ● 血管性認知症の CT 像（脳梗塞）

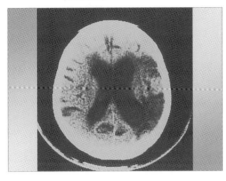

図2-7 ● 血管性認知症の脳断面像（脳梗塞）

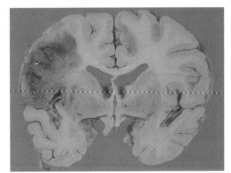

全認知症患者の15%以下になっている。男女比では男性に多い。

　臨床像は多彩であり，梗塞の部位や大きさによって異なる。経過からみると，急激発症型と緩徐進行型に大別され，前者は脳卒中発作や一過性脳虚血発作などを契機として認知症が現れるものであり，後者はそれらが明らかではなく，徐々に認知症が起こるものである。

　前駆症状として頭痛，めまい，耳鳴り，物忘れ，抑うつ，根気なさなどを訴えることが少なくない。また，梗塞の部位により構音障害・歩行障害・知覚障害・片麻痺・筋固縮などの神経症状や，失語・失行・失認などの神経心理症状がみられることも多い。しかし，中心症状は認知症であり，その特徴はまだら状で，知的機能の低下が一様には起こらず，知的機能にムラが目立つ。しかも，知的能力の低下のわりにパーソナリティの核心が比較的保たれるのも特徴的である。感情失禁や夜間せん妄も起こりやすい。また症状が動揺性で，日によって変化し，階段状に悪化するという特徴がある。なお，大脳白質が虚血性障害により広範に侵されて認知症が起こるものとしてビンスワンガー脳症などという特殊型もある。

　血管性認知症の診断にも画像は重要で，CT 検査や MRI 検査では梗塞巣（**図2-6, 7**）が認められる。なお，血管性認知症の危険因子として，高血圧症，動脈硬化症，脂質異常症，心疾患，糖尿病，過度の飲酒や喫煙などがあげられ，それらを予防したり，早期治療することにより，認知症を予防することが可能である。また，梗塞の予防には抗凝固療法や抗血小板療法が用いられる。

4 前頭側頭型認知症（frontotemporal dementia；FTD）―とくにピック病（Pick disease）

　ピック病は，**ピック**（Pick, A.）による1892年から1906年までの一連の報告で明らかにされ，1926年に満州医科大学の**大成潔**とドイツの神経病理学者**シュパッツ**（Spatz, H.）によりピック病と名づけられた。ピック病は，アルツハイマー病ととも

図2-8 ● ピック病の MRI像　　図2-9 ● ピック病の脳断面像

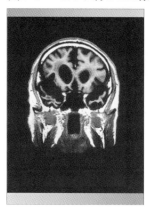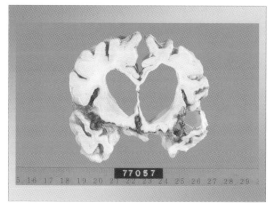

両側の側頭葉と前頭葉に萎縮がみられる.　　萎縮に左右差があり, 左側側頭葉の萎縮がより目立つ.

に代表的な初老期認知症であるが, 比較的まれな疾患である. 現在では前頭側頭型認知症の一型と考えられている.

　ピック病の3大症状は**認知症・性格変化・言語機能障害**であるが, 初期には認知症よりも性格変化や言語機能の障害が目立つのが普通である. 性格変化としては脱抑制が主で, 非常識な行動や反社会的行為がみられることが多い. 逆に, 意欲低下が前景に立つこともある. 言語機能の障害としては, 健忘失語や語義失語（言葉の意味がわからない失語）が多い. 緩徐に進行する失語が初発症状であることもある. そのうちに, going my way 症状, 時刻表的行動, 考え不精^{ぶしょう}（質問に対して無頓着・不真面目に対応する）や滞続言語^{たいぞく}（何を聞いても同じ答えを繰り返す）, 立ち去り行動（話している最中に勝手に立ち去って行ってしまう行動）が目立ってくることも少なくない. そして, しだいに認知症であることがはっきりしてくる.

　脳画像が特徴的で, CT 検査や MRI 検査では前頭葉や側頭葉に限局した萎縮がみられ（**図2-8, 9**）, SPECT 検査ではそこに血流の低下がみられる.

　予後は不良で, 数年から十数年の経過をとる.

5　クロイツフェルト−ヤコブ病（Creutzfeldt-Jakob disease；CJD）

　この病気は, アルツハイマー病やピック病とともに初老期認知症の一つと考えられてきたが, 1969年のチンパンジーへの伝播実験の成功により, スローウイルス感染説が注目された. その後, 1991年に**プルシナー**（Prusiner, S. B.）により**プリオン蛋白**が発見され, 現在ではヒツジの**スクレイピー**（ヒツジまたはヤギの伝染性神経疾患）や**牛海綿状脳症**（bovine spongiform encephalopathy；**BSE, 狂牛病**として知られている）とともにプリオン病の一つと考えられるようになり, 感染症の一つに位置づけられるようになった. 最近では, ヒトの屍体からの下垂体ホルモンや硬膜などを

図2-10 ● ハンチントン病の MRI 像

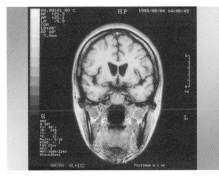

両側の尾状核に強い萎縮がみられる.

図2-11 ● ハンチントン病の脳断面像

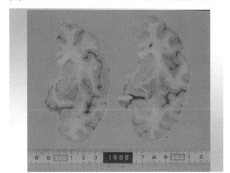

第2章

治療に利用したために起こる医原性クロイツフェルト-ヤコブ病や，牛海綿状脳症からヒトへ感染した変異型が問題になっている。また，最近ではプリオン蛋白の遺伝子異常がいくつか明らかになっている。

この病気は，一般に50〜60代で発症し，亜急性に進行する認知症を主症状とするが，**ミオクローヌス**（身体の一部がピクッピクッと不随意に動く一種の不随意運動）などの種々の神経症状を伴うことも少なくない。発病後半年〜１年で高度の認知症に陥り，寝たきりとなる。まれに家族性に発症する。

初期には認知症のわりに画像や脳波に変化が少なく，診断が困難であることが多いが，ミオクローヌスがみられるころには脳波で特有な同期性放電がみられ，このころからCT検査やMRI検査で脳萎縮が急速に進行するのがみられ，末期には高度の脳萎縮がみられる。最近では，プリオン蛋白の異常を分子遺伝学的な方法で診断することが可能になっている。全経過は２年以内のことが多い。

6 ハンチントン病（Huntington disease）

ハンチントン病は，常染色体優性遺伝を示し，**舞踏様不随意運動と性格変化・認知症**を特徴とする変性疾患である。

30〜40代に発病することが多く，初発症状は舞踏様不随意運動であることもあるが，性格変化が先行することも少なくない。自己中心的で，抑制欠如がみられることが多い。病期が進むと認知症が目立ってくる。

家族に同様の病気があり，CT検査やMRI検査で尾状核の萎縮がみられる（**図2-10, 11**）が，家族歴がはっきりしないこともある。最近，第４番染色体上にあるハンチントン病の遺伝子の変異が見つかり，これが診断上にも利用されている。

舞踏様運動や精神症状にブチロフェノン系薬剤が一時的に効果はあるが，全体としては予後は不良である。

7 エイズ認知症コンプレックス（AIDS dementia complex）

ヒト免疫不全ウイルス（human immunodeficiency virus；**HIV**）の感染によって起こるエイズは，1981年の最初の報告以来，世界中に猛烈な勢いで広がり，致死的であることもあり，もっとも恐れられているウイルス性疾患である。エイズ患者の50～60％が中枢神経系の障害を伴い，認知症をきたすことも少なくない。それは**HIV脳症**（**HIV脳炎**）とか**エイズ認知症コンプレックス**と呼ばれる。

初期には物忘れ，思考緩慢，集中力低下や意欲の減退を訴え，そのため抑うつや不安などの精神症状がみられる。病期が進むにつれて，認知症が現れ，また振戦（しんせん），構音障害，歩行障害などの神経症状もしばしば加わる。これらの精神・神経症状は常に進行性で，時に急激に悪化する。末期には高度の認知症，四肢麻痺，痙攣発作などを示す。

診断には，まずHIV感染の証明が必要であり，さらに脳脊髄液検査や画像検査が有用であるが，髄液中のHIVやHIV抗体の検出があれば診断は確定的である。

8 正常圧水頭症（normal pressure hydrocephalus；NPH）

正常圧水頭症は1965年に**アダムス**（Adams, R. D.）らによって初めて記載され，**認知症・歩行障害・尿失禁**を3主徴とし，脳室が拡大しているが，脳脊髄液圧が正常で，シャント術により症状が軽快するという特徴があると報告された。脳脊髄液の循環障害が問題であり，脳脊髄液を脳室から体腔に流し髄液の循環をよくするのがシャント術である。正常圧水頭症はいわゆる治療可能な認知症の代表として一時非常に注目され，過剰にシャント術が行われたが，最近ではその適応が限られている。適応を慎重にしても，シャント術の有効例はせいぜい70％程度にとどまっている。

正常圧水頭症には，原疾患に続発して起こる続発性のものと原因不明の特発性のものがある。**続発性正常圧水頭症**の原疾患としてもっとも多いのは破裂脳動脈瘤に伴うクモ膜下出血で，約70％を占める。そのほか脳外傷，髄膜炎，脳梗塞の後や脳腫瘍の開頭術後に起こる例が比較的多い。とくに，原因がはっきりしないで起こる特発性正常圧水頭症が治療し得る認知症の代表として注目されている。

C 脳　炎

脳炎は細菌，真菌，リケッチア，ウイルス，寄生虫などによって脳実質が侵されるものであり，その発症状況から急性・亜急性・慢性脳炎に分けられる。ここでは精神科でみることが比較的多い脳炎として，急性脳炎では**ヘルペス脳炎とびまん性リンパ球性髄膜脳炎**を，慢性脳炎として**進行麻痺**を取り上げる（HIV脳炎とクロイツフェルト-ヤコブ病は前項で取り上げた）。

1　ヘルペス脳炎

　これは**単純ヘルペスウイルス**により起こる脳炎である。すべての年齢層に起こるが，40〜60代に多い傾向がある。

　急性期には発熱，頭痛，嘔吐，痙攣，意識障害などの一般的な急性脳炎の病像を示し，放置すれば死亡するが，急性期を過ぎると記憶障害や認知症を後遺することが少なくない。しかし，最近は早い時期に適切な処置をすることにより，軽い記憶障害を残す程度で社会復帰する例が多くなっている。

　診断は，急性期には白血球増多などの一般感染所見のほか，脳脊髄液で細胞数や蛋白質の増加，単純ヘルペスウイルスやその抗体の証明による。慢性期になるとウイルスの証明は困難になるが，CT検査やMRI検査で海馬や側頭葉内側に萎縮と低吸収域がみられるのが特徴である。早い時期に抗ウイルス薬を投与することが大切である。

2　急性びまん性リンパ球性髄膜脳炎

　この脳炎は，1950年に初めて提唱されたものであるが，その特徴は，臨床症状が激しいにもかかわらず，脳の病理変化が軽いことである。この脳炎の原因は現在も不明であり，ウイルス性の可能性がもっとも高いが，そのウイルスはまだ検出されていない。

　発病は10〜50代にわたるが，20〜30代に多い。感冒様の前駆症状に続いて急激に発症することが多く，発熱，頭痛，嘔吐などとともに，種々の程度の意識混濁，昏迷（こんめい），全身の痙攣発作などがみられ，しばしば昏睡（こんすい）を経て死亡する。神経症状に乏しく，精神運動興奮や**昏迷状態**（昏睡状態と違って，意識は障害されていないが，外的な刺激に反応しない状態）が先行することも少なくなく，統合失調症と誤診されることもある。以前は予後不良であったが，最近では急性期の処置により治癒する症例も少なくない。診断には，脳脊髄液検査が重要で，細胞（リンパ球）増多と蛋白質増加がみられるが，ウイルスは確定できない。また，画像でも軽微な脳浮腫がみられる程度で，特異的な所見はない。

3　進行麻痺

　1913（大正2）年に**野口英世**が進行麻痺患者の大脳皮質に**トレポネーマ・パリダム**を発見したことから，これが**梅毒性脳炎**であることが明らかにされた。しかし，梅毒罹患後10年以上も後になって発病する理由や梅毒患者の一部（約5％）にしか発病しない理由は，現在も不明のままである。以前には多い病気であったが，最近はまれになった。

　発病は30〜50代であることが多い。初期には，心気的訴え，注意の集中困難，記憶

力低下，自発性低下，感情不安定などの症状がみられ，その後，パーソナリティや精神機能の全般的な低下が比較的急速に進行し，認知症が目立つようになる。また，瞳孔障害（縮瞳，対光反射障害など），構音障害，ロンベルグ徴候（閉眼して立たせるとフラフラと揺れる現象）などの特徴的な神経症状もみられる。

ペニシリン療法を主とする適切な治療をしないと，認知症とパーソナリティの荒廃が進行する。診断には，血液・脳脊髄液の梅毒反応が陽性で，髄液の細胞数や蛋白質の増加がみられることが必要である。

D ・ 脳腫瘍

脳腫瘍では，その経過中に約70％で何らかの精神症状が認められる。精神症状は，前頭葉や側頭葉に生じた脳腫瘍で起こりやすく，頭頂葉や後頭葉の腫瘍ではより少なく，天幕下の腫瘍ではまれである。また，脳腫瘍の約20％では精神症状で初発するといわれ，その約半数が発作性の症状である。

脳腫瘍の精神症状は，その部位により違いがあり，それに相応する種々の神経心理学的な症状を起こし得る。てんかん発作も重要で，20歳以降に初発したてんかん発作では，まず脳腫瘍を疑うべきであるともいわれる。てんかん発作は初発症状として20％，全経過中に30～50％に出現するが，前頭葉および側頭葉に発生した良性腫瘍に多く，悪性腫瘍には少ないという。診断にはCT検査，MRI検査などの画像検査がもっとも有効である。

E ・ 外傷性脳障害

頭部外傷は，開放性頭部外傷と非開放性頭部外傷に分けられる。また，脳そのものには損傷がみられず，一過性の意識障害のみが起こる脳振盪，脳損傷がみられる脳挫傷，脳の血管が損傷を受けるために起こる頭蓋内出血がある。脳損傷では，外力が直接加わった部位とその対角線上にある反対側の部位に損傷が起こることが少なくない。頭蓋内出血は，出血の部位により硬膜外出血・硬膜下出血・クモ膜下出血・脳内出血に分けられる。

症状は，急性期・亜急性期・慢性期により違いがあるが，これらは本節の最初にあげたものに相当し，とくに急性期では頭痛，悪心，嘔吐などの頭蓋内圧亢進症状に注意しなければならない。

後遺症としての精神症状は，パーソナリティ変化，認知症，統合失調症様症状，外傷性てんかんなどがある。

表2-2 ▶ 精神作用物質の分類とわが国における法的規制

ICD コード	精神作用物質の分類	精神作用物質の例	使用を規制している法律
F10	アルコール	エチルアルコール	なし[*1]
F11	アヘン類	モルヒネ，ヘロイン	麻薬及び向精神薬取締法
F12	大麻類	テトラハイドロカンナビノール	大麻取締法
F13	鎮静薬あるいは睡眠薬	バルビツール系睡眠薬，ベンゾジアゼピン系抗不安薬・睡眠薬	麻薬及び向精神薬取締法
F14	コカイン	コカイン	麻薬及び向精神薬取締法
F15	精神刺激薬	アンフェタミン，メタンフェタミンなどの覚醒剤，カフェイン[*2]	覚せい剤取締法
F16	幻覚剤	LSD，メスカリン，サイロシビン，MDMA	麻薬及び向精神薬取締法
F17	たばこ	ニコチン	なし[*3]
F18	揮発性溶剤[*4]	トルエン，キシレン，ベンゼン，アセトン，シンナー，接着剤	毒物及び劇物取締法
F19	多剤使用および他の精神作用物質		

*1　ただし，未成年者の使用は未成年者飲酒禁止法により禁じられている．
*2　カフェインは法的規制の対象になっていない．
*3　ただし，未成年者の使用は未成年者喫煙禁止法により禁じられている．
*4　シンナー，接着剤（ボンド）などは，さまざまな揮発性溶剤の合剤である．

Ⅱ 精神作用物質使用による精神および行動の障害 ［F1］

　本節で扱うのは，依存を形成する薬物による精神や行動障害である。「**国際疾病分類　第10版**」（International Classification of Diseases, 10th revision；**ICD-10**）によると，そのような薬物（**精神作用物質**）は**表2-2**のように分類されている。これらの物質は大きく，使用が合法であるものと違法であるものに分けることができる。前者には，アルコール，たばこ，カフェインなどが含まれている。しかし，表にもあるとおり，アルコール，たばこは未成年者への健康影響が大きいなどの理由で，20歳未満の使用（飲酒・喫煙）は禁じられている。この仲間に入るもう1つのカテゴリーに鎮静薬および睡眠薬がある。これも医師の処方の下に適切に使用されていれば何も問題はない。しかし，これらの物質に依存して，多くの医療機関を受診して薬物を集めたり，非合法手段で入手したりするケースが後を絶たない。最近では，薬物問題で医療機関を受診する者で覚醒剤に次いで多いのは，これらの処方薬依存症者である。

一方，違法性物質も数多く存在する。後述するように，戦後一貫してわが国でもっとも深刻な薬物問題は覚醒剤である。その他，流通量や使用者数は物質によってばらつきはみられるが，表2-2に掲げてあるすべてが，それを規制する法律があるにもかかわらず，わが国で違法に使用されてきている。

　本節ではまず，アルコール，たばこ，違法性薬物のわが国における使用状況を簡単に振り返る。次いで，これらの物質による精神および行動障害について ICD-10 に沿って説明し，最後に，主な物質としてアルコール，覚醒剤，大麻，コカインなどを取り上げ，その障害や治療方法について具体的に述べる。

A ● わが国における物質使用の歴史と現状

1 アルコール

　図2-12は15歳以上の国民1人当たりの年間平均飲酒量（純アルコール換算）の年次推移を示している。国税庁の内部資料およびわが国の15歳以上の人口をもとに筆者が計算したものである。図のように，わが国の平均飲酒量は第二次世界大戦後一貫して上昇していたが，1993（平成5）年にピークを迎えた後，漸減してきている。最近では，2005（平成17）年に一時的に上昇したが，全体的には急激に下降している。直近の数値は2011（平成23）年のデータで年間6.85ℓとなっており，だいたい1970年代半ばの数値まで下がってきている。

　過去40年ほどの間に行われた国レベルの横断調査結果を比較すると，男性の飲酒者割合は微増したにすぎないが，女性の割合は著しく増加したと推定される。最近，なかでも若年女性の飲酒量の増加が顕著である。2008（平成20）年にわれわれが実施したわが国成人の飲酒実態調査では，20代前半の女性の飲酒者割合（90.4%）はついに男性のそれ（83.5%）を追い越した。いかなる年代層においても，飲酒に関して女性が男性を凌駕したのは，わが国の歴史上初めてのことである[*1]。

　大量飲酒は後述するように，さまざまな**アルコール関連問題**や**アルコール依存症**を引き起こす。最近，飲酒量が漸減傾向にあるが，このような問題は減少傾向にはないと推定されている。筆者らが2003（平成15）年に実施したわが国成人に対する実態調査の結果，後述する ICD-10 のアルコール依存症の診断基準を満たすような者は約83万人と推計された[*2]。しかし，2013（平成25）年に実施した実態調査では，この数は

---

*1　樋口　進：成人の飲酒と生活習慣に関する実態調査研究．厚生労働科学研究「わが国における飲酒の実態ならびに飲酒に関連する生活習慣病，公衆衛生上の諸問題とその対策に関する総合的研究（主任研究者石井裕正）」平成21年度報告書，2009.

*2　Osaki, Y., Kinjo, A., Higuchi, S., et al.：Prevalence and trends in alcohol dependence and alcohol use disorders in Japanese adults：results from periodical nationwide surveys. Alcohol Alcohol, 51（4）：465-473, 2016.

**図2-12 ● 15歳以上の国民１人当たりの年間平均アルコール消費量
（純アルコール換算量）の推移**

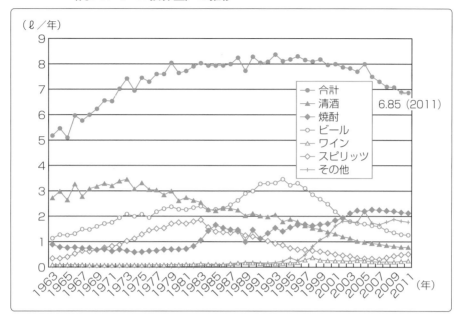

107万人と増加傾向にあった。一方，飲酒はしばしば周囲の者に悪影響をもたらす。
他者の飲酒により何らかの被害を被った成人は，2003年の実態調査では3,000万人以
上いると推計された[*1]。

2 たばこ

　図2-13は，厚生労働省が毎年実施している国民健康・栄養調査結果から得られた
男女別喫煙者割合（喫煙率）の推移である[*2]。図にはないが，成人男女の喫煙率は
1960年代半ばにそのピークがあった。以後，男性の喫煙率は漸減してきている。女性
の喫煙率は以前は10％前後を上下していたが，ここ数年漸減傾向にある。喫煙率に関
する直近のデータは2014（平成26）年のもので，男性32.5％，女性8.5％である。
2010（平成22）年にたばこ税率が引き上げられたが，女性の喫煙率低下は，その影響
によるものかもしれない。たばこをめぐる国際的な動向を踏まえると，今後，女性も
含め喫煙率はさらに低下するものと思われる。

3 違法性薬物

　当然のことながら，**違法性薬物**にはアルコール消費量のような統計は存在しない。

＊1 尾崎米厚，松下幸生，白坂知信，他：わが国の成人飲酒行動およびアルコール症に関する全国調査．日本
　　アルコール・薬物医学会雑誌，40（5）：455-470，2005.
＊2 厚生労働省：国民健康・栄養調査結果の概要．1989-2014.

図2-13 ● わが国の成人における喫煙者割合の変化

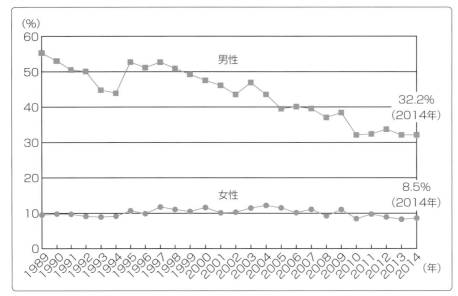

資料 厚生労働省：国民健康・栄養調査結果の概要. 1989-2014.

　乱用の実態を推し量る1つの指標として，薬物の不正使用等で検挙された人数（薬物事犯者数）がある（**図2-14, 15**）[1,2]。この中には，使用した者ばかりでなく，密輸や販売にかかわった者も含まれている。しかし，実際の乱用者数は不明で，この検挙者数の10倍とも50倍ともいわれている。

　戦前，わが国にこの種の薬物問題はほとんど存在しなかった。戦後，軍隊で使われていた**覚醒剤**がちまたに出回ったのを契機に覚醒剤の事犯者が1954（昭和29）年をピークに大量に出た。その後厳しい取締でいったんは収束したかにみえたが，1970（昭和45）年ころから再び増加に転じ1991（平成3）年ころまで続いた。それ以降数年は事犯者の数は低く抑えられていたが，1995（平成7）年ころから再度上昇し現在に至っている。戦後にみられたこれら3つの山を，それぞれ，第1次から第3次の覚醒剤乱用期と呼ぶ。

　覚醒剤と並んで，わが国でもっとも大きな問題だったのは**揮発性溶剤**である。乱用していたのは主に未成年者で，使われていた薬物名から「シンナー遊び」「ボンド遊び」などと呼ばれていた。図2-14のようにこの事犯者も第2次覚醒剤乱用期と軌を一にして大量にみられた。しかし，覚醒剤と異なり，1982（昭和57）年にそのピークを迎えた後は減少の一途をたどり，2013年には約380人となっている。

＊1 厚生労働省医薬食品局監査指導・麻薬対策課：麻薬・覚醒剤行政の概況（2014）. 2015.
＊2 警察庁刑事局組織犯罪対策部薬物銃器対策課：平成26年の薬物・銃器情勢確定値. 2015.
　　https://www.npa.go.jp/sosikihanzai/yakubutujyuki/yakujyuu/yakujyuu1/h26_yakujyuu_jousei.pdf

図2-14 ● 覚醒剤・揮発性溶剤（シンナー）事犯者の推移

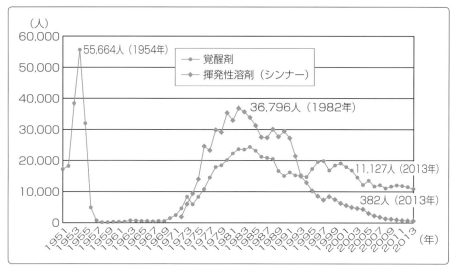

資料　厚生労働省医薬食品局監視指導・麻薬対策課：麻薬・覚醒剤行政の概況（2014）．2015．および警察庁刑事局組
織犯罪対策部薬物銃器対策課：平成26年の薬物・銃器情勢確定値．2015．より作成

図2-15 ● 麻薬・大麻の違法薬物事犯者の推移

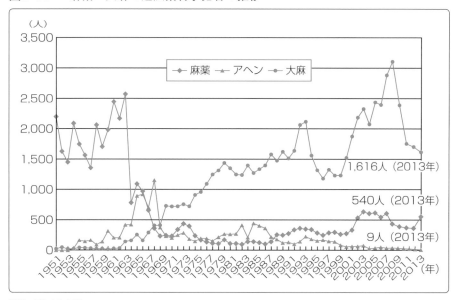

資料　図2-14に同じ．

　わが国では伝統的に麻薬類の乱用者は少ない。戦後の乱用に対する刑罰が厳しかっ
たためという者もいる。それに対し，最近の大麻事犯者数の増加は目を引く。大麻
は，他の違法性薬物に比べて依存性が低く，安全性が高い，犯罪の色も薄いなどと
誤った情報がちまたに流れているためかもしれない。実際，犯罪と縁のなさそうな大

学生や相撲力士の乱用などが，以前は大きく報道された。しかし，後述する危険ドラッグの使用者数が急に増えたためか，ここ数年大麻事犯者数は大幅に減少している。一方，幻覚剤と覚醒剤の特徴を併せもつ**MDMA（エクスタシー）**が若者の間で乱用され，その押収量や事犯者数は年ごとに増えていたが，最近また減少してきた。

　ここ数年，危険ドラッグ問題が世間を騒がせた。**危険ドラッグ**とは，麻薬・向精神薬と同様に多幸感，快感等の効果を期待して摂取・乱用されるにもかかわらず，麻薬等に指定された成分を含有していないことを理由に，店舗やインターネットなどで「合法ドラッグ」等と称して半ば公然と販売されているものである[*1]。以前から，例えばマジックマッシュルームのように，これに該当するような薬物はあったが，次々に違法薬物に指定されるに至っていた。ここ数年，数多くの合成カンナビノイドや合成カチノン系薬物が出回り，依存問題や，暴力事件等の社会問題を引き起こした。また，救急外来や依存症専門治療機関にも数多くの患者が殺到した。しかし，2013年以降の**薬事法（現・医薬品，医療機器等の品質，有効性及び安全性の確保等に関する法律）**の包括指定を経て，使用者数は大幅に減ってきていると推測される。最新の警察白書によると，危険ドラッグ事犯の検挙者数は，2011年にはわずか6人であったのが，2015（平成27）年には1,196人に増えている[*2]。しかし今後，この数は減少に転じると予想される。

B ・ 精神および行動の障害

　本項では，ICD-10の分類に従って個々の障害について述べる。その際注意しなければならない点を以下に記す。

　まず，分類は純粋に医学的なものであり，法律問題や社会問題などは考慮されていない点を心にとめておかなければならない。すなわち，その物質使用が違法かどうか，また，その物質使用によって社会や家族，職業等で何らかの問題を引き起こしているかなどについては考慮されていないということである。ICDと同じように国際的に使用されている精神疾患分類に**アメリカ精神医学会**（APA）が制定した「**精神疾患の診断・統計マニュアル**」（DSM）の分類がある。現在その第5版（DSM-5）が使われている。DSM-5では物質依存がなくなり，代わりに物質使用障害が導入され，診断閾値が大幅に下がった。その結果，ICD-10の依存症ガイドラインとその内容がかなり乖離することになった。わが国の臨床では，診断書等でICDシステムを使うようになっているため，既述のとおり，本書ではICD-10の内容に沿って説明する。

---

*1 厚生労働省医薬食品局監査指導・麻薬対策課：前掲書.
*2 国家公安委員会・警察庁編：平成28年版 警察白書. 2016.

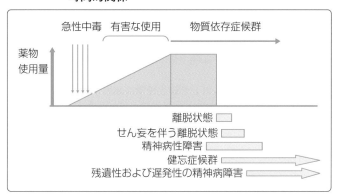

図2-16 ● 精神作用物質使用による精神および行動障害の時間的関係

2点目は，ICD-10の分類はすべての薬物に共通している点である。薬物ごとに診断基準が異なっていた過去の分類から，このように統一的基準に変化してきているのは，DSMとも歩調を合わせてのことである。

最後に，各障害カテゴリーは並列にリストされているが，障害の性質や出現時間は互いに異なる点に注意を喚起したい。大ざっぱにいえば，以下の急性中毒から依存症候群（以後，依存症）までは物質の使用状況や依存の程度に関する分類であるが，離脱状態以降は依存症に併発する障害の分類である。各障害の時間的関係を**図2-16**に示す。以下の説明を理解するうえで参考にしていただきたい。

ICD分類では，「精神および行動の障害」はFを頭につけて分類する。このうち物質使用障害はF1であり，表2-2に示したように乱用されている物質の種類に従ってF10からF19まで分類される。また，以下に説明する状態に応じて，F1x.0からF1x.9（xは物質の種類）まで分類される。

1 急性中毒（F1x.0）

精神作用物質の摂取に続いて，意識水準，認知，知覚，感情・行動，あるいは他の精神生理的な機能と反応の障害が一過性に生じた状態である。例えばアルコールを例にあげると，飲酒して酔った状態を指す。アルコールに対する個人差や飲み方の違いで，単に陽気になる場合，飲み過ぎで吐いて病院に担ぎ込まれる場合，千鳥足になる場合，いわゆる酒乱状態で暴力的になったりする場合などさまざまな酔い方があるが，これらをまとめて急性中毒と呼ぶわけである。もちろん，他の物質でも特有の急性中毒症状を示すが，予想された症状とまったく異なる症状を示すことがあるので注意を要する。一般に急性中毒は薬物の使用量と密接に関係している。しかし，肝臓や腎臓障害の存在下では，より重い中毒症状を示すことがある。急性中毒は一過性の現象であり，中毒の強さは時間の経過とともに軽減し，物質をそれ以上使用しなければ

表2-3 ▶ ICD-10 物質依存症候群の診断ガイドライン

依存の確定診断は，通常過去1年間のある期間，次の項目のうち3つ以上がともに存在した場合にのみ下すべきである．

1）物質を摂取したいという強い欲望あるいは強迫感．

2）物質使用の開始，終了，あるいは使用量に関して，その物質摂取行動を統制することが困難．

3）物質使用を中止もしくは減量したときの生理学的離脱状態．その物質に特徴的な離脱症候群の出現や，離脱症状を軽減するか避ける意図で同じ物質（もしくは近縁の物質）を使用することが証拠となる．

4）はじめはより少量で得られたその精神作用物質の効果を得るために，使用量を増やさなければならないような耐性の証拠（この顕著な例は，アルコールとアヘンの依存者に認められる．彼らは，耐性のない使用者には耐えられないか，あるいは致死的な量を毎日摂取することがある）．

5）精神作用物質使用のために，それに代わる楽しみや興味をしだいに無視するようになり，その物質を摂取せざるを得ない時間や，その効果からの回復に要する時間が延長する．

6）明らかに有害な結果が起きているにもかかわらず，依然として物質を使用する．例えば，過度の飲酒による肝臓障害，ある期間物質を大量使用した結果としての抑うつ気分状態，薬物に関連した認知機能の障害などの害，使用者がその害の性質と大きさに実際に気づいていることを（予測にしろ）確定するよう努力しなければならない．

作用は結局消失する。後述の有害な使用や依存症状態にある者の急性中毒においては，前者の診断を優先させる。

② 有害な使用（F1x.1）

　有害な使用とは，図2-16にも示したとおり，慢性的な物質使用により何らかの問題はあるものの，依存症までには至っていない障害に対する診断である。既述のとおりICD-10では，物質使用に由来する社会的・家族的・職業的問題を診断基準に取り入れていない。例えば，飲酒問題で大きな家族問題があっても，それだけでは有害な使用とは診断しない。診断は，使用者の精神的または身体的健康に，実際に害が生じている場合にのみ与えられる。これは筆者の推測だが，物質使用に伴うこのような問題は各国の文化的背景によって大きく異なるため，社会的問題等についての統一的な基準の作成ができなかったのではないかと思われる。

③ 依存症候群（依存症）（F1x.2）

　ICDでは，「その物質使用がその人にとって以前にはより大きな価値をもっていた他の行動より，はるかに優先するようになる状態」を依存症の中心概念に据えている。そして，その本質的な特徴は，精神作用物質を使用していること，および物質使用の欲求（従来から渇望といわれる）が存在することである。この渇望は，その物質使用をやめようとしたり，使用量を減らそうとしたりするときにもっとも一般的に認められる。診断ガイドラインは**表2-3**のとおりである。6項目のうちで3項目以上が

過去1年間のある期間（同時に）存在していたことが診断の条件になる。治療を考えた場合もっとも重要な点は，一度依存症に発展してしまえば，その後断薬期間をおいても，再使用により速やかに元の依存状態に戻る点である。また，このような現象は断薬期間の長短に関係ないとされている。したがって，依存症からの回復のためにはその物質の生涯断薬が必要となる。

4 離脱状態（F1x.3），せん妄を伴う離脱状態（F1x.4）

離脱症状とは，その物質を反復して長期大量に使用した後で，使用を中止または減量したときに現れる自律神経症状を中心とするさまざまな症状群である。通常は依存症に併発する。物質の効果は，脳の神経細胞への作用を介して現れる。物質を1回使用した状態では，神経細胞は正常状態から偏った方向への機能変化を強いられる。これが急性中毒状態である。しかし，物質を長期反復使用した場合，生体の恒常状態維持作用が働いて，その物質の存在下でも神経細胞がある程度正常に機能するように変化が起きる。これを**神経順応**と呼ぶ。離脱状態はこの神経順応状態から神経細胞が正常状態に移行するプロセスにほかならない。従来から神経順応は**身体依存**と同義に扱われてきた。この意味で，離脱症状の存在は身体依存の存在を意味する。具体的な症状は物質の種類によって異なる。例えばアルコールを例にあげると，手指振戦，発汗，不眠，発熱，心悸亢進（心臓の鼓動が速くなる）などである。すべての物質離脱症状で痙攣発作を伴うことがある。症状は使用を中断後，長くて1週間程度続く。

離脱症状はすべての物質でみられるわけではない。薬物の効果が脳の活動を抑制するように働く物質，例えば表2-2では，F10アルコール，F11アヘン類，F12大麻類，F13鎮静薬あるいは睡眠薬，F18揮発性溶剤などの物質で認められる。

離脱状態にはせん妄を伴うことがある。せん妄とは幻覚や錯覚を伴う意識障害である。もっとも有名なのはアルコール離脱時に現れる**振戦せん妄**である。典型的には，連続飲酒（後述）した後の禁酒後2～3日した夕刻に現れる。意識が混濁し，見当識障害とともに活発な幻覚が現れる。幻覚は幻視が中心で，典型的にはゴミ，虫，小動物などが部屋の隅の暗い所に見える。患者は，多量の発汗とともに，不眠・不休でこの幻視の対象物を震える手で拾う動作を続ける。せん妄は，通常2～3日続き，長い睡眠とともに終わるが，後でその間のことはほとんど想起できない。

5 精神病性障害（F1x.5）

通常は物質の使用中から使用直後に起こり，生き生きとした幻覚（典型的には幻聴），人物誤認，被害・関係妄想，精神運動障害（興奮または昏迷）などによって特徴づけられる精神病性症状である。通常，意識障害はないとされるが，後述する覚醒剤精神病などでは軽度の意識混濁がみられるという。ICD-10のガイドラインに従えば，「少なくとも部分的には1カ月以内，そして完全には6カ月以内に消失する」と

されているが，**覚醒剤精神病**ではこれを超えて継続することがあると，主にわが国の研究者から報告されている。この精神病性障害は物質によって異なっているので，物質による特徴は後述する。

6 健忘症候群（F1x.6）

物質の使用に伴う脳障害によって引き起こされる記憶障害が顕著な症候群である。長期記憶は障害されるが，短期記憶（数を告げてすぐに復唱させるような即時の想起能力）は保たれている。新しい事柄を学習するのが困難であり（**前向性健忘**），発症前の過去の出来事の記憶が障害されること（**逆向性健忘**）も多い。通常，日時や場所に関する見当識障害を伴う。記憶の欠落の穴を埋めるために，病初期に作話を認めることがある。

典型的な健忘症候群はアルコール依存症に併発する**ウェルニッケ-コルサコフ症候群**で認められる。この障害は依存症の低栄養に伴うビタミンB_1欠乏が原因である。連続飲酒の後，ウェルニッケ脳症（精神錯乱や眼球運動障害などを示す脳症）の回復とともに健忘症候群（コルサコフ精神病）が明らかとなる（最近ではこの両者を併せてウェルニッケ-コルサコフ症候群または脳症と呼ぶ）。転帰であるが，断酒と適切なリハビリテーションで記憶障害がある程度改善することがある。

7 残遺性および遅発性精神病性障害（F1x.7）

ICD-10によれば，「物質によって引き起こされた変化が，その物質の直接の影響であると判断される期間を超えて持続している障害」とされている。図2-16にも示したとおり，発症は物質使用からかなり遅れる。この期間を2～6週間と考える立場もある。具体的には，フラッシュバック，認知症，パーソナリティ変化，感情障害などである。**フラッシュバック**とは，その物質使用によって精神病性障害を体験したことのある人が，ほぼ正常な状態に回復したにもかかわらず，その物質以外の刺激で，以前に体験した症状と似た症状を体験することである。刺激としては，ストレス，睡眠不足，過労，飲酒などがあげられる。**覚醒剤精神病**，**揮発性溶剤精神病**等でよくみられる。認知症もアルコール依存症などに伴って発症するといわれているが，その存在を否定する立場もある。

C • 個々の物質に伴う障害

1 アルコール

1 急性中毒など

アルコールは全体的にみれば，脳の機能に対して抑制的に作用する。世の多くの

図2-17 ● ライフサイクル別にみたアルコール関連問題

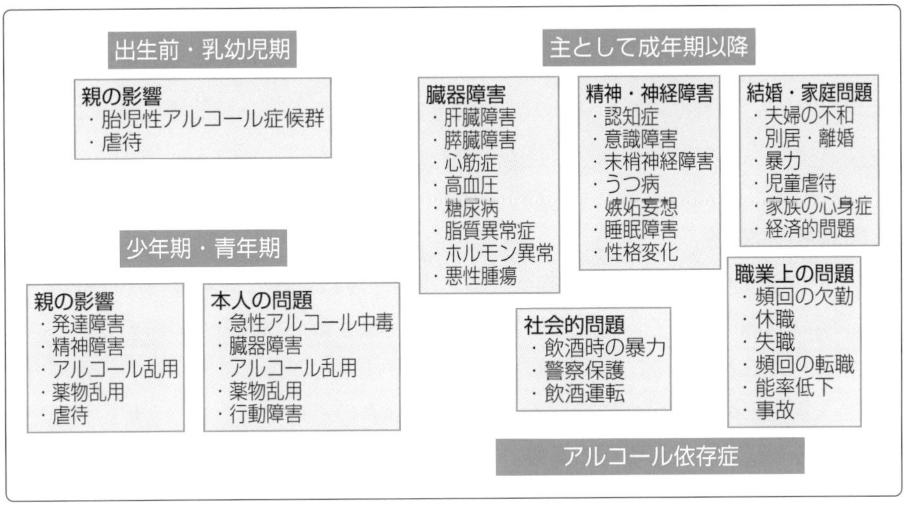

```
┌─────────────────────────────────────────────────────────────────────┐
│  出生前・乳幼児期                    主として成年期以降                   │
│  ┌──────────────────┐   ┌──────────┬──────────┬──────────┐          │
│  │ 親の影響          │   │ 臓器障害  │ 精神・神経障害│ 結婚・家庭問題│       │
│  │ ・胎児性アルコール症候群│ │ ・肝臓障害 │ ・認知症    │ ・夫婦の不和 │       │
│  │ ・虐待            │   │ ・膵臓障害 │ ・意識障害  │ ・別居・離婚 │       │
│  └──────────────────┘   │ ・心筋症  │ ・末梢神経障害│ ・暴力      │       │
│                          │ ・高血圧  │ ・うつ病    │ ・児童虐待   │       │
│  少年期・青年期            │ ・糖尿病  │ ・嫉妬妄想  │ ・家族の心身症│      │
│  ┌──────────┬──────────┐│ ・脂質異常症│ ・睡眠障害  │ ・経済的問題 │      │
│  │ 親の影響   │ 本人の問題 ││ ・ホルモン異常│ ・性格変化 │           │      │
│  │ ・発達障害 │ ・急性アルコール中毒││ ・悪性腫瘍 │      │ 職業上の問題 │      │
│  │ ・精神障害 │ ・臓器障害  ││           │        │ ・頻回の欠勤 │      │
│  │ ・アルコール乱用│・アルコール乱用││  社会的問題 │ ・休職      │      │
│  │ ・薬物乱用 │ ・薬物乱用  ││  ・飲酒時の暴力│ ・失職    │      │
│  │ ・虐待     │ ・行動障害  ││  ・警察保護  │ ・頻回の転職 │      │
│  └──────────┴──────────┘│  ・飲酒運転  │ ・能率低下  │      │
│                          │           │        │ ・事故      │      │
│                          │    アルコール依存症           │          │
└─────────────────────────────────────────────────────────────────────┘
```

人々が適度な飲酒を楽しみ，その酩酊感を味わっているのだが，なかに異常な酩酊状態を示す人がいる。すなわち，一定の飲酒後に，飲酒していないときには通常みられないような攻撃性や暴力的行動が出現することがある。この状態は**酒乱**と呼ばれるが，ICD-10でもアルコールだけの診断項目として，「F1x.07 **病的中毒**」という項目を用意している。このような人は必ずしも依存症とは限らないが，その問題の大きさから，断酒に導くような指導が必要である。

② アルコール関連問題

　他の物質と同様，アルコールも有害な使用だけではとらえられない多くの問題がある。その内容を**図2-17**に示した。ライフサイクルでいえば，アルコールの問題は，胎児期から始まる。すなわち，妊娠中の母親の飲酒が原因で起きる**胎児性アルコール症候群**であり，出生児の顔の形成障害，知能障害，発育障害を主徴とする。学童期には，子ども自身の飲酒のみならず，両親の飲酒によるさまざまな問題（例えば不和，経済的困窮，虐待など）が子どものその後の精神・身体の発達に悪影響を与える。成人においても大量飲酒がさまざまな問題を引き起こすことは周知の事実である。例をあげれば，肝臓障害，膵臓障害，高血圧，脂質異常症，上部消化管癌，外傷などの身体疾患，睡眠障害，うつ病，認知症などの精神疾患，家庭内暴力，事故，失職などの家族・社会的問題と広範である。

③ 依存症

　診断は既述のICD-10によりなされる。しかし，わが国の臨床では，従来から**連続飲酒**および**離脱症状**の有無を診断上重視する立場もある。連続飲酒とは，コントロー

ルを失った飲酒（抑制喪失飲酒）の典型であり，一定量の飲酒を数時間ごとに繰り返し，絶えず身体にアルコールがある状態を続けるような飲み方を指す。臨床に登場するほとんどすべての依存症患者はこのような飲み方をした後に医療機関を受診する。既述のとおり，断酒期間をおいても，再飲酒により速やかに連続飲酒に陥ってしまうため，継続的な完全断酒を治療目標とする。

4 精神病性障害

　ここで取り上げておく必要があるのは**アルコール幻覚症**と**アルコール性嫉妬**である。前者は意識清明下の幻聴が主体である。幻聴は音楽や意味のない音のこともあるが，人の声のこともある。通常，断酒後しばらくすると回復するが，長引いた場合には統合失調症との鑑別が必要である。後者は配偶者の不貞を確信する妄想的状態である。このために飲酒時に妻への暴力がひどくなることがある。

5 治　療

（1）治療導入

　依存症にかかわるさまざまな問題で家族や周囲は困り，治療への導入を願うが，肝心の本人は治療を受けようとしないのが常である。患者は自身の問題を過小評価したり，隠そうとしたりする傾向が強く，これを**否認**と呼んでいる。この否認に適切に対処しないと，本人を治療に導くことができないばかりか，その後の治療にも失敗することが多い。治療へ導入されたなら，以下の3ステージ（解毒，リハビリテーション，薬物治療）に沿って治療を進めていく。

（2）解　毒

　主に身体合併症と離脱症状の治療からなる。身体合併症については対症的に治療する。離脱症状治療の原則は，まず交差耐性（1つの物質に耐性が生じれば同時に別の物質にも耐性が生じる状態）のある抗不安薬（ベンゾジアゼピン系薬物）でアルコールの肩代わりをさせ，漸減することである。

（3）リハビリテーション

　精神・身体症状が回復してきた後に，断酒に向けた治療を開始する。この時期には，①患者に飲酒問題の現実に直面化させ，②その存在を認識させ，③断酒を決意させ，④退院後の準備をさせる。まず，教育により患者に正しい知識を提供するのと同時に，カウンセリングや集団精神療法で否認の処理と断酒導入を行う。退院後の断酒継続を見据え，自助グループへの導入を図るとともに，家族や職場との調整を行う。

（4）薬物治療

　長期にわたりジスルフィラムやシアナミドといったいわゆる抗酒薬が，アルコール依存症の断酒を支える唯一の治療薬であった。これらの薬物は肝臓におけるアルデヒド脱水素酵素の働きを抑制し，飲酒後に激しい不快反応を引き起こすことにより薬効

を発揮する。しかし最近，飲酒欲求を抑制するタイプの新しい治療薬が開発され，使用されている[*1]。現在，節酒を治療目標とした新しい薬物が開発されつつある。今後，さらなる開発が予定されており，薬物治療の重要性が高くなっていくと期待される。

(5) アフターケア

　患者の断酒継続を支援するとともに，再飲酒した場合には速やかに必要な治療を行う。一般にアフターケアの３本柱は，①病院・クリニックへの通院，②薬物治療の継続，③自助グループへの参加といわれており，転帰調査でもこれらの有効性は確認されている。

(6) 自助グループ

　自助グループとは，断酒・断薬を目指す依存症者のグループである。アルコールの場合，**断酒会**と**アルコーリクス・アノニマス**（Alcoholics Anonymous；**AA**）が有名である。グループは定期的に例会やミーティングを開いて互いの体験談を語りながら，断酒・断薬を目指す。依存症の治療上非常に重要な社会資源である。後述するように，薬物の場合も自助グループや社会復帰施設が大きな役割を果たしている。

2 覚醒剤

1 急性中毒

　覚醒剤とは，**覚せい剤取締法**第２条で指定された薬物の総称であるが，実際には**アンフェタミン**と**メタンフェタミン**と考えればよい。わが国で乱用されてきているのは主に後者で，こちらのほうが薬効がより強力である。急性中毒は，覚醒剤使用後１時間以内に出現し，大部分は24時間以内に消失する中枢神経系の異常な興奮状態である。精神神経症状としては，気分高揚，多幸感，多弁，不安，焦燥，錯覚などが現れる。身体症状としては，不眠，食欲減退，瞳孔散大，血圧上昇，発汗，振戦，痙攣などが出現する。薬効の消失とともにいわゆる**反跳現象**（はんちょう）が現れる。症状としては，無欲，疲労，抑うつ気分，嗜眠（しみん），過食などで，数日間続く。

2 依存症

　覚醒剤の依存的使用様態としては，周期的使用が特徴的とされる。その他の形態として，連日大量使用，１回大量使用，反省休薬などが認められる。典型的な周期的使用パターンでは，大量使用による急性中毒状態→反跳現象→薬物渇望を７〜10日周期で繰り返す。この間，覚醒剤の覚醒効果，快体験，食欲抑制には耐性が生じ，同等の

＊1 Higuchi, S.；the Japanese Acamprosate Study Group：Efficacy of acamprosate for the treatment of alcohol dependence long after recovery from withdrawal syndrome：a randomized, double blind, placebo-controlled study conducted in Japan（Sunrise Study）. J Clin Psychiatry, 76（2）：181-188, 2015.

効果を得るためには，さらに大量の使用が必要となり，その使用は強迫的となる。

❸ 精神病性障害（覚醒剤精神病）

依存形成後に出現する幻覚妄想状態を主症状とする精神病状態を**覚醒剤精神病**と呼んでいる。不安，焦燥などの情緒障害，精神運動興奮，易怒性，猜疑心，幻聴，被害・関係妄想，追跡妄想などの幻覚妄想状態も多くの症例で認められる。通常使用中止とともに症状は1週間以内に改善するが，時に残存し6カ月以上も続くことがある。

❹ 治　療

（1）急性症候群に対する治療

多くの場合，入院治療を必要とする。興奮状態が激しい場合には，個室隔離や身体拘束を行う。治療の中心は抗精神病薬による薬物治療である。薬物に対する反応性は一般に良好である。不安が強いときには抗不安薬を使うこともある。

（2）依存症に対する治療

治療の目標は，生涯にわたる断薬の達成とその維持である。最近，薬物依存に対して初めから外来治療を行うプログラムなども試みられているが，わが国では依然として入院治療が主体である。断薬の達成・維持のためには，単に患者を入院させて，身体疾患や離脱症状の管理，合併する精神病性障害の治療のみに終始してはならない。適切な治療関係を構築し，そのうえで患者に断薬を決断させ，その継続に努力するよう導かなければならない。そのためには，**認知行動療法**などの心理社会的治療が不可欠である。また，患者は社会的にも経済的にも厳しい状況にあるのが普通であり，適切なケースワークを必要としている。さらに，退院後の自助グループや社会復帰施設への導入に関して入院中から準備しておくことも重要である。

①治療導入

外来に患者が来訪した場合には，まず，症状と問題の正確な評価を行う。患者に対しては，依存状態であること，治療により改善可能であることなどを伝え，動機づけを高めて治療導入する。入院に際しては，治療内容，入院治療中の規則，薬物渇望期の特徴などを書面により説明し，同意署名を得ておく。

②合併精神障害の治療

覚醒剤では，幻覚・妄想を伴う精神病性障害を高率に合併する。これらの障害は断薬後も遷延する場合が少なくない。これらの障害は症状に合わせて治療を行う。

③薬物渇望期の治療

入院後しばらくして，易刺激的，易怒的，情動不安的な時期がくる。これは，薬物使用に対する強烈な欲求に根差していると考えられている。そのため，治療中断や薬物再使用のリスクが高くなる。また，患者の言動に振り回され，治療スタッフに陰性

感情が生まれやすい時期でもある。この時期を乗り越えるためには，スタッフ間の連携，頻回の面接，適切なケースワーク，抗精神病薬の使用などが必要である。

④リハビリテーション期

治療開始後の早い時期から，薬物依存に関する教育は開始したほうがよい。渇望期を乗り越えたら，断薬に向けての心理社会的治療を本格化させる。近年，動機づけ面接，認知行動療法等の手法が使用され始めており，その効果も確認されている。また，アフターケアに向けた自助グループの**ナルコティクス・アノニマス**（Narcotics Anonymous；**NA**）や，薬物依存者社会復帰施設**ダルク**（Drug Addiction Rehabilitation Center；**DARC**）などへの導入もこの時期に行われる必要がある。

⑤アフターケア

主に退院後の断薬継続のためのケアがこれにあたる。患者は，退院に際して，住居，職業，経済面などで多くの問題を抱えていることが多い。これらを踏まえて，入院中から適切なケースワークを行う。患者には，病院への定期的通院を勧め，通院時に問題のモニタリングとその解決を図る。外来治療とともに，自助グループやダルクの利用は，断薬の維持にとってもっとも重要なので，患者に強く働きかける。

③ 大　麻

■ 急性中毒

大麻とは大麻草という植物を指すが，一般にはそれに含まれる酩酊効果を引き起こす**カンナビノイド**という物質の総称である。急性中毒は，人によって，あるいは同一人物でもそのときの気分や環境により症状が異なる。例えば，緊張感がとれ，無性に愉快になったり，知覚が非日常的に変容したり，さまざまなイメージや観念が湧出しやすくなるような状態になる（good trip と称される）こともあるし，不安，パニック状態，抑うつ，被害妄想のような状態になることもある（bad trip）。

② 依存症と精神病性障害（大麻精神病）

上記の急性中毒症状は，大麻使用の中止後短時間で自然に回復するが，大麻使用者の約10％は依存症になるといわれている。また，一部に**大麻精神病**といわれる状態に発展する場合がある。その多くは，急性錯乱状態で発症し，意識変容，幻覚・妄想状態を呈する。また，意欲低下，無為，自閉などの症状を呈することがあり，**無動機症候群**と呼ばれている。最終的には，きわめて難治性の統合失調症に似た精神病像を示すことがある。

③ 治　療

大麻精神病および大麻依存症の治療は覚醒剤依存症の治療に準ずる。

4 コカイン

1 急性中毒

　コカインはコカの木の葉に含まれるアルカロイドの一つで，中枢神経の興奮薬である。交感神経の活性化を伴う中枢神経興奮物質なので，急性中毒は，覚醒剤のそれに似ている。すなわち，多幸感，自己万能感，食欲低下，易刺激性，血圧上昇，体温上昇，脈や呼吸が速くなる，などである。これらの症状は経鼻使用の場合，15～30分で最高潮に達するが，1時間もすると反跳的に，不安感，抑うつ感，疲労感（つぶれと称する）などを感じる。加熱吸引や静脈注射ではこのサイクルはもっと速くなる。乱用者は「ハイ」な気分を求め，「つぶれ」を避けるために短時間での再使用を繰り返すことになる。

2 精神病性障害（コカイン精神病）

　慢性使用により，猜疑心が高まったり，閃光を見たり，常同行動を繰り返したりし，最終的には幻覚妄想状態に至る。その症状は覚醒剤精神病に似ているが，発症頻度は低く，症状の持続は短いとされている。

3 治　療

　コカイン精神病およびコカイン依存症の治療は覚醒剤依存症の治療に準ずる。

5 その他の薬物

　最近，入院数からみると覚醒剤に次いで多いのは，**鎮静薬・睡眠薬依存症**である。薬物の収集方法は，必要以上の処方量を医師から受けるケース，複数の医師を渡り歩くケース，ネットなどで購入するケースなどさまざまである。治療は覚醒剤依存症の治療に準ずるが，多くの症例で処方を受けるに至った何らかの基礎疾患をもっている。その場合には通常，完全断薬は困難なため，本人に薬物依存の教育をしながら，減薬指導をすることになる。

　また，数は少なくなったが揮発性溶剤依存症も相変わらず存在する。治療は覚醒剤の治療に準ずる。

III 統合失調症，統合失調型障害および妄想性障害［F2］

　統合失調症は主として青年期から成人前期に発病し，発病危険率が0.8%前後と精神障害のなかでも頻度の高い疾患である。代表的な症状は幻覚・妄想，自我障害を中

心とする陽性症状と感情平板化（感情鈍麻），意欲減退，自閉などを中心とする陰性症状からなる。病因はまだ解明されておらず，病態も多様であると考えられている。経過も多様であり，急性，慢性に加えて進行性に経過するもの，波状に経過するもの，欠陥状態を呈するものなどさまざまであり，一部は人格水準低下に至る。多くは比較的若年で発症すること，慢性の経過をとりやすいこと，したがって社会生活を行ううえで障害があることなどから，狭い意味での治療だけでなく社会生活をサポートするシステムやリハビリテーションのシステムが重要である。

A • 頻度と発病年齢

　発病危険率は国によって若干の違いがあるが，一般集団の約0.8％前後とする報告が多い。発病年齢は大部分が15〜35歳であり，40歳以上や児童期の発病は少ない。

B • 病期と症状

　発症の様式は症例によって多様であるが，おおよそ①前駆期，②急性期，③慢性期に分けることができる。

1 前駆期

　統合失調症に特徴的な精神病症状がそろう前に，非特異的な精神症状を呈する時期があり，これを前駆期と呼ぶ。その症状にはさまざまなものがあるが，比較的多くみられる症状としては，不安・抑うつ，集中困難，自信欠如，能率低下，睡眠障害などがある。

　学生の場合には，急に成績が落ちたり，不登校になりひきこもることもしばしばみられる。前駆期の期間は個人差が大きいが，平均4.8年という研究結果がある。

2 急性期

　急性期症状の出現の仕方も一様ではない。急激に幻覚・妄想が出現し，興奮，昏迷状態を示すものから，ひきこもり，意欲低下，感情平板化が前景をなすなど同じ病気と思えないほど多様であるが，ここでは典型例を想定して，代表的な症状を解説する。

　初期には何か起こりそうな，世界が変わったような，不気味な感じがする（妄想気分）。そのうち周囲に起こることに特別な意味があり，自分と関係があるように思えてくる（妄想知覚，関係妄想）。また，周りと関係なく，例えば「自分には超能力が備わった」と自分の中で確信する（妄想着想）場合もある。このような妄想とともに幻覚が生じることもしばしばである。統合失調症の幻覚でもっとも多いのは幻声であ

り，患者を非難するもの，複数の人たちが話し合うかたちのものが特徴的である。このような幻覚・妄想症状に加えて，いわゆる**自我障害**と呼ばれる症状も出現する。自我障害には思考吹入，思考奪取，思考干渉，考想伝播などが含まれるが，これらについてはのちに解説する。

以上のような幻覚妄想状態には興奮を伴ったり，昏迷に陥ったりすることがあり，これを**緊張病性興奮**，**緊張病性昏迷**と呼ぶ。

統合失調症のすべてではないが，とくに急性期には幻覚・妄想に完全に巻き込まれ，距離を置いてみることができないため，体験が病気によるものと受け取ることができない。これを病識の欠如と呼ぶ。

③ 慢性期

急性期が治療によって改善した後に，ケースによっては完全寛解に至って，ほぼ病前に戻るが，多くは残遺症状が残り慢性の経過をとる。慢性期にみられる症状の中心は陰性症状と呼ばれるもので，感情反応が起こらない（**感情平板化**），自発性が欠如する（**意欲減退**），考えがまとまらない（**連合弛緩**），自分の殻にこもってしまう（**自閉**）などが主な症状である。

以上のような陰性症状からなる状態を欠陥状態と呼び，これがさらに極端になったものをかつては荒廃状態と呼んだが，治療が進歩した今日では荒廃状態をみることは少ない。

④ 主な症状の定義と解説

統合失調症の主な症状を以下に解説する。

■ 幻　覚
（1）幻　聴
自分についての悪口や，批判・命令が人の声となって聞こえる。話しかけと応答のかたちで聞こえることもある。自分の考えを声として聞くのを**考想化声**という。
（2）体感幻覚
内臓が溶けて流れ出すなど，奇怪な内容が多い。その他，**幻視・幻嗅**なども起こることがある。

■ 思考障害
（1）思考の形式の障害：連合弛緩
考えや話がまとまらず，話の筋が通らなくなる。高度になると滅裂思考といい，話の内容がばらばらで理解できない。単なる言葉の羅列に陥った状態を「**言葉のサラダ**」という。また，独自の文字や言葉を作成する言語新作もみられる。

例：知能攻撃＝すれ違った人が，自分に「死ね」とメッセージを送ってくるという関係被害妄想を表現する，患者の造語。

（2）思考の内容の障害：妄想

現実離れした誤った内容でありながら，訂正不能の確信に満ちた考えをもつ。代表的なものを以下にあげる。

①被害妄想

- 関係妄想：「隣に座った人が咳払いをしたのは，私への嫌がらせだ」
- 迫害妄想：「ある組織に狙われている」
- 注察妄想：「道行く人が自分をじろじろ見る」
- 被毒妄想：「食事に毒を入れられる」
- 憑依妄想：「キツネが乗り移った」
- 物理的被害妄想：「電波で操られる」

②誇大妄想

- 血統妄想：「高貴な家の出である」
- 宗教妄想：「自分は救世主」
- 恋愛妄想：「自分は○○さんと恋愛関係にある」
- その他，罪業・心気・貧困妄想などもあるが，これらはうつ病でもみられる。

また，妄想は発生の仕方によっても分類される。

③1次妄想

その発生が心理的に了解できないもの。統合失調症に特徴的である。

- 妄想気分：周囲の雰囲気が奇妙に不気味に変わったと，漠然と感じる。恐ろしさを伴うことが多い。
- 妄想着想：根拠がないことを突然思いつく。「自分は神の子だ」
- 妄想知覚：見聞きしたことに特別の意味を与える。「今，すれ違った人が咳払いをしたのは，自分への嫌がらせである」

④2次妄想

幻覚などを説明するための妄想。「あれこれ指示する声が聞こえるのは，宇宙人の自分への指令である」（幻聴を説明するため宇宙人という概念が用いられている）。

3 自我意識の障害

以下のような自我意識に関する特異な思考がみられる。

（1）能動性の障害

- **離人感**（自分が自分でないような感じ）
- **させられ体験**（誰かに操られる）
- **自生思考**（勝手に考えが浮かぶ）
- **思考奪取**（考えが抜かれる）

- **思考吹入**（考えを誰かに吹き込まれる）
- **思考干渉**（考えが操られる）

（2）外界や他人に対する意識の障害

- **考想察知**（考えが他人に知られてしまう）
- **考想伝播**（考えが皆に伝わる）

統合失調症では，上記のようなさまざまな症状がみられるが，意識と知的能力は保たれるのが普通である。ただし，詳細に神経心理学的検査を行うと，認知機能に軽度な低下が認められる。

大切なのは，陽性症状と陰性症状という概念である。実際の統合失調症の治療では，どちらの症状が優勢かをまず大まかに判断し，治療法を選択する。

- **陽性症状**：幻聴や妄想，滅裂思考，緊張病症状，奇異な行動など，一見して異常とわかる派手な症状
- **陰性症状**：感情平板化や無気力，自発性の低下，自閉など，精神機能の減退を反映する症状

4 意欲・行動の障害

（1）意欲の減退

自発性，積極性が低下し，自閉的に無為に（何もせず呆然と）日々を送る。

（2）緊張病性昏迷

意志の発動性が極端に低下し，意識は清明であるにもかかわらず，一切の行動が停止し，質問に答えず命令にも従わないという状態。患者はまるで彫像のように動かなくなる。

（3）緊張病性興奮

意志の発動性が極端に亢進し，周囲の状況と無関係に，了解不能な興奮状態を呈し，無意味な行動を次々ととる。

その他，以下のような独特の異常な言動がみられる。

- **カタレプシー**（蠟屈症。患者にある姿勢をとらせると，自らは元に戻そうとせずいつまでもその姿勢を保ち続ける）
- **反響言語・動作**（相手の言葉や動作をおうむ返しにする）
- **常同症**（型にはまった同じ行動を長時間反復して繰り返す）
- **衒奇症**（奇妙な芝居じみたあいさつや身振りをする）

典型的な統合失調症の経過による症状の変化の代表例を**図2-18**で示す。

5 感情の障害

（1）感情平板化（感情鈍麻）

物事への関心が乏しくなり，感情的な反応が鈍くなる。生き生きとした感情的体験

図2-18 ● 統合失調症の経過による症状の変化

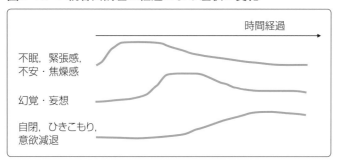

ができず，感情が深みに欠けることを感情の浅薄化という。身の回りにも注意を払わなくなり，鈍感な印象を与える一方，非常に敏感な反応を示すなど，鈍感と敏感が混在することがある。

（2）感情の不調和

異常な興奮や緊張がみられたり，悲しい状況で笑っていたりする。愛と憎しみなど両極端の感情が同時に起こることを**両価性**という。

6 自 閉

自我能力の低下に対応するために自分だけの世界に閉じこもることをいう。患者は外界との接触を避け，現実世界との生きた接触を行えなくなるため，しだいに現実世界との共通性が失われていく。

7 疎通性の障害

自閉性の表現と考えられるものであり，面接者あるいは身近な人に対して，拒絶的な態度をとったり，無関心な態度を示したり，場合によっては反抗的な態度を示すなどさまざまなかたちをとるが，いずれも円滑な感情の交流が疎外されている。

C ● 病 型

伝統的には**破瓜型**，**緊張型**，**妄想型**に分類されてきた。これに**単純型**を加える立場（ICD-10）と，これをパーソナリティ障害（統合失調質パーソナリティ障害）に含める立場がある。また，破瓜型はICD-10には引き継がれているが，DSM-Ⅳ-TRでは**解体型**に変更された。類型の別にかかわらず，慢性期に入って陰性症状が中心になったときには**残遺型**に分類されることもある。

DSM-Ⅳ-TRでもICD-10でもいずれの型にも分類できない場合のために鑑別不能型が用意されている。

2013年に作成されたDSM-5では病型は採用されていない。ここではICD-10の病

型分類に沿って解説する。

1 破瓜型

　主に青年期に発症し，緩徐に進行する，予後不良な病型である。幻覚・妄想は目立たず，意欲の減退や感情の平板化，自閉傾向が症状の中心である。典型的な症例では，学校や仕事に行かずに家にこもり，無目的に日々を過ごす。病初期には登校拒否の問題として相談されることも少なくない。

2 緊張型

　緊張病症候群，すなわち緊張病性興奮，緊張病性昏迷，常同症，衒奇症，カタレプシー，拒絶症などが急激に発症する。回復は早く，ほぼ寛解に至るが，周期的に繰り返すことも多い。

3 妄想型

　もっともよくみられる病型である。他の型に比べて発症年齢は遅く，30歳以上のこともある。主に被害妄想が中心となり，その内容は実際の出来事を取り入れて，体系化されていく。

　意欲低下や感情平板化，自閉などの陰性症状は比較的軽度にとどまるため，妄想を抱えながらも，ある程度の社会的生活を維持することが可能であることが多い。

4 単純型

　意欲低下，自閉などの陰性症状が中心であり，陽性症状は破瓜型よりも少ない病型である。

　緩徐に進行し，患者は無気力，無感動など，パーソナリティが貧困化する。しかし，パーソナリティ障害の程度は破瓜型よりは軽度である。異常な言動がみられず，家族が病気と気づかないこともある。

D ● 診断と診断基準

　客観的診断法（生理学的，生化学的，脳画像など）が開発されていない現状では，診断は症候学的に行うことになる。伝統的には症状，家族歴，生育歴，生活史，経過，臨床検査，性格検査などを総合して診断されてきた。その際に症状の点で参考にされたのは**シュナイダー**(Schneider, K.) の**一級症状**（**表2-4**）と**ブロイラー**(Bleuler, E.) の**基本症状（4A）**（**表2-5**）であった。シュナイダーの一級症状は統合失調症の陽性症状により構成されたものである。一方，ブロイラーは症状を基本症状と副次症状に分け，陰性症状こそが統合失調症の基本症状と考えた。両者の考え方は

表2-4 ▶ シュナイダーの一級症状

考想化声
話しかけと応答のかたちの幻聴
自己の行為を批評する幻聴
身体被影響体験
思考奪取，思考への干渉
考想伝播
妄想知覚
感情，欲動，意志のさせられ体験や被影響
体験

資料　古賀良彦：精神分裂病. 野村総一郎，樋口輝彦編，
　　　標準精神医学，第2版，医学書院，2001，p.248.

表2-5 ▶ ブロイラーの基本症状（4A）

1．概念連合障害
　　（Assoziationsstörung, loosening of association）
2．感情障害
　　（Affektstörung, disturbance of affect）
3．両価性（Ambivalenz, ambivalence）
4．自閉（Autismus, autism）

資料　表2-4に同じ.

表2-6 ▶ DSM-5 統合失調症の診断基準

A．以下のうち2つ以上，各々が1カ月間ほとんどいつも存在
　　(1)　妄想
　　(2)　幻覚
　　(3)　まとまりのない発語
　　(4)　ひどくまとまりのない，または緊張病性の行動
　　(5)　陰性症状
B．社会的または職業的機能の低下
C．障害の持続的な徴候が少なくとも6カ月間存在
D．統合失調感情障害と「抑うつ障害または双極性障害，精神病性の特徴を伴う」の除外
E．自閉スペクトラム症，小児期発症のコミュニケーション症との関係

基本的に大きく異なるが，わが国では両者を加味して診断を行ってきた。しかし，これらの基準は明確なものとは言い難く，診断する医師の間の評価のばらつきが多いことから，より普遍的な診断基準が求められるようになり，アメリカ精神医学会（APA）の作成した操作的診断基準 **DSM-5**（**表2-6**）や世界保健機関（WHO）の **ICD-10**では，研究用診断基準において**操作的基準**が採用されている（**表2-7**）。

E ・ 病　因

　病因はまだ明らかになっていないが，これまでの研究を総合した仮説として**脆弱性-ストレスモデル**が有力である。これは遺伝的に規定された**発症脆弱性**に何らかの心理的ストレスが加わって脳内の生化学的異常が惹起されるというものである。遺伝素因については古くから家族研究が行われ，片親が統合失調症の子どもの発病危険率は10〜15％，孫は3％であり，一方，一卵性双生児の一致率は40〜50％と何らかの遺伝的要因が働いていることが想定される。発症脆弱性に関しては，遺伝子のほかに神経

表2-7 ▶ ICD-10 統合失調症の研究用診断基準

F20-F29
統合失調症，統合失調症型障害および妄想性障害
Schizophrenia, schizotypal and delusional disorders

<u>F20 統合失調症 Schizophrenia</u>

　この全体的カテゴリーは，統合失調症によくみられる病型だけでなく，典型的でない病型や密接なつながりをもつと思われる障害も含む.

F20.0-F20.3　統合失調症の妄想型，破瓜型，緊張型および鑑別不能型のための全般基準

G1.　次の項目（1）にあげた症候群，症状，徴候のうち，少なくとも1項目，または項目（2）にあげた症状，徴候のうち，少なくとも2項目が，1カ月以上の期間ほとんどいつも明らかに存在すること
（1）　次のうち少なくとも1項目があること
　（a）考想化声，考想吹入または考想奪取，考想伝播
　（b）他者から支配され，影響され，服従させられているという妄想
　　　それは，身体，手足の動き，思考，行為，感覚に明らかに関連していること
　　　妄想知覚
　（c）患者の行動を注釈し続ける幻声，または患者のことを相互に噂し合う複数の幻声，あるいは身体の一部から発せられる幻声

（d）文化的要因を考慮しても，不適切でまったくありえないような持続的妄想（たとえば天候をコントロールできるとか，別世界の異邦人と交信できるなど）
（2）または次のうち少なくとも2項目あること
　（a）どのような形態であっても持続的な幻覚が，少なくとも1カ月にわたり毎日起こる場合. 明らかな情動的要素を欠く（浮動性の妄想や形式化されていない）妄想に伴っている場合，または持続性の優格観念に伴って認められる場合
　（b）言語新作や思路に途絶または挿入があるために，結果として支離滅裂，的はずれな会話となる
　（c）緊張病性の行動，つまり，興奮，姿勢保持，蝋屈症，拒絶症，緘黙症および昏迷など
　（d）「陰性症状」，すなわち著明な意欲低下，会話の貧困，感情の平板化あるいは不適切な情動反応（抑うつや神経遮断薬投与によるものでないことが明らかでなければならない）
G2.　主要な除外基準
（1）躁病エピソード（F30.-）やうつ病エピソード（F32.-）の診断基準を同時に満たす場合には，その感情障害が発症する以前に上記のG1（1）とG1（2）にあげた基準が満たされていること
（2）この障害は，器質性の脳疾患（F00-F09），アルコールまたは薬物関連の中毒（Flx.0）や依存（Flx.2），あるいは離脱（Flx.3，Flx.4）によるものではないこと

発達障害仮説も提起されている。歴史的には病因研究は生化学的研究が先行して行われ，ドパミン神経伝達の過剰仮説が唱えられたが，最近ではセロトニンやグルタミン酸伝達の障害にも焦点が当てられている。画像研究が進展するに伴い脳の形態（側脳室の拡大や側頭葉の体積低下など）の異常や，ポジトロン断層撮影（PET）による前頭葉の血流低下などが明らかにされている。また，電気生理学的研究では眼球運動の異常や事象関連電位の障害などが明らかにされている。*ゲノム解析*も進んでいるが，遺伝子はあくまでも脆弱性を規定するもので，原因遺伝子は特定されておらず多

因子性であろうと考えられている。

F・治　療

　統合失調症の治療は生物-心理-社会（bio-psycho-social）の3つの側面をもち，かつこれらを総合的に駆使して行う必要がある。病気のステージによって重きを置くべき治療法が異なることも，当然のことながら考慮されなければならない。治療法は，①**身体療法**（薬物治療ほか），②**精神療法**，③**社会復帰療法**に大きく分かれる。

1 身体療法

1 薬物療法

　従来，薬物療法の中心はクロルプロマジンを代表とする**フェノチアジン系**やハロペリドールを代表とする**ブチロフェノン系抗精神病薬**であった。これらの薬物の登場は統合失調症の治療体系を根本的に変えた，まさに革命的なものであった。外来治療への移行，社会復帰のための諸施策が図られるに至った背景に，これら抗精神病薬の効果による症状改善があったことは間違いない。

　しかし，これら1980年代までに開発市販された薬物には，それなりの限界やマイナス効果があったことも事実である。**錐体外路症状**は身体の動きを鈍らせ，生活の質（quality of life；QOL）の低下につながり，鎮静を狙った過量投与は過鎮静をもたらした。また，時に生ずる**悪性症候群**は対応いかんでは命にかかわる重篤なものである。さらに，長期服用に伴って生じる**遅発性ジスキネジア**は非可逆性の場合もあり，QOLに大きな影響を及ぼすものである。

　1990年代になって，これら従来型の抗精神病薬の有する欠点を克服することを意図した抗精神病薬が開発されるようになった。従来型はドパミンD_2受容体の遮断作用が中心であり，これらを称して**定型抗精神病薬**と呼ぶ。これに対してD_2受容体のみでなくセロトニン受容体を遮断する作用をもつもの（リスペリドン，ペロスピロン塩酸塩水和物），その他の多くの受容体に対しても親和性をもつもの（クエチアピンフマル酸塩，オランザピン，クロザピン，アセナピンマレイン酸塩）を**非定型抗精神病薬**と呼ぶ。

　現在わが国で用いられている主な抗精神病薬を**表2-8**に示す。また，抗精神病薬の主な副作用を**表2-9**に示す。

2 電気けいれん療法

　薬物療法で症状改善が得られない場合，昏迷状態が続いている場合，自殺の危険が高い場合には適応になる。最近は麻酔科医による呼吸管理下に，筋弛緩薬を用いて痙攣を伴わない**修正型電気けいれん療法**（modified electroconvulsive therapy；

表2-8 ▶ 統合失調症の治療に用いられる主な抗精神病薬

	一般名	標準用量 （成人，mg/日）
フェノチアジン系	クロルプロマジン レボメプロマジン ペルフェナジン フルフェナジン	25～600 25～200 6～48 1～10
ブチロフェノン系	ハロペリドール ブロムペリドール チミペロン ピモジド	3～6 3～18 3～12 1～6
ベンザミド系	スルピリド スルトプリド塩酸塩	150～1,200 300～600
その他	クロカプラミン塩酸塩水和物 ゾテピン モサプラミン塩酸塩	30～150 75～150 30～150
非定型抗精神病薬	リスペリドン クエチアピンフマル酸塩 オランザピン ペロスピロン塩酸塩水和物 アリピプラゾール クロザピン アセナピンマレイン酸塩	2～6 150～750 5～20 12～48 6～24 200～400 10～20

mECT）が行われる。

2 精神療法

　統合失調症の精神療法は**支持的精神療法**が基本であり，治療者との間に信頼関係を樹立することが重要である。とくに初発の急性期の患者の場合にはさまざまな不安を抱えており，治療の軌道になかなか乗れないことが多い。精神療法を通して患者が安心して治療を受けることができるように配慮することが必要である。**心理教育**（psychoeducation）も広い意味で精神療法を含んでおり，病気の説明，薬物の服薬管理，再発防止，家族の対応の仕方など具体的に病気への対処の仕方を身につけてもらうことが目的になる。

3 社会復帰のための治療法

　統合失調症は基本的には慢性疾患であり，社会生活を行ううえではさまざまな困難

表2-9 ▶ 抗精神病薬の主な副作用

	症　状	原因薬物
1）中枢神経症状		
錐体外路症状		
パーキンソニズム	振戦，筋強剛，無動	高力価薬物
急性ジストニア	斜頸，眼球上転など	高力価薬物
急性アカシジア	足踏み，落ち着きのなさ	すべての抗精神病薬
遅発性ジスキネジア	舌，顎，四肢の不随意運動	すべての抗精神病薬
精神症状		
過鎮静	眠気，傾眠	低力価薬物
認知機能障害	記憶や実行機能の障害など	低力価薬物
抑うつ	抑うつ気分，自殺念慮など	
awakenings	行動の活性化，病識の改善	
過感受性精神病	精神症状の悪化	
痙攣発作と脳波異常	痙攣発作，脳波の徐波化	ゾテピン
悪性症候群	筋強剛，体温上昇，発汗，嚥下困難，失禁，意識障害	すべての抗精神病薬
2）自律神経症状		
抗コリン性副作用	口渇，便秘，鼻閉，尿閉，かすみ目	低力価薬物
抗ノルアドレナリン性副作用	起立性低血圧	低力価薬物
3）心・循環系の副作用	心電図異常，突然死	フェノチアジン系薬物
4）内分泌・代謝障害		
体重増加	食欲亢進，運動量低下	低力価薬物，オランザピン，クエチアピンフマル酸塩
耐糖能異常	口渇，多飲，多尿	オランザピン，クエチアピンフマル酸塩
性機能障害	勃起障害，射精障害，無月経など	スルピリドなどベンザミド系薬物
抗利尿ホルモン不適合分泌症候群	月経異常，性欲低下，乳汁分泌易疲労感，混乱状態など	すべての抗精神病薬
5）その他の副作用		
肝障害	胆汁うっ滞性黄疸	フェノチアジン系薬物
血液・造血器障害	無顆粒球症	
皮膚症状	薬疹	すべての抗精神病薬
	光過敏性皮膚炎	クロルプロマジン
	注射部位の硬結	デポ剤
眼症状	角膜混濁，水晶体混濁，網膜色素変性	クロルプロマジン

資料　染矢俊幸，渡部雄一郎：統合失調症の薬物療法．樋口輝彦，小山　司，神庭重信編，臨床精神薬理ハンドブック，医学書院，2003，p.112（一部改変）．

を伴うことが多い病気である。社会生活を行ううえでさまざまな障害があるという観点から，「精神障害」としてとらえる必要性が存在するのである。また，障害をもちながら社会の中で生活するためにはノーマライゼーションの考え方が重要であることは言うまでもない。

　社会生活能力の低下を防止し，回復を促進するための理論と実践が必要であるが，これを体系化しているのが**精神医学的（心理社会的）リハビリテーション**である。精神医学的リハビリテーションには生活指導，社会生活技能訓練，レクリエーション療法，作業療法などが含まれる。

■1 生活指導

　日常生活の基本的な事柄について具体的に指導する。とかく指導する側がことごとく介入して実行することになりがちであるが，あくまでも患者本人が生活するために必要なことが基本なので，可能なかぎり患者本人が実行できるような指導に徹するべきである。また，とかく画一的な指導になりがちであるが，できるだけ個々のケースに応じた柔軟な指導が望ましい。

■2 社会生活技能訓練（social skills training；SST）

　統合失調症では社会生活を行ううえで必要な生活技能に障害があるとの理論に基づき，対人関係のもち方や自立した生活を行うのに必要な生活技能を身につけること，これらを通して環境への適応力を高めるのが目標である。通常は集団で，受容的な雰囲気で行われ，服薬管理，金銭管理，基本的会話，身だしなみや食生活，問題解決技能といった課題をこなしていく。

■3 レクリエーション療法（recreational therapy；RT）

　スポーツ，ゲーム，絵画や陶芸，音楽などレクリエーションを使って活動性，関心を高めようとする方法である。この場合も患者の主体性を重んじ，またそれぞれの場所を利用して働きかけることが必要である。

■4 作業療法（occupational therapy；OT）

　勤労作業を通して患者の意欲，自発性，社会性を回復することがねらいである。勤労作業自体が目的ではなく，障害された精神機能を回復することに目的があることを忘れてはならない。

Ｇ・経過と予後

　薬物療法の進歩により，それ以前には「統合失調症の診断がつくと即入院」という

パターンであったが，今日では入院の適応は限定され，外来治療のみで経過する患者の割合は年々増加している。しかし，今でも急性期の症状が激しい場合には入院の適応となる。薬物療法が登場して大きく変化した点は入院期間の短縮であり，退院率の上昇，残留率の減少である。しかし，一方では再入院率の上昇やいわゆる**回転ドア現象**が問題になりつつある。

　長期経過では，4分の1が治癒，4分の1が軽度の欠陥状態，4分の1が欠陥状態，そして最後の4分の1が人格荒廃に至るというのが定説であったが，薬物療法や精神医学リハビリテーションの進歩，地域ケアの導入などにより，このパターンは変化してきている。近年では，約半数は完全にあるいは軽度の障害を残して回復すると考えられている。

H ● 統合失調症患者に接するときの注意点

　統合失調症患者との面接では，意思の疎通が図れない（疎通性の低い）患者も少なくない。また面接時に統合失調症患者に対して抱く共感の乏しさ，冷たさ，硬さという印象は**プレコックス感**と呼ばれ，経験のある者が診断の参考にすることもあるくらい独特のものである。こうした他人をいっさい拒絶するような雰囲気をもった患者に直面すると，はじめは誰でも戸惑うものであるが，治療が進むと疎通性も回復してくるので，地道に接触を保ち，信頼関係を築き，治療を軌道に乗せることが肝要である。

　患者は，病識（病気であるという自覚）が欠如していたり，医療機関に対し被害的感情をもっているため自ら受診しないことも多く，精神保健福祉士には，治療への導入からリハビリテーションを経て社会復帰に至るまでの幅広いかかわりが要求される。

I ● その他の統合失調型障害，妄想性障害，急性一過性精神病性障害など

1 統合失調型障害

　統合失調症とは診断しきれないが，統合失調症と類似した思考や感情，行動の異常が認められる病態で，統合失調症の遺伝負因のある人が多い。

　ICD-10の診断基準では，以下にあげる9つの症状のうち3つ以上が2年以上認められるものをいう。

　①冷たく超然とした感情
　②奇異な行動や容姿

③社会的なひきこもり

④行為に影響を与えるような奇妙な信念や神秘的な考え

⑤妄想的な観念

⑥強迫的な反復思考

⑦異常な知覚体験（現実感の喪失を含む）

⑧紋切り型の思考と話しぶり

⑨一過性の幻覚，妄想的観念を伴う精神病症状

これらが慢性の経過をたどる。なかには，統合失調症に発展するものもある。治療は，統合失調症に準じた対症療法となる。

② 妄想性障害

代表的なものは，**妄想症（パラノイア）**という。これは，もとから偏執的などの性格的特徴をもつ人が，何らかのきっかけにより，ある程度了解可能な妄想を形成したもので，中年期以降の発症が普通である。例えば，夫が見知らぬ女性と会話しているのを目撃したことをきっかけに，「夫は浮気をしており，私を毒殺しようとしている」と確固たる信念をもち続け，夫の些細な言動も自分を毒殺するためのもの，と解釈したりする。周囲が勘違いであると説明しても，夫にだまされているとしか思わず，説得はほぼ不可能である。

妄想症（パラノイア）は統合失調症と異なり，幻覚やパーソナリティ障害，感情の平板化を起こすことはない。しかし妄想型統合失調症との鑑別は必ずしも容易ではない。

治療法は統合失調症に準じ，抗精神病薬を中心とした薬物療法，精神療法が中心である。

③ 急性一過性精神病性障害

急性に精神病症状が発症して，2〜3カ月以内に完全に回復する障害をいう。統合失調症の症状を示す場合は，これらが1カ月以上持続すると統合失調症と再診断される。

 # Ⅳ 気分（感情）障害（躁うつ病）［F3］

躁うつ病は統合失調症とともに2大精神病の一つである。**クレペリン**（Kraepelin, E.）によって確立された疾患概念であるが，その名称はその後変遷を遂げ，「感情障

害」を経て「**気分障害**」*1に至った。疾患概念としてはほぼ共通したものが含まれている。統合失調症と異なる点は，統合失調症が慢性進行性であるのに対して，躁うつ病はうつ病相や躁病相から原則として完全に回復する点である。躁病相とうつ病相が繰り返される**双極型**とうつ病相のみからなる**単極型**が存在する。症状の基本は感情（気分）の障害にあり，これに思考障害，意欲・行動の障害，身体症状などを伴う。

〈罹病危険率〉

うつ病の発病危険率はわが国の1950年代の調査では0.5％であったが，その後十分な調査がなされていないので，最近の危険率については海外データを参照するしかない。それによると1.4～1.6％とされる。

〈有病率〉

有病率に関しては，わが国で行われた疫学調査（2000［平成12］年度）の結果，大うつ病性障害の12カ月有病率は3％，生涯有病率は7％であり，諸外国に比べて低い数値であった（欧米の生涯有病率12～17％）。一方，双極性障害は12カ月有病率0.1％，生涯有病率0.7％であり，これも諸外国に比べ低い数値であった。

〈発病年齢・性差〉

発病年齢に関しては諸外国の調査では，大うつ病エピソードの初発年齢の平均は25歳であり，躁病エピソードの場合は平均20歳とされている。また，単極型の場合，男性は55歳までに，女性は43歳までに95％が発病するのに対して，双極型の場合は男性が26歳までに，女性が25歳までに95％が発病すると報告されており，単極型は比較的高齢まで発病年齢が広く分布するのに対して，双極型はほとんど20代に発病する。一方，わが国の従来の調査では，気分（感情）障害の初発年齢は20代がもっとも多く，30代がこれに次ぐが，40～50歳に初発するものもかなりあるとされる。

性差については，双極型と単極型で大きく異なる。単極型では女性対男性が約2：1で女性に多いのに対して，双極型では男女比はほぼ1：1である。

A・症状

うつ病相，**躁病相**に分けて症状を整理しておく。症状は，**感情・思考・欲動・身体症状**に分類するのが一般的である。一生涯をみた場合，躁病相に比べて，うつ病相の回数および期間のほうが多いことが知られる。**表2-10**と**表2-11**はうつ病相，躁病相でみられる代表的な症状と患者が実際にどのように表現するかを一覧にしたものである。また，**表2-12**はうつ病の身体症状の出現率の高いものをリストアップしたもの

＊1 DSM-Ⅳ-TRまではうつ病と双極性障害が気分障害という上位概念の中に位置づけられていたが，DSM-5では気分障害という概念がなくなり，うつ病と双極性障害はそれぞれ独立した障害として位置づけられている（双極性障害および関連障害群，抑うつ障害群）。本書はICD-10に基づいて編纂されているので，うつ病と双極性障害を同じ気分障害（感情障害）F3として扱う。

である。

1 うつ病相

1 感　情

　抑うつ気分（憂うつ，何事も楽しく感じない），悲哀感，絶望感が続き，物事を悲観的にとらえる。人生に希望がもてず希死念慮（死にたくなること）が生じることも珍しくない。抑うつ気分は朝のうちに強く，夕方から軽減する傾向がある。

2 思　考

　思考抑制（考えが進まない，頭に思い浮かばない）があり，決断が下せなくなったり，集中力が低下したりする。思考内容は，自責的，マイナス思考であり，重症の場合は妄想を抱くこともある。典型的な妄想は，以下のようなものである。

- 罪業妄想（取り返しのつかない罪を犯した）
- 貧困妄想（金がなくなり生きていけない）
- 心気妄想（不治の病に罹った）

3 欲　動

　意欲が低下し，動作も緩慢となる。身の回りのことすら面倒になる。こうした意欲面での障害を精神運動制止という。重症の場合は，うつ病性の昏迷状態となり，自発的な動きがなくなり，話しかけても応答がなくなる。逆に，不安・焦燥感の強いうつ病では，いらいら感があり，じっとしていられなくなる。

4 身体症状

　身体のさまざまな不調を生じる。とくに消化器症状が多く，食欲低下，便秘，口渇などは高頻度で出現する。不眠もあり，早朝覚醒は典型的である。身体がだるい，胃腸の調子が悪いと内科を受診するが，身体的に原因のないもののなかには，軽症のうつ病患者が含まれることもあり，仮面うつ病と呼ばれる。

2 躁病相

1 感　情

　気分は爽快感に溢れ，楽天的に物事をとらえる。自己評価は高くなり，尊大な態度をとる。周囲に対し易刺激的（怒りっぽくなる）となる。

2 思　考

　形式面では観念奔逸がみられる。これは，新しい観念が次々と湧き起こるもので，患者は多弁となるが，内容はあれこれ移動し，何を話しているのかわからなくなるこ

表2-10 ▶ うつ病の精神症状

症状	患者が実際に訴える内容や示す行動
抑うつ気分	気が沈む，滅入る，落ち込む，憂うつ，面白くない，喜怒哀楽の感情が湧かない，感動がない，悲しい，ひとりでに涙が流れる．
思考の抑制（制止）	考えが浮かばない，考えが進まない，決断力が低下，考えがまとまらない，頭の働きが鈍い． （返事に時間がかかる，精気のない話し方，話のテンポが遅い，内容も乏しい）．
微小妄想	取り返しのつかないことをした，過去の小さな過ちを悔やむ，自分を責める，周りに申し訳ない（罪業妄想）． 不治の病に罹っている，もう助からない，がんに罹った，胃腸がすっかりダメになっている（心気妄想）． お金がない，貧乏で入院費も払えない，土地・財産を手放さなければならない（実際にはそのような状況にはない）（貧困妄想）．
精神運動抑制	やる気が出ない，億劫，気力が湧かない （何をするにも時間がかかる，日常的なことをするのも億劫；寝てばかりいる）．
不安・焦燥	いらいらする，落ち着かない，不安である．

表2-11 ▶ 躁病の精神症状

症状	患者が実際に示す言動
気分の爽快	上機嫌でよく笑う，自信に満ちている，楽観的，時に尊大，放漫，無礼な態度をとる，些細なことで興奮する．
観念奔逸	多弁，話題が次々と移動しまとまらない，注意や関心も次々と変わる，1つのことに集中できない．
誇大妄想	例えば，「自分は天才で大発明をする」「将来大金持ちになる」「総理大臣と友達で，自分の言うことはなんでも通る」などの発言．
精神運動興奮	じっとしていられず，絶えず動きまわる，電話を方々にかけまくる，手紙を次々に出す，他人にお節介をやく，金遣いが荒い，性的逸脱行為．

表2-12 ▶ うつ病の身体症状の出現率上位10

1．睡眠障害	6．便秘・下痢
2．疲労・倦怠感	7．口渇
3．食欲不振	8．体重減少
4．頭重・頭痛	9．めまい
5．性欲減退	10．月経異常

ともある．1つのことに注意を集中していられない．内容面では誇大妄想（天才的な発見をしたなど）をもつことがある．患者の願望が反映されており，統合失調症でみられるような奇怪な妄想とは異なる．

3 欲 動

多動，落ち着きがなくなる．**行為心迫**（思いついたことを即座に行動に移す）がみられる．高度になると精神運動興奮の状態となり，行動がまとまらなくなる．金銭面や性的側面でも過剰な行動をとり，社会的な逸脱行為が問題となる．

4 身体症状

不眠を生じるが本人には苦痛でなく，自覚的には身体が軽く疲れを知らない状態が

続く。朝早くに目覚め，活動を開始する。**精神運動興奮**の状態では食事をしなくなるが，一般的には食欲が亢進する。

③ 混合状態

双極型の経過中にうつ病の症状と躁病の症状が入り混じって出現することがあり，これを混合状態と呼ぶ。躁病相からうつ病相に移行するとき（あるいはその逆）にみられることがあるが，1日のなかで午前はうつで，夕方から軽躁（躁病の程度の軽いもの）という日内変動のかたちをとる場合もある。

B・診　断

気分（感情）障害の診断は統合失調症と同様，特別な臨床検査や診断技術が存在しないので，臨床症状をもとに行われる。最近ではのちに述べる**操作的診断基準**を用いることが多くなっているが，まだ日常臨床の場面では従来診断が行われることも多い。その場合に考慮すべきポイントは以下のとおりである。

①症状がそろっているかどうかを確認する。うつ病の場合を例にとると，気分の落ち込みがあり，気力・意欲の低下があり，何をするのも億劫で，重症になると自殺念慮や自殺企図まで出現する。これに加えて睡眠障害，食欲低下，体重減少などの身体症状を伴う。

②これらの症状は2，3日で消失するようなものではなく，最低2週間以上は続く。

③うつ状態はうつ病以外にもいろいろな病気で現れるので，その可能性を否定する必要がある。死別反応や適応障害でもうつ状態がみられることはよくあるが，それだけでなく身体の病気（甲状腺や副腎の病気など）にもしばしばうつ状態が出現することを頭に置いておく必要がある。

④症状がそろっていること以外に家族歴，生活史，経過，病前性格などを含めて総合的に検討する。

従来診断には明確な基準がなかったことから，診断する医師間でばらつきが生じがちで，この点を克服するために診断基準を作成する必要があった。このような経緯で作成された診断基準にWHOが作成したICD-10の気分（感情）障害の分類とアメリカ精神医学会が作成したDSM-5がある。

ICD-10の躁・うつ両病相の診断に用いられる症状評価項目を**表2-13**に示す。

軽躁病は躁病相の症状評価項目1～8までの症状が軽く，数日続くものである。少なくとも1週間続く場合は精神病症状を伴わない躁病，9項目目の幻覚と妄想を伴う場合には精神病症状を伴う躁病と診断する。

うつ病相については大項目の2症状と小項目の2症状が2週間続くものを軽症，大

表2-13 ▶ ICD-10による躁病相・うつ病相の診断（症状評価項目）

	躁病相	うつ病相
病相の分類	1．軽躁病 2．精神病症状を伴わない躁病 3．精神病症状を伴う躁病	1．軽症うつ病 2．中等症うつ病 3．精神病症状を伴わない重症うつ病 4．精神病症状を伴う重症うつ病
症状評価項目	1．気分の高揚 2．気力と活動性の亢進 3．著しい健康感と心身両面の好調感 4．社交性の増大 5．多弁 6．過度ななれなれしさ 7．性的活力の亢進 8．睡眠欲求の減少 9．幻覚と妄想	大項目 1．抑うつ気分 2．興味と喜びの喪失 3．易疲労感の増大と活動性の減少 小項目 1．集中力と注意力の減退 2．自己評価と自信の低下 3．罪責感と無価値感 4．将来に対する希望のない悲観的な見方 5．自傷あるいは自殺の観念や行為 6．睡眠障害 7．食欲不振

項目の2症状と小項目3～4症状が2週間以上続くものを中等症，大項目すべてと小項目の4症状が2週間以上続くものを重症（精神病症状を伴わない），これに幻覚，妄想，昏迷が加わったものを精神病症状を伴う重症と定義している。このほかにICD-10では**持続性気分（感情）障害**の基準も示されている。これは持続性であり，明確な病相を形成することはなく軽度のうつまたは躁状態が何年にもわたって続くもので，従来，抑うつ神経症あるいは抑うつパーソナリティ（気分変調症）や循環性パーソナリティ，循環気質（気分循環症）と呼ばれたものに相当する。

DSM-5のうつ病の診断基準を**表2-14**に示した。DSM-5では「双極性障害」と「うつ病」は異なる相互に独立した障害として分類されているが，「抑うつエピソードの基準」は両者で共通している。

C ・ 病型と分類

感情障害は従来，**表2-15**のように分類されてきた。この分類とICD-10の分類を比較してみると，Ⅰ．感情障害の1．双極型，2．単極型はそれぞれICD-10のF30＋F31とF32＋F33に相当する。Ⅳ．の神経症性うつ病がF34の気分変調症に相当すると考えてよい。

病型については，基本は単極型と双極型である。単極型はほとんどが単極型うつ病である。単極型躁病はそのほとんどが双極型に移行するので，実質的にはほとんど用

表2-14 ▶ DSM-5によるうつ病の診断基準

A. 以下の症状のうち5つ（またはそれ以上）が同じ2週間の間に存在し，病前の機能からの変化を起こしている．これらの症状のうち少なくとも1つは（1）抑うつ気分，または（2）興味または喜びの喪失である．

注：明らかに他の医学的疾患に起因する症状は含まない．

　(1) その人自身の言葉（例：悲しみ，空虚感，または絶望を感じる）か，他者の観察（例：涙を流しているように見える）によって示される，ほとんど1日中，ほとんど毎日の抑うつ気分

　　注：子どもや青年では易怒的な気分もありうる．

　(2) ほとんど1日中，ほとんど毎日の，すべて，またはほとんどすべての活動における興味または喜びの著しい減退（その人の説明，または他者の観察によって示される）

　(3) 食事療法をしていないのに，有意の体重減少，または体重増加（例：1カ月で体重の5％以上の変化），またはほとんど毎日の食欲の減退または増加

　　注：子どもの場合，期待される体重増加がみられないことも考慮せよ．

　(4) ほとんど毎日の不眠または仮眠

　(5) ほとんど毎日の精神運動焦燥または制止（他者によって観察可能で，ただ単に落ち着きがないとか，のろくなったという主観的感覚ではないもの）

　(6) ほとんど毎日の疲労感，または気力の減退

　(7) ほとんど毎日の無価値観，または過剰であるか不適切な罪責感（妄想的であることもある．単に自分をとがめること，または病気になったことに対する罪悪感ではない）

　(8) 思考力や集中力の減退，または決断困難がほとんど毎日認められる（その人自身の説明による，または他者によって観察される）．

　(9) 死についての反復思考（死の恐怖だけではない），特別な計画はないが反復的な自殺念慮，または自殺企図，または自殺するためのはっきりとした計画

B. その症状は，臨床的に意味のある苦痛，または社会的，職業的，または他の重要な領域における機能の障害を引き起こしている．

C. そのエピソードは物質の生理学的作用，または他の医学的疾患によるものではない．

D. 抑うつエピソードは，統合失調感情障害，統合失調症，統合失調症様障害，妄想性障害，または他の特定および特定不能の統合失調症スペクトラム障害および他の精神病性障害群によってはうまく説明されない．

E. 躁病エピソード，または軽躁病エピソードが存在したことがない．

表2-15 ▶ 感情障害の従来の臨床的分類

Ⅰ. 感情障害
　1. 双極型　bipolar type（躁うつ病）
　2. 単極型（非双極型）unipolar（nonbipolar）type
　　単極型うつ病
　　　　（初老期うつ病，更年期うつ病）
Ⅱ. 症候性感情障害（症候性躁病，症候性うつ病）
Ⅲ. 器質性感情障害
Ⅳ. （神経症性うつ病）（反応性うつ病）

いられない。単極型うつ病のうちで，50歳以後に発病するものを初老期うつ病あるいは退行期うつ病と呼んで区別することもあるが，最近の考え方は特別な病態を示すものではなく初老期に発病した単極型のうつ病とするものである。DSM-5では「双極性障害」と「うつ病」は互いに独立した障害として定義されたことは前述したとおりである。

D ● 神経症とうつ病の関係

神経症性うつ病という概念がある。これはうつ状態ではあるが，神経症的性格のもち主が何らかの現実体験が引き金となり，反応性の抑うつ状態を呈したものである。神経症的性格のもち主であり，内因性うつ病のような気分・自律神経症状の日内変動が目立たず，不安・焦燥感が強いことから区別する。治療は，薬物療法も行うが，精神療法が重要である。

診断基準ではDSM-Ⅲ以降，神経症性うつ病という概念は消失し，うつ病性障害のなかの**気分変調性障害**（ICD-10では持続性気分（感情）障害のなかの気分変調症）として位置づけられた。さらに，DSM-5ではDSM-Ⅳで定義された慢性の大うつ病性障害と気分変調性障害を統合したものとして**持続性抑うつ障害**が新たに定義された。

E ● 病　因

まだ病因は解明されていないが，これまでの病態研究の結果を総合して次のような病態仮説が提起されている。すなわち，気分（感情）障害は内因性の病気と考えられ，何らかの脳の機能的障害があり，それが病気になりやすさを形成している。このなりやすさの一部には遺伝素因も関与していると考えられる。また，いわゆる**病前性格**もなりやすさの一部に関連する。しかし，これだけで気分（感情）障害が発症するわけではない。これに精神的ストレスあるいは身体疾患など身体面でのストレスが加わったときに発病すると考えられる。気分（感情）障害の病因・病態は生物学的，心理学的，社会学的に統合されたものと考えられている。

遺伝学の研究は家族研究と双生児研究においてエビデンスが蓄積されている。家族研究では発端者の親族（親，子，兄弟）の有病率（単極型）は11.0～14.9％であり，対照群の4.8～7.3％を大きく上回る。双極型では双極型の親族の有病率は対照群の3.7～17.7倍ときわめて高い。双生児研究では双極型で一卵性の一致率は60％であり，二卵性の一致率12％を大きく上回る。単極型の場合は一卵性一致率が40％前後であり，二卵性の10～20％を上回るものの，双極型ほどではない。

遺伝子解析研究も多く行われ，連鎖や関連研究結果が報告されているが，まだ決定

表2-16 ▶ うつ病の発病に関係する誘因ないし状況因

個人・家族に関係する出来事	職業などに関係する出来事
近親者，友人の死亡，別離 子女の結婚，遊学 病気，事故 家庭内不和 結婚，妊娠，出産，月経，更年期 転居 家屋，財産などの喪失（火災など） 目標達成による急激な負担軽減 定年 仕事の過労 家庭の経済問題	職務の移動（配置転換，転勤，出向，転職など） 昇進，左遷，退職，定年 職務に関係した情勢の急変（不景気など） 職務に関係した困難（自分でコントロールできない要因） 職務内容の変化 職務上の失敗 昇進試験 病気による欠勤と再出勤 昇進試験や研修

資料　大熊輝雄：現代臨床精神医学. 改訂第7版, 金原出版, 1997, p.364.

的なものは見出されていない。

　次に生物学的成因・病態研究の現状を簡単にまとめておく。生物学的研究の出発点は抗うつ薬の作用機序の研究やレセルピンにより引き起こされるうつ状態をモデルとする研究にある。その後，薬理学的，生化学的研究が盛んに行われ，それらの研究成果を踏まえて**モノアミン欠乏仮説**や**モノアミン受容体感受性亢進仮説**が提唱された。一方，うつ病を対象とした臨床研究も進展し，そのなかから**視床下部-下垂体-副腎皮質**（hypothalamic-pituitary-adrenal axis；**HPA**）**系障害仮説**などが生まれた。また，1970年代に入って，新しい学問である時間生物学が発展し，気分（感情）障害の一部には生体リズムの異常を伴うものがあることが明らかにされ，これをもとに**リズム異常仮説**が生まれた。最近では脳の機能を調べる機能的画像研究の進展が目覚ましく，脳の血流や糖代謝の異常などが報告されている。また，ストレスにより脳内の神経栄養因子である BDNF（brain-derived neurotrophic factor）が低下し，抗うつ薬により回復することや，うつ病患者の血中 BDNF が低値であることからうつ病の病因・病態に BDNF が関与するのではないかという仮説（**BDNF 仮説**）や，ストレスにより減少する脳神経細胞の新生が抗うつ薬や豊かな環境に動物を置くことで新生が増強されることから，うつ病と脳の神経新生の関係が注目されるなど新たな研究が進展している。

　病前性格の研究では双極型における**循環気質**や単極型における**執着性格**，**メランコリー親和型性格**が有名である。

　うつ病の発病には何らかの心因，状況因，あるいはストレスが関与することはすでによく知られている。誘因や状況因にどのようなものがあるかについての研究は古くから行われてきた。これらについて詳細を述べることは控えるが，よくみられるものを**表2-16**にまとめた。

F • 経過と予後

　単極型のうつ病相の持続期間は双極型のそれと同じか，やや長い。発病年齢が遅いほど，病相期間は長い傾向があり，また繰り返すにつれて長くなる。逆に病相と病相の間の寛解期は繰り返すにつれて短くなる。長期予後に関しては，再発の頻度は双極型と比べて低く，病気の予後，社会的予後ともに双極型よりもよいと考えられている。

　双極型の経過にはいくつかのタイプがある。思春期に発病するものでは，発病当初は病相の長さは成人に比べて短く，病相の反復が頻回であるという特徴がある。成人期では平均3～6カ月であり，若年者はこれより短く，高齢者では長くなる。双極型の改善率に関しては，調査方法や観察期間によってデータが異なるが，改善の得られないものが4～6％くらいあると考えられる。長期の経過については予後不良がおよそ20％前後であり，約30％は社会機能水準の低下を示す。

G • 治　療

1 薬物療法

　治療には，以下の薬剤が用いられる。

■ 抗うつ薬

① **SSRI**（selective serotonin reuptake inhibitor，**選択的セロトニン再取込み阻害薬**）
- フルボキサミンマレイン酸塩（デプロメール®，ルボックス®）
- パロキセチン塩酸塩水和物（パキシル®）
- 塩酸セルトラリン（ジェイゾロフト®）
- エスシタロプラムシュウ酸塩（レクサプロ®）

② **SNRI**（serotonin & noradrenaline reuptake inhibitor，**セロトニン・ノルアドレナリン再取込み阻害薬**）
- ミルナシプラン塩酸塩（トレドミン®）
- デュロキセチン塩酸塩（サインバルタ®）
- ベンラファキシン塩酸塩（イフェクサー®）

③ ミルタザピン（レメロン®，リフレックス®）

④ アリピプラゾール（エビリファイ®）

⑤ 三環系抗うつ薬
- イミプラミン塩酸塩（トフラニール®）

- クロミプラミン塩酸塩（アナフラニール®）

⑥四環系抗うつ薬
- マプロチリン塩酸塩（ルジオミール®）
- ミアンセリン塩酸塩（テトラミド®）

2 抗躁薬（気分安定薬）
- 炭酸リチウム（リーマス®）
- カルバマゼピン（テグレトール®）
- バルプロ酸ナトリウム（デパケン®，バレリン®）
- オランザピン（ジプレキサ®）
- アリピプラゾール（エビリファイ®）：双極性障害の躁病相に使用
- ラモトリギン（ラミクタール®）：双極性障害のうつ病相の予防

H・躁病患者に接するときの注意点

　躁状態では，周囲に対し尊大で傲慢に振る舞うため，治療者との人間関係がスムーズにつくれないことも多い。しかしこれらは，病的な精神状態によるものなので，患者の勢いにつられて怒ったりせず，治療関係の維持のためにも努めて冷静に接する。

　重症，すなわち興奮が強い場合は当然入院が必要であるが，ほかにも，怒りっぽさのため職場でトラブルを生じるなど思慮を欠いた行動が増えたりして社会的な逸脱がみられる場合は入院を考慮する。また，本人は爽快に感じていても，睡眠不足や食事量の減少のため身体が衰弱している場合にも入院を勧める。

　患者は病識がないため，精神科への入院を強く拒否することが多い。状態により，本人の承諾が得られないまま医療保護入院となることもある。躁状態は短期間で鎮静するため，軽快後に患者の自尊心を傷つけないように心がける。

I・うつ病患者に接するときの注意点

　うつ病の発症に際しては，仕事や学業上の能率低下を本人が自分の能力不足と思い込み悲観したり，周囲が単なる心配のし過ぎと判断して「しっかりしなさい」などと励ましてしまうことが多い。したがって，治療に際してはうつ病についての理解を深めさせる必要がある。

　患者本人には，休養をとることが病気を治す最良の方法であることを告げる。家族には，患者が怠けているのではないこと，励ましは患者の自責感を強めるだけなので避けること，気晴らしにと称して本人が気乗りしない活動を強制するのは禁物であることを説明する。患者は悲観的な見通しから，辞職や離婚を考えたりするが，重大な

表2-17 ▶ ツングのうつ病自己評価尺度

1. 気が滅入って憂うつである	12. 物事をするのが，億劫である
2. 1日のうちで朝がもっとも気分が悪い	13. 落ち着かず，じっとしていられない
3. すぐ泣いたり，悲しくなったりする	14. 将来に希望がもてない
4. 夜，眠れないでいる	15. いらいらする
5. いつものような食欲がない	16. 決断力が鈍っている
6. セックスが煩わしい	17. 自分は役に立たない，つまらない人間だと思う
7. 普段より体重が減少した	18. 生活に充実感がない
8. 便秘して困っている	19. 自分が死んだほうが周囲の人々に迷惑をかけないでよいと思う
9. 動悸が気になる	20. 以前楽しめたことに興味がもてなくなった
10. 訳もなく疲れる	
11. 頭の働きが鈍っている	

採点法：各項目4段階評価（めったにない 1点，時々 2点，しばしば 3点，いつも 4点）として合計する．50点以上はうつ病の可能性が高い．

決断はうつ病が治った後まで延期するよう指導する．

　うつ病は，頑張り屋で几帳面な性格の人が罹患しやすいため，症状が少し軽くなると職場復帰を急いだり，「薬に頼ってはいけない」と服薬を中断してしまうことがある．社会復帰にはリハビリテーション期間をおき，段階的に進めるのが望ましい．薬物療法は再発予防のために回復後もしばらく続けるのが普通である．

　自殺については，病気が治りかけた状態でも危険がないとは言い切れないため，家族の協力を依頼する一方，患者に自殺しないことを約束させる．

　最後に，**ツング**（Zung, W. W. K.）の**うつ病自己評価尺度**を示す．これは，患者自身が記入でき，簡便に施行できるものである．50点以上でうつ状態を疑う．うつ病の症状の理解に役立つものと考え，ここに掲載しておく（**表2-17**）．

Ⅴ 神経症性障害，ストレス関連障害および身体表現性障害［F4］

　神経症性障害，ストレス関連障害，身体表現性障害は1つの大きな包括群である．それは，その大部分が心理的原因（心因性）と関連しているからである．この包括群はICD-10によって新しく再編された群であり，神経科学の進歩に伴い，種々の新しい精神障害の概念が提起され，歴史的な「神経症」概念が見直され，統合再分類されていった包括群である．精神障害診断名も，歴史的本質的な用語は残し，全体的に一貫するように重みづけと用語の再整備が行われた．ICD-10の診断分類に従って各障害について概説する．

　通常，危険でない，ある明確な状況あるいは対象によってのみ不安が誘発される。その結果，これらの状況あるいは対象を特徴的な方法で回避する。患者の関心は，動悸あるいはめまいのような個々の症状に集中することもあり，しばしば死ぬこと，自制を失うこと，あるいは気が狂ってしまうことへの強い恐怖と関連している。ほかの人々がその状況を危険とも脅威的とも思わないと知っても，その不安は軽減しない。恐怖症を生じる状況に入ることを考えただけでも，予期不安を生じる。恐怖症性不安障害はしばしば抑うつと合併する。社会恐怖以外の大部分の恐怖症性不安障害は，女性のほうが男性より多くみられる（**表2-18**）。

1　広場恐怖〔症〕（空間恐怖症）

　開放空間に対する広場恐怖，群集の中にいたり，安全な場所（通常は家）にすぐに戻ることが困難であるような場所（空間）にいる恐怖である。日本では，満員電車，特急列車，地下鉄，バス，飛行機などに乗ることの恐怖（**乗物恐怖**）であることが多い。逃げることが困難な教室，会議室，エレベーターなどでの閉所状況も多い。恐怖症性障害は，もっとも無力化をもたらしやすく，完全に家にこもってしまう患者（**外出恐怖**，不登校，出社困難）もいる。患者は女性に多く，発症は通常，成人早期である。パニック障害を伴う場合と伴わない場合とがある。抑うつ症状を呈する場合も多くみられ，強迫症状を呈する場合もある。

2　社会〔社交〕恐怖〔症〕（社交不安障害）

　社会〔社交〕恐怖〔症〕（以下，社会恐怖）は，かつて日本では**対人恐怖症**といわれていた恐怖症と類似している。人前で話すとき，緊張してあがってしまい，声が震えてしまったり，どもってしまったり（吃音恐怖），顔が真っ赤になってしまったり（赤面恐怖），頭が真っ白になってしまい言葉が出ず，そこに立ちすくんでしまう（スピーチ恐怖）ような体験から生じる不安障害である。軽症であれば**あがり症，対人緊張症**といわれたりする。会議のプレゼンテーションや，保護者会でのスピーチ，結婚式でのあいさつ等に強い不安を感じる。発症は他人を意識し，自意識過剰になりやすい小学校高学年から中学生ころが多い。自己臭（口臭，腋臭）恐怖，ガス・失禁恐怖，視線・正視恐怖，会食・嘔吐恐怖，電話恐怖，公衆トイレ恐怖，発汗恐怖，硬直恐怖等がある（**表2-19**）。

〈治　療〉

　2005（平成17）年10月に**選択的セロトニン再取込み阻害薬（SSRI）**の一つフルボキサミンマレイン酸塩（ルボックス®，デプロメール®）が，また2009（平成21）年にはパロキセチン塩酸塩水和物（パキシル®）が，さらに2015（平成27）年にはエス

表2-18 ▶ 従来診断と ICD-10および DSM-5の診断と分類

従来の診断		ICD-10	DSM-5
神経症	不安神経症	他の不安障害　F41 　パニック障害（エピソード［挿間］性発作性不安）F41.0 　全般性不安障害　F41.1	不安症群／不安障害群 　パニック症／パニック障害 300.01 　広場恐怖症　300.22
	恐怖症	恐怖症性不安障害　F40 　広場恐怖［症］　F40.0 　社会［社交］恐怖［症］　F40.1 　特異的（個別的）恐怖症　F40.2	全般不安症／全般性不安障害 300.02 社交不安症／社交不安障害（社交恐怖）300.23 限局性恐怖症　300.29
	強迫神経症	強迫性障害　F42	強迫症／強迫性障害　300.3
	心気神経症	身体表現性障害　F45 　心気障害　F45.2 　身体表現性自律神経機能不全 F45.3	身体症状症および関連症候群 　病気不安症　300.7
	ヒステリー転換型	身体化障害　F45.0	身体症状症　300.82
		解離性（転換性）障害　F44 　解離性運動障害　F44.4 　解離性けいれん　F44.5 　解離性知覚麻痺および 　　感覚脱失　F44.6	変換症／転換性障害　300.11
	ヒステリー解離型	解離性健忘　F44.0 　他の解離性(転換性)障害　F44.8 　多重人格障害　F44.81	解離症群／解離性障害群 　解離性健忘　300.12 　解離性同一症／解離性同一性障害　300.14
	離人神経症	他の神経症性障害　F48 　離人・現実感喪失症候群　F48.1	離人感・現実感消失症／離人感・現実感消失障害　300.6
	抑うつ神経症	持続性気分（感情）障害　F34 　気分変調症　F34.1	抑うつ障害群 　持続性抑うつ障害（気分変調症）　300.4
ストレス関連障害	適応障害	重度ストレス反応［重度ストレスへの反応］および適応障害　F43 　適応障害　F43.2	適応障害
	急性心因反応	急性ストレス反応　F43.0	心的外傷およびストレス因関連障害群 　急性ストレス障害　308.3
	外傷神経症	心的外傷後ストレス障害　F43.1	心的外傷後ストレス障害　309.81
心身症		他に分類される障害あるいは疾患に関連した心理的および行動的要因　F54 身体表現性障害　F45	他の医学的疾患に影響する心理的要因　316
		身体表現性自律神経機能不全 F45.3　　など	

表2-19 ▶ 社会［社交］恐怖［症］の診断の目安

「社会［社交］恐怖［症］」あなたは大丈夫？ ●以下のような状況に対し，強い不安を感じたり，緊張で声や手が震えたりすることがありますか？
①□大勢の人の前で話すとき ②□公式な席であいさつをするとき ③□集会で自己紹介するとき ④□会議で指名されて意見をいうとき ⑤□権威ある人と話をするとき ⑥□よく知らない人に電話をかけるとき ⑦□まったく初対面の人と話をするとき ⑧□面接を受けるとき ⑨□人に見られながらサインをするとき ⑩□外で食事をするとき
⑪□①～⑩のため，社会生活に大きな支障がありますか？
診断：①～⑩では「時々そういうこともある」という程度ならば大きな問題はないですが，3つ以上で「頻繁にある」人は社会［社交］恐怖［症］の可能性があります．それに加え⑪にも該当する人は社会［社交］恐怖［症］の可能性が大きくなります．1人で悩まずに心療内科医や精神科医に相談してみてください．

資料 筆者作成（朝日新聞2007年9月3日夕刊）

シタロプラムシュウ酸塩（レクサプロ®）がその有効性を認められ，追加適応となった。実際，薬物投与のみで90％近い人たちが完治するようになった。

③ 特異的（個別的）恐怖症

これらは特定の動物への接近，高所，雷，暗闇，飛行，閉所，公衆便所での排尿あるいは排便，特定の食物の摂取，血液あるいは傷害の目撃，特定の疾患の罹患に対する恐れなどのように，きわめて特異的な状態に限定してみられる恐怖症である。誘発状況ははっきりしているが，広場恐怖あるいは社会恐怖の場合と同様，その状況に接するとパニック状態が誘発されることもある。特異的恐怖症は通常，小児期あるいは成人早期に生じ，治療を受けないでいると何十年も持続することがある。その結果生ずるハンディキャップの重大さは，患者がその恐怖症状況をどの程度容易に回避できるかに依存する。恐怖症的な状況への恐れは，広場恐怖とは対照的に動揺する傾向はない。放射線による病気と性病感染が**疾病恐怖**の一般的な対象であり，より最近ではエイズである。**高所恐怖，動物恐怖，閉所恐怖，試験恐怖，単一恐怖**などが含まれる。

〈治　療〉

薬物療法に認知行動療法を組み合わせる。新しい抗うつ薬 SSRI の一つフルボキサミンマレイン酸塩（ルボックス®，デプロメール®）や，パロキセチン塩酸塩水和物

表2-20 ▶ パニック障害の日米比較 (山田, 1997)

	日 本	アメリカ
1. 男女性差	若干女性が多い	男：女＝1：2
2. 初発年齢	30代	20代前半
3. 空間恐怖	閉所恐怖	広場恐怖
4. 自殺企図	まれ	20％
5. アルコール依存	まれ	多い
6. うつ状態	30％	多い
7. 分離不安	喪失体験	母子分離不安

(パキシル®) が有効で，抗不安薬と併用しながら治療する。同時に障害を理解し，認知の歪みを是正し（認知療法），不安状況に対し回避せず徐々に接していき（曝露療法），慣らして自信をつけていく（行動療法）を併用していく。

B • パニック障害

満員電車の中や，高速道路を運転中など，しばらく逃げ場がないような状況で突然（心臓がバクバクするような）動悸，息苦しさ，胸痛，めまい，しびれ，冷や汗，意識が遠のき倒れるような症状が現れ，このままでは死ぬのではないかという強い恐怖感が生じ，救急車を呼んだりするなどのパニックな状態に陥り（このためパニック障害といわれる），救急病院に運ばれたりするが，病院に到着するころには症状は落ち着き，心電図や頭部 CT/MRI 等の検査を受けるがどこも異常はないといわれる。本人は半信半疑の気持ちで帰宅するが，またああいう激しい症状に見舞われるのではという強い不安感（予期不安）をもつようになり，電車に乗ることや車を運転することに強い恐怖（空間恐怖）を感じるようになる。乗り物だけではなく，美容院や歯科医院等，しばらく身動きできないような空間やエレベーター等閉鎖的空間も恐怖を覚えるようになる。その恐怖感が募ると，まったく外出できない状況に陥ることもある。

パニック障害は，表面的な症状（パニック発作や予期不安など）は日本とアメリカでとくに違いはないが，その成立機序や背景因子は大きく異なっている（表2-20）。

日本と欧米を代表する精神療法家，森田正馬とフロイト (Freud, S.) は，ともにパニック障害を有していた。森田とフロイトのパニック障害は，それぞれ日本と欧米における典型的なパニック障害であった（表2-21）。森田は自己のパニック障害を自己治療していく過程で森田療法を編み出し，フロイトは同様にして精神分析療法を編み出した。

〈治 療〉

薬物療法に認知行動療法を組み合わせる。薬物療法は新しい抗うつ薬の SSRI に長

表2-21 ▶ パニック障害の比較病跡（山田，1997）

	森田正馬	S.フロイト
生　　年	1874	1856
生　　地	日本	チェコ
父　　親	執着気質	循環気質
母　　親	循環気質	執着気質
本　　人	執着気質	循環気質
発症年齢	20歳	30歳
パニック障害	夜間パニック発作	空間恐怖を伴う
病　　理	死の恐怖	性の抑圧
他の不安障害	強迫観念	ヒステリー
死　　年	1938（64歳）	1939（83歳）

時間型で高力価のベンゾジアゼピン系抗不安薬（例：ロフラゼプ酸エチル［メイラックス®］）を併用する。恐怖状況に入る際はさらに，ロラゼパム（ワイパックス®）等の速効性のある抗不安薬を頓用させる。もっているだけでも安心感をもたらす。恐怖状況に対する曝露は段階を踏んで実施していく。

C ● 全般性不安障害と混合性不安抑うつ障害

1 全般性不安障害

　何についても過度に心配し，将来への懸念があり，慢性的な不安状態である。一言でいうと"worry（**心配症**）"である。交感神経優位の病態を示しやすい。不安の症状は，心臓や呼吸の症状がパニック障害ほどには強くなく，胃腸症状，手掌発汗，震えや筋緊張，入眠困難のような睡眠障害が多い傾向にある。

　患者か身内がすぐにでも病気になるのではないか，あるいは事故に遭うのではないかという恐怖が，さまざまなほかの心配事や不吉な予感とともに，しばしば口にされる。この障害は女性により一般的で，しばしば慢性の環境的ストレスと関連している。その経過はさまざまであるが，動揺し，慢性化する傾向を示す。

〈治　療〉

　薬物療法と認知行動療法が有用である。抗うつ薬SSRIや依存性のない新しいセロトニン系抗不安薬のタンドスピロンクエン酸塩（セディール®）が用いられる。

2 混合性不安抑うつ障害

　この診断は，不安症状と抑うつ症状がともに存在するが，どちらのタイプの症状も別々に診断することを正当化するほど重くないときに用いられる。

図2-19 ● 不安障害の経過

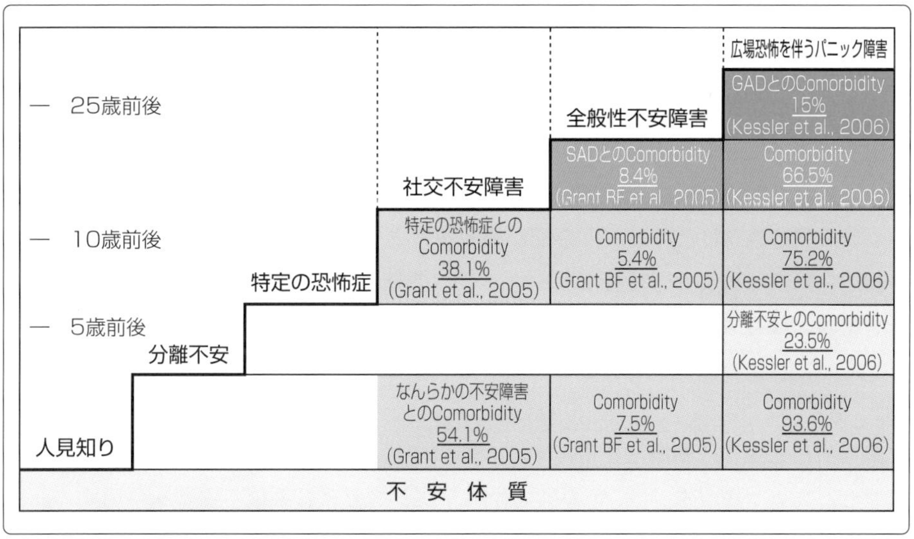

	人見知り	分離不安	特定の恐怖症	社交不安障害	全般性不安障害	広場恐怖を伴うパニック障害
25歳前後						GADとのComorbidity 15% (Kessler et al., 2006)
					SADとのComorbidity 8.4% (Grant BF et al., 2005)	Comorbidity 66.5% (Kessler et al., 2006)
10歳前後			特定の恐怖症との Comorbidity 38.1% (Grant et al., 2005)	Comorbidity 5.4% (Grant BF et al., 2005)	Comorbidity 75.2% (Kessler et al., 2006)
5歳前後						分離不安とのComorbidity 23.5% (Kessler et al., 2006)
		なんらかの不安障害 とのComorbidity 54.1% (Grant et al., 2005)	Comorbidity 7.5% (Grant BF et al., 2005)	Comorbidity 93.6% (Kessler et al., 2006)

不 安 体 質

注）comorbidity：同時罹患率，SAD：社交不安障害（social anxiety disorder），GAD：全般性不安障害（generalized anxiety disorder）

資料　貝谷久宣：「不安と抑うつ」再考. 臨床精神医学，39（4）：403-409, 2010.

〈治　療〉

　うつ病の治療に準じる。

　最近，不安障害の関連性や，発展性があることなどがわかってきた。もともと不安体質というものがあり，それが乳児期のころは**人見知り**として，幼児期では**分離不安**という社会的な症状として現れ，さらに学童期ではさまざまな特定の恐怖症として現れて思春期に**社会［社交］恐怖［症］**（社交不安障害）として１つの不安障害が形成される。不安体質の強い人では青年前期に**全般性不安障害**が形成される。このような段階を経て，青年期に最終的な不安障害として**パニック障害**が形成される。不安障害は，ライフサイクルにおける一プロセスとして長い経過を有していることが多く，構造的に理解することが大切になってくる（**図2-19**）。

D • 強迫性障害

　強迫性障害には，ばかばかしいとわかっていながら，ある考えが繰り返し浮かんでくる**強迫観念**と，その行為を繰り返ししないと気がすまない**強迫行為**がある。代表的なものに，不潔恐怖という強迫観念による洗浄強迫という強迫行為がある。手が汚れている，菌が付いているという恐怖感から10回も20回も手洗いをする。しかも殺菌性の強い石鹸や消毒液まで使ったりする。洗い過ぎのため手は細かく逆剝けて漂白剤を使ったように白くなっている。それでもまだ不安はあるが，決まった回数を洗うこと

で自らを納得させる。一種の儀式行為である。ドアのノブや，吊革，エスカレーターのベルト等，他人が触ったと思われる箇所は触ることができない。

確認強迫も多い。鍵がかかっているか，戸締りが大丈夫か，ガス栓はしっかり閉まっているか，器具がつけっ放しになっていないか等を何度も確認する。そのため，外出するまでにとても時間がかかる。計算にミスがないか何度も確認する。その物を確かに入れたか何度も確認する。車を運転していて誰かをひいてしまったのではないかという強迫観念にとらわれ，心配な横断歩道までも何度も行ったり来たりする。

強迫性障害は男女で同頻度にみられ，その基礎となっている人格には，しばしば顕著な制縛的な特徴が存在する。発症は通常，小児期か成人早期である。経過はさまざまであり，著しい抑うつ症状なしに慢性化しがちである。

〈治　療〉

薬物療法と認知行動療法を併用する。薬物療法は新しい抗うつ薬である SSRI とブロマゼパム（レキソタン®）等の高力価ベンゾジアゼピン系抗不安薬を併用する。薬物治療抵抗性であることもしばしばあり，その際はさらにリスペリドン（リスパダール®）などの新しい非定型抗精神病薬を加える。認知行動療法も併用していく。強迫症状が一つの心理的防衛機制になっている場合があり，心理的補償が必要な場合もある。

E　重度ストレス反応および適応障害

生活上の激しいストレスへの反応として，あるいは生活上の出来事や環境の変化に対する不適応として起こる障害である。強い精神的あるいは身体的ストレス状況の下で，直ちに激しい全般性不安を中心とした精神症状を起こし，速やかに回復するものを**急性ストレス反応**，非日常的な強度なストレス後しばらくしてから発症するものを**心的外傷後ストレス障害**，生活の変化や環境ストレスに対応しきれないで発症した障害を**適応障害**という。

1　急性ストレス反応

ほかに明らかな精神障害を認めない個人において，例外的に強い身体的または精神的ストレスに反応して発現し，通常数時間か数日以内で治まる著しく重篤な一過性の障害である。ストレスの原因は，患者あるいは愛する人（人々）の安全あるいは身体的健康に対する重大な脅威（例えば自然災害，事故，戦闘，暴行，レイプ）を含む圧倒的な外傷体験である場合もあり，肉親との死別が重なること，あるいは自宅の火災のような，患者の社会的立場や人間関係の非常に突然かつ脅威的な変化である場合もある。身体的消耗あるいは器質的要因（例えば老齢）があると，この障害を起こす危険が高まる。

個人の**脆弱性**と**対処能力**が急性ストレス反応の発生と重篤度に関連しており，非常に強いストレスに曝されたすべての人々がこの障害を起こすわけではないという事実によって，それが立証される。症状は著しい変異を示すが，典型的な例では意識野のある種の狭窄と注意の狭小化，刺激を理解することができないこと，および失見当識を伴った初期の「眩惑（げんわく）」という状態を含んでいる。この状態の後に，周囲の状況からのひきこもりの増強，あるいは激越と過活動（逃避反応あるいは遁走）が続くことがある。パニック不安の**自律神経徴候**（頻脈，発汗，紅潮）が認められるのが普通である。症状は通常，ストレスの強い刺激や出来事の衝撃から数分以内に出現し，2〜3日以内（しばしば数時間以内）に消失する。そのエピソードの部分的あるいは完全な健忘を認めることがある。

2　心的外傷後ストレス障害（post-traumatic stress disorder；PTSD）

　ほとんど誰にでも大きな苦悩を引き起こすような，例外的に著しく脅威的な，あるいは破局的な性質をもったストレスの多い出来事あるいは状況（短期間もしくは長期間に持続するもの）に対する遅延した反応として生ずる（すなわち自然災害または人工災害，激しい事故，他人の変死の目撃，あるいは拷問，テロリズム，レイプあるいは他の犯罪の犠牲になること）。

　典型的な諸症状には，ある種の「無感覚」と情動平板化（情動鈍麻），他人からの離脱，周囲への鈍感さ，アンヘドニア（快楽喪失），外傷を想起させる活動や状況の回避が持続し，そのような背景があるにもかかわらず生ずる**侵入的回想**（**フラッシュバック**），あるいは夢の中で，反復して外傷を再体験するエピソードが含まれる。一般に，患者に元の外傷を思い起こさせる手がかりとなるものへの恐れや回避がある。まれには，外傷あるいはそれに対する元の反応を突然想起させ再現させる刺激に誘発されて，恐怖，パニックあるいは攻撃性が劇的および急激に生じることがある。通常，過剰な覚醒を伴う自律神経の過覚醒状態，強い驚愕反応，および不眠が認められる。不安と抑うつは通常，これらの症状および徴候に伴い，自殺念慮もまれではない。アルコールあるいは薬物の過度の服用を合併する要因となることがある。

　外傷後，数週から数カ月にわたる潜伏期間（しかし6カ月を超えることはまれ）を経て発症する。経過は動揺するが，多数の症例で回復が期待できる。一部の患者では，状態が多年にわたり慢性の経過を示し，持続的パーソナリティ変化へ移行することがある。

　阪神・淡路大震災などで注目されるようになったので，ICD-10の診断基準を**表2-22**に示す。

〈治　療〉

　外傷体験は，人間として生きている基盤を根本的に揺るがす体験であり，無力感，不信感，悲しみや怒りなどさまざまな感情が生じやすい。まずは，その人が「自分は

表2-22 ▶ ICD-10 心的外傷後ストレス障害（PTSD）の診断基準

A．並はずれた脅威や破局的な性質のストレスフルな出来事または状況（短期または長期にわたる）に曝露されて，それはほとんどの人にとって広範な苦痛をもたらすと考えられるようなものであること．

B．乱入してきた「フラッシュバック」，生々しい記憶，繰り返し見る夢，あるいはストレス因に似た状況や関連した状況に曝されたときに体験する苦痛によって，ストレス因の記憶がしつこく蘇えったり，「再体験」したりする．

C．そのストレス因と類似または関係する状況からの現実的な回避，あるいは回避を好むこと．それらは，ストレス因に曝される以前には存在していないこと．

D．次の（1）または（2）のうち，いずれかが存在すること．
  （1）　想起不能が，部分的であれ完全なものであれ，ストレス因に曝された時期のいくつかの重要な局面として，みられること．
  （2）　心理的な感受性と覚醒の増大による頑固な症状（ストレス因に曝される以前には存在していないこと）が，次のうち2項現れること．
  （a）　入眠困難や睡眠（熟眠）困難
  （b）　焦燥感または怒りの爆発
  （c）　集中困難
  （d）　短慮
  （e）　過度の驚愕反応

E．基準B，C，D項のすべてが，ストレスフルな出来事の6カ月以内またはストレス期の終わりの時点までに起こっていること（研究目的によっては，6カ月以上遅れた発症も含めてよいが，その場合は明確に区別して特定しておくべきである）．

1人ではない，支えられ護られている」という安心感，安全感を取り戻すことが大切であり，そのために，何が求められているかをキャッチし，環境を整える必要がある。個人精神療法だけでなく，不安で孤独な状況に対しての支持・支援体制が不可欠である。薬物としては新しい抗うつ薬のSSRIとベンゾジアゼピン系抗不安薬の併用が有用だが，完治までには時間がかかる場合がある。そのため，抗不安薬の依存に注意が必要である。

③ 適応障害

　生活上の出来事や変化，例えば，がんなどの生命的危機のある疾患に罹る，入学，職場環境の変化，退職，移転，分離体験，死別，喪失体験などの心理的・社会的ストレスに対する不適応反応である。

　個人的素質あるいは**脆弱性**は，適応障害の発症の危険性と症状の形成においてより大きな役割を演じている。しかし，それにもかかわらずストレス因がなければ，この状態は起こらなかっただろうと考えられる。症状は多彩であり，抑うつ気分，不安，心配（あるいはこれらの混合），現状のなかで対処し，計画，あるいは継続することができないという感じ，および日課の遂行がある程度障害されることが含まれる。患者は劇的な行動あるいは突発的な暴力を起こしてしまいそうだと感じるが，そうなることはめったにない。しかしながら，**行為障害**（例えば攻撃的あるいは非社会的行

動）が，とくに青年期において関連する症状となることがある。いずれの症状もそれ自体では，より特異的診断を正当化するほどの十分な重篤度あるいは顕著さを示さない。小児例では夜尿症，幼稚な話し方，指しゃぶりのような退行現象が，症状パターンの一つとなっていることがしばしばある。原因となる出来事から1カ月以内に発症し，通常は6カ月以上持続しないものをいう。

〈治　療〉

　ストレスへの反応や適応障害はそのままで自然に治まることが多いが，周囲の対応の仕方によっては異常状態を繰り返したり，神経症発展をきたしたりする。精神療法は各年齢層における特有な心性と，各個人の心理的状況の洞察が必要である。ストレッサーに対する適応力と抵抗力をつける治療が必要だが，それが難しい場合はストレッサーから離れるような環境調整が必要になってくる。薬物療法は対症療法的に抗うつ薬や抗不安薬を使用する。

F ● 解離性（転換性）障害

　強い精神的ストレスや外傷によって起こる記憶やパーソナリティ全体のまとまりの障害（**解離性障害**：本人から解離するという意味），あるいは身体的障害はないにもかかわらず起こってくる運動系または感覚系機能の障害（**転換性障害**：心理的問題が身体症状に転換されるという意味）を主症状とするもので，以前は一括してヒステリーと呼ばれていた。

　解離性（あるいは転換性）障害が共有する共通の症状は，過去の記憶，同一性と直接的感覚の意識，そして身体運動のコントロールの間の正常な統合が部分的にあるいは完全に失われることである。直接的な注意の対象としてどのような記憶と感覚が選択されるか，そしてどのような運動が遂行されるかについて，正常ではかなりの程度の意識的なコントロールが行われる。解離性障害においては，意識的で選択的なコントロールを行う能力が，日ごとにあるいは時間ごとにすら変化し得るほど損なわれていると推定できる。ある機能の喪失がどの程度随意的なコントロールの下にあるかを評価するのは，通常，非常に困難である。

　これらの障害は以前からさまざまなタイプの**ヒステリー**として分類されてきたが，「ヒステリー」という言葉は，偏見が多く，数多くかつさまざまな意味をもつために，現在では可能なかぎり使用を避けることが最良と思われる。ここに記述した解離性障害は，起源において心因性であり，外傷的な出来事，解決し難く耐え難い問題，あるいは障害された対人関係と時期的に密接に関連していると推定される。したがって，耐え難いストレスに対処する患者のやり方に関して解釈したり仮定したりすることがしばしば可能であるが，「無意識的な動機」や「2次的疾病利得」のような，何か1つの特別の理論から得られた概念は診断のためのガイドラインや基準には含まれ

ない。

　「転換」という言葉は，これらの障害のいくつかに広く使われており，患者が解決できない問題と葛藤により生じた不快な感情がどのようにであれ，その症状に置き換わることを意味する。

　解離状態の発症と終了は突然であるとしばしば報告されるが，催眠術や除反応のような意図された相互作用ないし処置の間を除いては，そのような観察がなされることはまれである。解離状態の変化や消失が，このような処置の際に限られることもある。解離状態のすべてのタイプ，とくに発症が外傷的な生活上の出来事と関連しているならば数週間ないし数カ月後には寛解する傾向がある。解決不能な問題や対人関係上の困難と関連しているならば，より慢性的な状態，とくに麻痺や知覚脱失が（時に非常に緩徐に）発展することがある。精神科的な診療を受ける以前に1～2年以上持続した解離状態は，しばしば治療に抵抗する。

　解離性障害の患者は，他人には明らかにみえる問題や困難をしばしば強く否認する。患者が自分自身で問題を認めたとしても，すべてそれを解離症状のせいにすることもある。

1　解離性健忘

　主要な病像は通常，最近の重要な出来事の記憶喪失であり，器質的な精神障害に起因せず，通常の物忘れや疲労では説明できないほどに強い。**健忘**は，事故や予想外の死別などのような外傷的出来事に関係し，通常は部分的かつ選択的である。健忘の範囲と完全さは日ごとに，また診察者間でしばしば異なるが，覚醒している状態では想起できない持続的な共通の核が存在する。完全で全般化した健忘はまれである。通常，遁走（とんそう）の部分症状であり，もしそうであるならそこに分類すべきである。

　健忘に伴う感情の状態はきわめて多様であるが，しかし重症の抑うつはまれである。困惑，苦悩，さまざまな程度の人の注意をひく行動がはっきりと認められることもあるが，時には落ち着いた対応も目立つ。若年成人にもっとも一般的に起こり，もっとも極端な例は通常，戦闘上のストレスに曝された人に起きるものである。非器質性の解離状態は老年者ではまれである。目的のない，狭い地域の徘徊が認められることがあるが，それは通常自分を構わない状態を伴い，1日ないし2日以上続くことはまれである。

2　解離性遁走［フーグ］

　解離性遁走は，解離性健忘のすべての病像を備え，それに加えて患者は明らかに意図的な，家庭や職場から離れる旅をし，その期間中は自らの身辺管理は保たれている。症例によっては，新たな同一性を獲得することもあり，通常は2～3日のみであることがほとんどだが，時には長期にわたり，かつその程度が驚くほど完璧なことも

ある。旅は以前に知っていて情緒的に意味をもつ場所を目的地とする場合がある。遁走期間中の健忘があるにもかかわらず，その間の患者の行動は第三者からみると完全に正常に映ることもある。

③ トランスおよび憑依障害

自己同一性の感覚と十分な状況認識の両者が一時的に喪失する障害。症例によっては，あたかも他の人格，霊魂，神，あるいは「力」にとりつかれているかのように振る舞う。注意と認識は直接的な環境の1つか2つの局面のみに制限されるか集中し，限られてはいるものの反復する運動，姿勢，発語の組み合わせがしばしば認められる。ここには，不随意的か意図しないもので，かつ宗教的ないしほかの文化的に受容される状況を逸脱して（あるいはそれらの状況の延長として）生じ，通常の活動のなかに侵入する**トランス状態**のみを含めるべきである。

幻想あるいは妄想を伴う統合失調症あるいは急性精神病，あるいは多重人格障害の経過中に起こるトランス状態はここに含めない。トランス状態が何らかの身体的障害（側頭葉てんかんや頭部外傷のような），あるいは精神作用物質の中毒と密接に関連すると判断されるならば，この診断名を使うべきではない。

④ 解離性運動障害

解離性運動障害のもっとも一般的なものは，1つあるいはいくつかの四肢の全体あるいは一部を動かす能力の喪失である。麻痺は部分的で，弱く緩徐な運動を伴うこともあるし，完全なこともある。**協調運動障害**（失調）のさまざまなかたちや程度が，とりわけ下肢で明瞭になることがあり，その結果，奇妙な歩行を生じたり，あるいは介助なしには立つことができなくなる（**失立・失歩**）。四肢の1つまたはそれ以上や全身に，誇張された振戦や動揺が認められることもある。ほとんどどのような種類の運動失調，失行，無動，失声，構音障害，運動障害，痙攣，麻痺ともきわめて類似し得る。

⑤ 解離性けいれん

解離性けいれん（**偽発作**）は，運動という点ではてんかん発作のきわめて精密な模倣であり得るが，咬舌，転倒による打撲傷，尿失禁はまれであり，意識消失はないか，あるいは昏迷かトランスの状態で置き換えられている。

⑥ 解離性知覚麻痺および感覚脱失

皮膚の感覚脱失領域の境界は，しばしば医学的境界よりも，患者の身体的機能に関する観念と関連していることが明らかである。神経学的な損傷によることがあり得ないような感覚様式間の識別喪失が認められることもある。**感覚脱失**は知覚異常の訴え

を伴うことがある。

解離性障害においては視覚の完全な喪失はまれである。視覚障害は鋭敏さの消失か視野全体のぼやけ、あるいは**筒状視野**であることがより多い。視覚喪失の訴えにもかかわらず、患者の全般的な可動性と運動遂行はしばしば驚くほどに保たれている。

解離性聾と嗅覚脱失は、感覚あるいは視覚の喪失に比べてほとんどみられないものである。

7 ガンサー症候群（Ganser's syndrome）

的はずれ応答によって特徴づけられ、通常いくつかの他の解離症状を伴い、拘禁反応などのように、しばしば心因の考えられる環境において認められる。

8 多重人格障害

この障害はまれである。主な病像は、2つ以上の別個の人格が同一個人にはっきりと存在し、ある時点では1つの人格のみが現れる障害である。各々は独立した記憶、行動、好みをもった完全な人格である。それらは病前の単一の人格と著しく対照的なこともある。

〈解離性（転換性）障害の治療〉

不安が身体症状に完全に転換されたとき、苦悩は消退し病的状態に安住する。これを1次的利得という。引き起こした症状のために、働かず補償金が得られるなど現実的利益を得ていれば2次的利得（疾病利得）といわれる。このため症状をとろうとする治療に対して抵抗することがある。実際的には支持的精神療法と身体的リハビリテーションを併用する。解離性障害では背景にしばしば困難な状況があり、環境調整が可能な場合は試みる。安全で安心できる生活に向けて共に考えることも大切となる。健忘の内容や交替した人格について詳細に問い質すことは、症状を悪化させる場合があるので注意を要する。

G ● 身体表現性障害

身体表現性障害の主な病像は、検査所見では陰性が続き、症状にはいかなる身体的基盤もないという医師の保証にもかかわらず、医学的検索を執拗に要求するとともに繰り返し身体症状を訴えるものである。もし何らかの身体的な障害があるにしても、それらは症状の性質や程度あるいは患者の苦悩やとらわれを説明するものではない。症状の発現と持続が不快な生活上の出来事あるいは困難や葛藤と密接な関係をもつときでさえ、通常、患者は心理的原因の可能性について話し合おうとすることに抵抗する。このことは、明白な抑うつ症状および不安症状が存在しても同様である。身体的であれ心理的であれ、症状の原因について達し得る理解の程度は、しばしば患者と医

師の双方にとって期待はずれで不満足なものである。

これらの障害において，ある程度の注意をひこうとする（演技的な）行動がしばしば認められる。とくに，病気が本質的に身体的なものであり，さらに検索や検査が必要であることを医師に説得できずに憤慨する患者に認められる。

1 身体化障害

主要な病像は多発性で繰り返し起こり，しばしば変化する身体症状であり，通常，患者が精神科医を受診するまでに数年間かかる。ほとんどの患者には1次的な医療と専門的な医療の両者を受診した長く複雑な病歴があり，その間に多くの検索が行われて所見が陰性であったり，多くの手術が行われて無効であったりすることがある。症状は身体のどのような部分や器官系についても起こるが，消化器系の感覚（疼痛，おくび，嘔吐，嘔気など）および異常な皮膚感覚（瘙痒感，灼熱感，うずき，しびれ，痛みなど），できものがもっともよくみられる。性に関する訴えおよび月経に関する訴えもよくある。顕著な抑うつと不安がしばしば存在し，特別な治療を要する場合がある。

この障害の経過は慢性的で動揺性であり，しばしば社会的，対人関係的，そして家族的な行動の長期間にわたる崩壊に結びつく。障害は男性よりも女性にはるかに多く，通常は成人早期に始まる。薬物（通常，鎮静薬と鎮痛薬）への依存と乱用が，頻繁な薬物治療の結果しばしば生じる。

2 心気障害

本質的な病像は，1つあるいはそれ以上の重篤で進行性の身体的障害に罹患している可能性への頑固なとらわれである。患者は執拗に身体的愁訴，あるいは彼らの身体的外見へのとらわれを示す。正常か普通の感覚や外見が患者にとっては異常で，苦悩を与えるものと解釈されることがしばしばであり，通常，身体の1つか2つの器官あるいは器官系統にのみ注意が集中する。恐れている身体的な障害や醜形を患者が名指すこともあるが，その場合でも，その存在の確信の程度とその障害を他の障害以上に強調する程度は，通常，診察ごとに変化する。患者は，以前から目立っていた障害に加えて，他のあるいは付加的な身体的障害が存在するかもしれないという可能性を，通常，喜んで受け入れようとする。

顕著な抑うつと不安がしばしば存在し，そのため付加的な診断が必要なことがある。50歳以降に初めてこの障害が現れることはまれで，症状と障害の両者の経過は通常，慢性かつ動揺性である。身体の機能と形態に関する固定化した妄想が存在してはならない。1つかそれ以上の疾患の存在への恐怖（**疾病恐怖**）はここに分類すべきである。

この症候群は男性と女性の両方に起こり，特別な家族的特徴はない（身体化障害と

は対照的である）。

多くの患者，とくにこの障害がより軽症の患者はプライマリケア，あるいは精神科以外の専門医療にとどまっている。精神科への紹介は，障害が発展する早い時期になされ，かつ内科医と精神科医の手際のよい協調がなければ，しばしば患者を憤慨させるものとなる。付随する能力低下の程度は非常にさまざまである。ある患者は症状の結果として家族や社会的な人間関係を支配したり操作したりするが，少数の患者はそれと対照的にほとんど正常な社会的機能を果たしている。

③ 身体表現性自律神経機能不全

これまで一般的に**自律神経失調症**と呼ばれていた病態である。ここに正式な医学用語として位置づけられた。患者の示す症状は，あたかもそれらが大部分あるいは完全に自律神経の支配とコントロール下にある系統や器官，すなわち心血管系，消化器系，呼吸器系の身体的障害によるかのようである（生殖器・泌尿器系のある面もまたここに含まれる）。もっとも一般的で目立つ例は心血管系（**心臓神経症**），呼吸器系（**心因性過呼吸**としゃっくり），消化器系（**胃神経症**と**心因性下痢症**）が障害される。

症状には通常2つの型があり，そのどちらも関与する器官あるいは系統の身体的障害を示すものではない。第1の型は，この診断の大部分がこれによるが，動悸，発汗，紅潮，振戦のような他覚的な自律神経亢進徴候に基づく愁訴によって特徴づけられる。第2の型は，一過性の鈍痛や疼痛，灼熱感，重たい感じ，締めつけられる感じや，膨れあがっている，あるいは拡張しているという感覚などの，より特異体質的な，主観的で非特異的な症状によって特徴づけられる。これらの症状は患者によって特定の器官ないし系統に関連づけられる（自律神経症状もまたそうであるように）。特徴的な臨床像を形成するのは，明らかな自律神経の関与，付加的で非特異的な主観的愁訴，そして特殊な器官あるいは系統が障害の原因として執拗に言及されることである。

この障害と関係するようにみえる心理的ストレス，あるいは現在ある困難および問題の証拠も，多くの患者で認められる。しかしながら，この状態の診断基準を明らかに満たしているにもかかわらず，そうでない患者も実際には多い。

これらの障害では，しゃっくり，鼓腸，過呼吸のような生理学的機能のわずかな障害が存在するものもあり得るが，それ自体で当の器官や系統の本質的な生理学的機能を乱すことはない。

以下のような臓器別の呼称もある。
- 心臓および心血管系（心臓神経症，神経循環性無力症，ダ・コスタ症候群を含む）
- 上部消化管（心因性空気嚥下症，しゃっくり，胃神経症を含む）
- 下部消化管（心因性過敏性腸症候群，心因性下痢症，ガス症候群を含む）

- 呼吸器系（過換気症を含む）
- 泌尿生殖器系（心因性頻尿，心因性排尿困難を含む）
- 他の器官あるいは系

4 持続性身体表現性疼痛障害

主な愁訴は，頑固で激しく苦しい痛みについてのものであり，それは生理的過程や身体的障害によっては完全には説明できない。痛みは，主要な原因として影響を及ぼしていると十分に結論できる情緒的葛藤や精神的社会的問題に関連して生じる。結果的には，個人的であれ医療的なものであれ，援助を受けたり注意をひいたりすることが著明に増える。

〈治　療〉

SSRIやセロトニン・ノルアドレナリン再取込み阻害薬（SNRI）等の新しい抗うつ薬に抗不安薬を併用する。薬物に依存しやすいので，依存性のない抗不安薬であるタンドスピロンクエン酸塩（セディールⓇ）が有用である。身体症状に執着しやすい認知の歪みに対して認知行動療法が有用である。

H ・ 神経衰弱

神経衰弱の発現には顕著な文化的な差異が存在し，かなり重複する2つの主要な病型が存在する。

1つの病型では，主要な病像は精神的な努力の後に疲労が増大するという訴えであり，しばしば職業の遂行あるいは日常的な仕事を処理する能率の低下と結びついている。精神的な易疲労性は，典型的には注意を散漫にさせる連想あるいは回想の不快な侵入，注意集中困難や全般的に非能率的な思考として述べられる。

もう一方の病型では，努力の後の身体的あるいは肉体的な衰弱や消耗が強調され，筋肉の鈍痛と疼痛とくつろげない感じを伴う。両型において，めまい，筋緊張性頭痛，全身の不安定感のようなさまざまなほかの不快な身体感覚が普通にみられる。精神的および身体的な健康状態の悪化に関する心配，易刺激性，アンヘドニア（快楽喪失），そして多様で軽度の抑うつと不安の共存などはすべて一般的である。睡眠はその初期と中間期においてはしばしば障害されるが，睡眠過剰が目立つこともある。

ICD-10の診断基準を**表2-23**に示す。

I ・ 離人・現実感喪失症候群

患者が自分自身の精神活動，身体または周囲が非現実的で，疎隔され，あるいは自動化されているかのように，質的に変化していると訴える障害である。患者は以下の

表2-23 ▶ ICD-10 神経衰弱の診断基準

A. 次の（1），（2）のうち，いずれかがあること．
　（1）最低限の精神的労働（過度の精神的な努力を必要としないほどの日々の仕事をしたり，またはしてみようとしたとき）の後にみられる，消耗感の持続的で苦痛な愁訴
　（2）最低限の身体的労働の後にみられる，疲労感と身体的虚弱感の持続的で苦痛な愁訴
B. 次のうちの少なくとも1項があること．
　（1）筋肉の鈍痛や疼痛
　（2）めまい
　（3）筋緊張性頭痛
　（4）睡眠障害
　（5）リラックスできない感じ
　（6）易刺激性
C. 休憩やリラックスまたは娯楽などのひと通りの間をおいても，上記のA(1)項またはA(2)項が回復しないこと．
D. この障害が少なくとも3カ月持続すること．

ように感じることがある．もはや自分自身で考え，想像し，思い出しているのではない．自分の運動と行動が何か自分自身のものと違う．自分の身体が生気なく，分離され，あるいは何か奇妙に思われる（**離人症**）．周囲は色彩と生命感を欠いているようにみえ，人工的であるか，あるいは人々がそのうえで不自然な演技をしているステージのようだ（**現実感喪失症**）．症例によっては，患者はあたかも自分自身を遠くから眺めているかのように，あるいは自分は死んだかのように感じる場合もある．情緒が喪失したという訴えは，これらのさまざまな現象のなかでもっとも頻繁にみられるものである．

　この障害を純粋にあるいは単独のかたちで経験する患者の数は少ない．より一般的には，離人・現実感喪失現象はうつ病，恐怖症性障害，強迫性障害との関連で生じる．この症候群のいくつかの要素は，精神的に健康な個人が疲労，感覚遮断，幻覚剤中毒の状態においても，あるいは入眠・覚醒現象としても生じ得る．離人・現実感喪失現象は極度の生命の危険の瞬間に結びついた，いわゆる「**臨死体験**」にも類似している．

　この障害が，器質性の錯乱や妄想状態，アルコールや薬物中毒，統合失調症とその関連障害，気分（感情）障害，不安障害，あるいはその他の状態（例えば，著明な疲労，低血糖症，あるいはてんかん発作の直前や直後）などといった，他の精神障害の罹病中に起こるとき，この診断を主診断または単独診断として用いるべきでない．しかし，これらの症候群は，他の多くの精神障害の経過中に起こってくることがしばしばであり，主診断とは別に2次診断または副診断といった適切なかたちで記載しておくべきである．独立した症候群として発現してくることは，きわめてまれである．

表2-24 ▶ 4種類の SSRI の正式な適応症

一般名	商品名	発売年	D	PD	SAD	OCD	PTSD
フルボキサミンマ レイン酸塩	デプロメール® ルボックス®	1999	○		○		
パロキセチン塩酸 塩水和物	パキシル	2000	○	○	○	○	○
塩酸セルトラリン	ジェイゾロフト®	2006	○	○		○	○
エスシタロプラム シュウ酸塩	レクサプロ®	2011	○	○	○		

注）D：うつ病 (depression)，PD：パニック障害 (panic disorder)，SAD：社交不安障害 (social anxiety disorder)，
OCD：強迫性障害 (obsessive compulsive disorder)，PTSD：心的外傷後ストレス障害 (post-traumatic stress disorder)

神経症性障害，ストレス関連障害および身体表現性障害［F4］に対する薬物療法は，主に抗うつ薬の SSRI を投与することが基本になってきている。ベンゾジアゼピン系の抗不安薬は依存性などがあるため短期間の使用が望ましい。

現在，日本で認可されている4種類の SSRI の正式な適応症を**表2-24**にまとめておく。

Ⅵ 生理的障害および身体的要因に関連した行動症候群［F5］

本節では，摂食障害，器質的でない睡眠障害，器質的でない性機能不全，産褥（さんじょく）に関連した精神および行動の障害，依存を生じない薬物の乱用などについて述べる。

A ● 摂食障害

摂食障害は，器質的な疾患によらない，心因性の食行動異常である。心因性といっても，うつ病における食欲低下とは異なり，食べることに無関心なのではなく，むしろ過剰なまでに「食べること」へのとらわれがある。摂食障害患者は肥満恐怖と痩せ願望をもっており，自分の食事量や体重を生理的欲求に逆らってコントロールしようと試みるなかで，かえってコントロールを喪失し，「食べなさ過ぎ」たり，「食べ過ぎ」たりしてしまうのである。

1 摂食障害の歴史

摂食障害に関するもっとも古い医学的報告は17世紀に遡ることができ，**神経性無食欲症**（anorexia nervosa）という病名は1874年に提唱されている。しかし，この当

時，摂食障害はまれな病気であり，この病気が欧米先進国で注目されるようになったのは，1960年代後半以降である。1970年代には，「著しい体重減少にもかかわらず，決して食べようとしないこと」が臨床的問題であったが，1980（昭和55）年以降，神経性無食欲症患者のなかには，過食をした後に自分で喉に指を入れて嘔吐したり，緩下薬を乱用したりしている一群が存在することが相次いで報告された。その一群は**神経性過食［大食］症**（bulimia nervosa，以下，神経性過食症）と名づけられた。

摂食障害は先進国で多く開発途上国では少ないという文化依存的な特徴がある。わが国では，約30年前から摂食障害の患者の受診が徐々に増加し，今やわが国の精神医療のなかで重要な疾患としての位置を占めている。

2 摂食障害の分類

摂食障害の病型は，すでに述べたとおり，**拒食症**として知られている神経性無食欲症と，**過食症**として知られている神経性過食症の2つに大別されるが，この2つがまったく別の疾患ではないことに注意する必要がある。確かに，神経性無食欲症と神経性過食症は，「食べなさ過ぎるか，食べ過ぎるか」という点では，一見まったく別の病態のように思えるが，臨床経過のなかでは，この2つの病態は相互に移行することが多く，むしろ同じ病態の異なる側面と理解すべきである。また，神経性無食欲症と神経性過食症のいずれにおいても，自己誘発嘔吐や緩下薬・利尿薬の乱用のような排出行為を行う一群が存在し，この排出行為の有無によって臨床的な特徴には当然違いがある。こうした問題を考慮した分類としては，アメリカ精神医学会（APA）による分類DSM-5の中の「食行動障害および摂食症候群」も参考となろう。以下に，「食行動障害および摂食症候群」の各疾患名をあげる。

①異食症
②反芻症/反芻性障害
③回避・制限性食物摂取症/回避・制限性食物摂取障害
④神経性やせ症/神経性無食欲症：（a）摂食制限型，（b）過食・排出型
⑤神経性過食症/神経性大食症
⑥過食性障害
⑦他の特定される食行動障害または摂食障害：（a）非定型神経性やせ症，（b）（頻度が低い，および/または期間が短い）神経性過食症，（c）（頻度が低い，および/または期間が短い）過食性障害，（d）排出性障害，（e）夜間食行動異常症候群
⑧特定不能の食行動障害または摂食障害

■ 神経性無食欲症

（1）疫　学

女性に圧倒的に多く，青年期の女性の0.5～1.0％に認められる一方で，男性は女性

表2-25 ▶ 摂食障害の合併症（1）─体重減少に関するもの

1．悪　液　質：脂肪・筋肉量の不足，甲状腺機能低下症，寒さに対する不耐，深部体温低下	
2．心　　　臓：心筋減少，不整脈，伝導障害，徐脈	
3．消化器系：胃内容排出遅延，便秘	
4．生　殖　器：無月経，黄体化ホルモン・卵胞刺激ホルモンの低値	
5．皮　　　膚：産毛，浮腫	
6．血　　　液：白血球減少	
7．精神神経系：脳萎縮，軽度の認知障害，味覚異常，ウェルニッケ脳症	
8．骨　　　格：骨粗鬆症	

の10～20分の1の頻度である。好発年齢は13～20歳であり，とくに，摂食制限型のように排出行為を伴わない病型は，摂食障害のなかでもっとも発症年齢が早い。モデル，バレリーナ，体操や陸上競技の選手など，痩せることが必要な職業に従事する者では，有病率が高い。

（2）原　因

　詳細については不明な点が多い。多くの症例で，過干渉で支配的な養育者との間での自立と依存の葛藤，両親の不和や飲酒問題など，さまざまな家族の問題を背景にもっている。また，強迫的性格をもつ者が多い。前述の家族背景や本人の性格傾向，さらに，「痩せていること」「活動的であること」を高く評価する社会的な風潮を背景として，学業における挫折，いじめ，失恋などのライフイベントを契機として発症する場合が多い。

　近年では，中枢神経系のセロトニンやノルアドレナリンの機能異常やアルコール依存症との臨床遺伝学的関係など，生物学的な水準での原因解明への試みもなされている。

（3）精神症状

　痩せ願望はしばしば本人に否認され，「太りたいのに食べられない」と訴えられることがあるが，その訴えとは裏腹に肥満恐怖は頑固である。もっとも特徴的なのは，周囲の人間からみると「気味が悪いほど」痩せているにもかかわらず，「自分は太っている」と思い込むような，身体に対する著しい認知のゆがみ（ボディイメージ）である。拒食・不食が共通した症状であるが，過食・排出型では，過食と排出行為が行われ，本人はこのことを恥じて隠そうとするため，過食行動はいわば「隠れ食い」となる傾向がある。

（4）身体症状

　摂食量低下によって，期待される正常体重の85％以下の低体重および，月経周期が連続して3回以上欠落する無月経を呈する。

　低体重および排出行為によってさまざまな身体合併症を呈する（**表2-25**）。なかで

も広く認められる身体症状としては，飢餓反応によって甲状腺機能低下から，基礎代謝の低下，体温低下，徐脈が生じ，産毛が目立ち，浮腫が生じるなどの皮膚の症状がある。また，自己誘発嘔吐によって，歯牙エナメル質の侵食による齲歯，唾液腺炎・膵炎，さらに低カリウム血症を生じて不整脈を呈することもある。

（5）鑑別診断

下垂体機能に異常をきたすような疾患（シーハン症候群［Sheehan's syndrome］など）を除外する必要がある。

（6）治　療

事態を否認する態度や治療拒否心性が著明で，精神科受診や治療関係の構築には困難を伴う。身体状態の悪化を危惧する内科・産婦人科医師による介入によって，精神科治療に導入される場合が多い。栄養状態が悪化しているときには，身体治療が優先される。精神医学的治療としては，摂食量の増加と体重増加に応じて行動制限を解除していくという行動療法がもっとも広く行われているが，体重がある程度回復した後に，個人精神療法，家族療法，心理教育，栄養指導などを適宜追加する場合が多い。

（7）経過・予後

約40％は治癒し，30％が改善，30％が慢性化する。発症早期に介入を行えば予後は良好であるが，経過中に排出行為を伴う場合には慢性化することが多い。体重増加に伴ってボディイメージの障害も改善する場合が多い。

２ 神経性過食［大食］症

（1）疫　学

青年期女性の１〜３％に認められ，17〜20歳代前半に好発し，男性における有病率は女性の約10分の１である。神経性無食欲症に比べると，有病率は高く，比較的広く認められる病態であり，好発年齢は若干高い傾向がある。

（2）原　因

神経性無食欲症と同様に，さまざまな心理社会的な要因を背景として，何らかのライフイベントを契機に発症する。あえて相違点をいえば，性格傾向としては強迫的な性格よりも衝動的な性格をもつ者，神経性無食欲症の挿話やダイエットに引き続いて発症する者が多い。欧米では，幼少時の身体的・性的・精神的虐待との関連が指摘される一方で，近年では，中枢神経系のセロトニン受容体などの機能障害に関する報告もなされている。

（3）精神症状

週１回以上の短時間での多食・過食が少なくとも３カ月にわたって認められ，食行動に関してコントロール喪失感を自覚している。通常，肥満恐怖と痩せ願望があり，自己評価は体型・体重によって深刻に影響される。体重増加を防ぐために，不適切な代償行為（自己誘発嘔吐や緩下薬・利尿薬の乱用などの排出行為）を伴うもの，ある

表2-26 ▶ 摂食障害の合併症（2）―排出行為に関するもの

1．代　　謝	：電解質異常：低カリウム，低クロール性アルカローシス，低マグネシウム血症
2．消化器	：血清アミラーゼ増加を伴った唾液腺と膵臓の肥大と炎症，巨大結腸症
3．歯	：歯牙エナメル質の侵食
4．精神神経系	：痙攣発作，中心性橋髄鞘融解症，軽度の認知障害

いは絶食や過剰な運動といった排出行為を伴わないものが行われる。体重は前者では正常範囲内かやや低いことが通常であり，後者では正常範囲よりも高い。いずれの場合も，神経性無食欲症のようなボディイメージの障害は認められない。重篤な症例では，過食衝動から盗食や食物の万引きなどをしたり，嘔吐物によってトイレや浴室の排水管を詰まらせたりすることもある。

　また，神経性無食欲症に比べると，自傷行為，大量服薬，アルコール・薬物乱用，窃盗癖，爆発性暴力などの衝動的な問題行動をもつ者が多く，気分（感情）障害，不安障害，境界性パーソナリティ障害など，ほかの精神障害を合併していることが多い。

（4）身体症状

　表2-26にあるような排出行動に関連した身体合併症がみられるが，電解質異常がないかぎり，身体的衰弱は少ない。また，長期間にわたって自己誘発嘔吐をしている症例では，手指・手甲と歯牙が当たることで生じる**吐きダコ**が観察できる場合がある。

（5）鑑別診断

　反復性嘔吐を呈する可能性のある消化管疾患を除外する必要がある。

（6）治　療

　神経性無食欲症と異なり，過食に対する「困り感」から積極的に治療を求める場合が多い。選択的セロトニン再取込み阻害薬（SSRI）と呼ばれる新しい抗うつ薬は過食症状に対して多少とも有効であるが，個人精神療法，行動療法，家族療法の併用も必要である。近年では，過食・排出行為におけるコントロール喪失感にはアルコール依存症と共通した要素があることが注目され，アルコホーリクス・アノニマス（AA）に範をとった自助グループ**オーバーイーターズ・アノニマス**（Overeaters Anonymous；**OA**），**日本アノレキシア・ブリミア協会**（Nippon Anorexia Bulimia Association；**NABA**）の活動や集団精神療法も行われ，治療効果を上げている。

（7）経　過

　多くは慢性的な経過をたどるが，社会的な予後は悪くはない。物質乱用やパーソナリティ障害が合併する症例では，症状が遷延する傾向があり，社会的な予後も不良となることが多い。

図2-20 ● 摂食障害の経過における病型の一般的な変遷過程

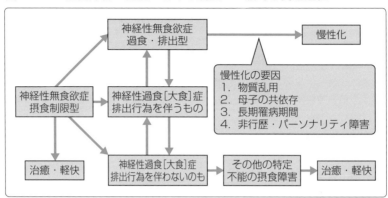

3 その他の特定不能の摂食障害

非定型神経性無食欲症および**非定型神経性過食［大食］症**などがある。神経性無食欲症や神経性過食症の診断基準をわずかに満たさない程度の食行動異常であり，比較的軽症の摂食障害である。摂食障害のごく病初期あるいは回復期にはこの病型に該当する状態を経ることが多い。

なお，非定型神経性過食［大食］症でもっとも多いのは，DSM-5において**過食性障害**と呼ばれる病態であり，神経性過食症よりは少ない頻度での過食ややけ食いがあり，排出行為はない。肥満と関係が深い食行動異常である。さまざまな心的ストレスから生じる一過性の過食などもこの診断カテゴリーに含まれる（ICD-10における「他の心理的障害と関連した過食」）。

3 摂食障害の経過と病型の変遷

摂食障害は経過および罹病期間によってDSM-5における病型はさまざまに変遷する（**図2-20**）。罹病期間の短い神経性無食欲症の摂食制限型が治癒しやすく，排出行為を伴う病型は治癒しにくい傾向がある。また，アルコール・薬物依存などの物質乱用の合併，パーソナリティ障害や非行歴の存在，長期の罹病期間などは慢性化の要因である。

B ・ 非器質性睡眠障害

非器質性睡眠障害とは，他の精神障害によらない睡眠の異常であり，異常は睡眠に限局している。これは，**睡眠異常（ディスソムニア；不眠，過眠，睡眠・覚醒スケジュール障害）**と**睡眠時随伴症（パラソムニア；悪夢，睡眠時驚愕症，睡眠時遊行症）**に大別される。小児の場合は発達に関係したものが多く，成人ではさまざまな心因に関係している場合が多い。

1 非器質性不眠症

　身体疾患やうつ病や統合失調症など他の精神疾患によらない不眠症である。多くの場合，試験などの不安を引き起こす体験，深い悲しみや喪失体験などが契機となって生じる，睡眠の導入・維持の障害である。多くは一過性であるが，前述のようなストレスが慢性的に存在している場合には，持続的な不眠を呈することがある。正常範囲の体質的な短時間睡眠者は含まれない。

1 診　断

　診断に際しては，以下の項目を満たす必要がある。

①入眠困難，睡眠持続困難，熟眠感の欠如が1カ月以上続いている。

②不眠に対するとらわれが強く，不眠による疲労感が著しい苦痛，社会的・職業的な障害を引き起こしている。

③睡眠障害がナルコレプシー(narcolepsy)，睡眠・覚醒スケジュール障害，呼吸関連睡眠障害の経過中に起こるものではない。

2 治　療

　睡眠導入薬による薬物療法に加え，毎朝同じ時間に起きる，カフェイン，ニコチン，アルコールなどの刺激物を避ける，昼寝をしない，早朝の肉体運動，入眠前入浴の励行などの生活指導を行う。さらに，心因となっているストレスに関する心理療法も必要である。

2 非器質性過眠症

　うつ病などの他の精神障害や身体疾患によらない，日中の過剰な眠気や睡眠発作などを呈する病態である。ただし，正常範囲の長時間睡眠者は含まれない。

1 診　断

　診断に際しては，以下の項目を満たす必要がある。

①日中の過剰な眠気，睡眠不足では説明のつかない睡眠発作，完全覚醒の状態に達する時間が長引くことなどの過剰睡眠が毎日起こり，少なくとも1カ月以上持続する。

②ナルコレプシーの症状（脱力発作，睡眠麻痺，入眠時幻覚），睡眠時無呼吸症候群の症状（夜間の呼吸停止，間欠的ないびき）がないこと。

③日中の過眠を説明できる神経学的，身体医学的根拠がないこと。

ナルコレプシー，睡眠時無呼吸症候群を含めない。これらの除外診断には終夜脳波検査の施行が必要である。脳炎，髄膜炎，脳腫瘍などの中枢神経系の身体疾患を除外する必要がある。

3 非器質性睡眠・覚醒スケジュール障害

睡眠・覚醒スケジュール障害は，患者自身の睡眠・覚醒スケジュールが一般の人の睡眠・覚醒スケジュールと一致しないために生じる。ジェットラグ（時差ぼけ）のような外的な要因によるもの，視床下部の生物時計の機能異常による睡眠・覚醒スケジュール障害も，この診断から除外する。

1 診 断

診断に際しては，以下の項目を満たす必要がある。

①睡眠・覚醒パターンが，一般の睡眠・覚醒スケジュールと一致しない。

②一般の睡眠時間帯に不眠となり，一般の人が覚醒しているときには強い眠気に襲われる状態が，少なくとも１カ月以上続いている。

③睡眠の不調によって，社会的，職業的活動を妨げられている。

④上記の症状は，ナルコレプシーや睡眠時無呼吸症候群によるものではない。

4 睡眠時遊行症（夢中遊行症，夢遊病）

睡眠時遊行症は，睡眠と覚醒が複合した意識の変容状態である。通常，睡眠の初期に患者はベッドから立ち上がり，周囲を歩きまわり，時には家から出て行くこともあり，覚醒度，反応性などが低いために負傷する危険性がある。多くの場合，穏やかに誘導すると，静かに自分のベッドに戻る。翌朝覚醒したときには睡眠時遊行中の出来事は記憶していない。小児期，熱性疾患に一致して生じる場合も多いが，発熱がなくても起こり，成人や初老期の人に発症する場合もある。睡眠時遊行症は次にあげる睡眠時驚愕症と合併することが多く，こちらは睡眠段階３，４という睡眠の深い段階で起こる現象である。

1 診 断

診断に際しては，以下の項目を満たす必要がある。

①夜間睡眠のはじめの３分の１までの間にベッドから起き上がり，周囲を歩き回る動作がある。

②このとき，患者はぼんやりと何かを見つめるような表情をしており，会話をしようとしたりする周囲の試みに比較的反応が鈍く，目覚めさせるには困難が伴う。

③睡眠時遊行中の出来事については思い出すことができない。

④睡眠時遊行後，短時間混乱と見当識障害（現在の場所，現在の状況，過去との関係を正しくとらえる機能の障害）を示すが，数分以内に精神活動は正常となる。

⑤認知症のような器質性精神障害，または，てんかんのような中枢神経疾患の所見はない。

2 鑑別診断

てんかんの精神運動発作との鑑別が必要である。精神運動発作が夜間だけに起こることは非常にまれであり，精神運動発作中は周囲の刺激にはまったく反応しない。脳波検査によって診断は確定する。また，解離性障害では，行動異常の時間がより長く，周囲に気を配っており，合目的的な行動をとることが多いうえに，小児ではまれな病態である。

5 睡眠時驚愕症（夜驚症）

睡眠時驚愕症は，絶叫，激しい体動，自律神経系の興奮などを伴う，夜間の恐慌発作である。通常，患者は夜間睡眠のはじめの3分の1までの間に絶叫してベッドから起き上がり，扉に向かって駆け出すこともしばしばである。覚醒後その間のことは記憶していない。睡眠時驚愕症は前項の睡眠時遊行症と合併することが多い。

1 診 断

診断に際しては，以下の項目を満たす必要がある。

①夜間絶叫をもって始まる行動異常であり，強い不安，体動，心悸亢進，過呼吸，瞳孔散大，発汗などの自律神経系の過活動が認められる。

②この行動異常は通常1～10分程度続き，夜間睡眠のはじめの3分の1において生じることが多い。

③睡眠時驚愕症患者は，周囲からの覚醒刺激に対する反応が鈍く，覚醒後も数分間の見当識障害が続く。

④驚愕発作中の記憶は欠落するか，あったとしても断片的で島状の健忘が残る。

⑤てんかんや脳腫瘍のような中枢神経系の器質性疾患は認められない。

2 鑑別診断

睡眠時驚愕症は，次項の悪夢とは次の点で区別される。

悪夢は夜間いつでも起こり，覚醒させることがきわめて容易で，患者はその内容を細部まで記憶しているが，睡眠時驚愕症にはそれがない。てんかんの精神運動発作と鑑別が必要であるが，一般に精神運動発作が夜間だけに起こることは非常にまれである。脳波検査によって診断を確定する。

6 悪　夢

　悪夢は誰にでもある体験であり，一般に夢の内容は細部まで思い出すことができ，睡眠時遊行症，睡眠時驚愕症とは異なる。悪夢中，自律神経系の機能は亢進するが，絶叫や激しい体動は認められない。患者は目覚めるとすぐ意識清明となり，周囲の者と会話することもできる。

1 診　断

　診断に際しては，以下の項目を満たす必要がある。

①安全，生存を脅かす恐ろしい夢を細部まで詳細に思い出すことができる。通常，睡眠の後半である場合が多い。

②恐ろしい夢から覚めると意識は清明で，見当識も正常である。

③夢体験の内容，または，中途覚醒による睡眠の障害が，患者の職業的，社会的生活を障害している。

C・ 性機能不全，器質性の障害あるいは疾患によらないもの

　器質性でない性機能不全は性的関心の欠如，勃起やオルガズムの不全などを含んでいる。性欲の不全は男性にも女性にも生じるが，男性では勃起や射精の不全の訴えが多いのに対し，女性の場合は楽しめないとか興味がないなどの訴えが多い。以下の診断カテゴリーがある。

①性欲欠如あるいは性欲喪失

②性の嫌悪および性の喜びの欠如

③性器反応不全

④オルガズム機能不全

⑤早漏

⑥非器質性腟痙攣

⑦非器質性性交疼痛症

⑧過剰性欲

D・ 産褥に関連した精神および行動の障害，他に分類できないもの

　産褥期（分娩後6週間以内）に発症するもので，身体的背景をもたず，また他の精神障害の項に分類できないもの。産褥期には内分泌のアンバランスから精神状態も

不安定になりやすい。幼児期に養育者からの虐待を受けた体験をもつ者では，この時期に不安定になる者もいる。

①産褥期に関連した軽症の精神および行動の障害

　気分（感情）障害に特定できない分娩後のうつ状態，産褥期のうつ状態などがここに含まれる。

②産褥に関連した重症の精神および行動の障害

　統合失調症に特定できない**産褥期精神病**などがここに含まれる。

 ## E ● 依存を生じない物質の乱用

　薬局にて市販されている薬物や医師が処方する薬物のなかで，生理学的な快感をもたらさず，身体依存も生じない薬物の乱用である。緩下薬，ビタミン製剤，ステロイド薬，ホルモン製剤，利尿薬，漢方薬，制酸薬などがそれに該当し，生理学的な快感をもたらすことはないが，「痩せたい」「筋肉をつけたい」という願望や「長生きしたい，死にたくない」「胃が悪い気がする」という不安の軽減の目的から，規定された量以上の薬物摂取をするような場合が含まれる。

　また，降圧薬であるβブロッカーや抗うつ薬であるSSRI（選択的セロトニン再取込み阻害薬）については，近年，生理学的な快感はもたらさないものの，耐性を生じることが指摘されており，この「依存を生じない薬物」のカテゴリーに含めるかどうかについては種々議論のあるところである。

　なお，一部の市販鎮咳・感冒薬，市販鎮痛薬は，その内容に生理的快感をもたらし身体依存を形成する成分が含まれていることから，ここには含まれないことに注意する必要がある。

Ⅶ 成人のパーソナリティおよび行動の障害 [F6]

　パーソナリティとは，個々の人間の行動，認知，対人関係などの幅広い機能における特徴的なパターンの総称であり，その人固有にして私的なものである。いささか俗な表現で言い換えれば，「その人らしさ，生き方」そのものということもできる。したがって，精神医療もしくは精神保健的援助においてパーソナリティのあり方に介入する場合には，その人の価値感や信念を否定し，一方的に何らかのイデオロギーを押しつけることになってしまう可能性がないとはいえない。その意味では，必然的に一定の倫理的な制約を伴う概念といえるだろう。

　とはいえ，パーソナリティの問題にまったくふれずに援助することもまた現実的で

はない。というのも，パーソナリティ障害はさまざまな精神疾患の症状や経過を修飾する重要な要因であり，その存在は自殺リスクを著しく高める自殺の危険因子でもあるからである*1。また，パーソナリティ障害の存在は，男性，女性のいずれにおいても犯罪加害者となるリスクを高めるともいわれている*2。その意味では，パーソナリティ障害に対する支援は社会安全の維持にも資する可能性があるといえるかもしれない。

これらの知見は，精神医療ならびに精神保健的援助において，パーソナリティ障害という問題を避けて通ることができないことを意味している。

本節では，パーソナリティ障害概念の歴史的変遷と今日の精神医学における位置づけについて概説する。

A ● 近代におけるパーソナリティ障害概念

例えば今，目の前に1人の重度の犯罪者がいるとしよう。彼は，残忍きわまりない犯罪を繰り返し，まるで悔いる様子がない。自分の犯行について得々と語る彼と会っていると，怒りさえこみ上げてきてしまうかもしれない。いったい彼は何者なのか？彼のものの見方や感じ方にはどうしても共感できないという点で，正常な精神状態とはいえない。しかし，彼には幻覚や妄想があるわけではなく，したがって精神病でもない。

近代におけるパーソナリティ障害に関する研究は，まさにこのような犯罪者を医学的に説明しようという努力に端を発していた。ここではその名称を列挙するだけにとどめるが，背徳症候群，生来性変質者，心的変質，犯罪性類破瓜病，モノマニー（単一精神病），衝動精神病などの臨床概念は，いずれも今日のパーソナリティ障害に相当する概念として，過去に提唱されたものである。これらの用語の字面を見ただけでも，19世紀の精神医学が，精神病と正常の中間領域に位置する重度の犯罪者の位置づけにいかに苦慮したかが伝わってくるはずである。

こうした近代におけるパーソナリティ障害に関する議論は，**シュナイダー**（Schneider, K.）*3が明晰に整理することで一応の決着をみた。彼は，パーソナリティの異常を，正常と質的に連続する平均からの変異・逸脱ととらえ，天才や聖人のようによい方向に逸脱している場合も人格異常とみなされるとした。この人格異常のさらに下位概念には，「その人格の異常さゆえに，自らが悩むか，社会が苦しむ異常」として，10の類型からなる**精神病質**（**表2-27**）が定義され，犯罪と密接に関連する

---

*1 林　直樹：パーソナリティ障害と自殺予防．日本精神科病院協会雑誌，29（3）：245-250，2010.
*2 Wallace, C., Mullen, P., Burgess, P., et al.：Serious criminal offending and mental disorder. Case linkage study. Br J Psychiatry, 172：477-484, 1998.
*3 K. シュナイダー著，西丸四方訳：臨床精神病理学序説．新装版，みすず書房，2000.

表2-27 ▶ シュナイダーの精神病質の10類型（1923）

・気分高揚型	・気分変動型
・抑うつ型	・爆発型
・自信欠乏型	・情性欠如型
・熱中型	・意志欠如型
・顕示型	・無力型

先天的異常ととらえられたのである。

　ところで，この精神病質の定義には，精神医学がパーソナリティを扱う際の限界と問題点が如実に反映されている。精神病質概念が，「社会が苦しむ」という社会的な価値基準によって規定されていることは，それが純粋に医学的な概念とはいえないことを物語っている。もしもこの診断が悪用されれば，体制にとって好ましくない思想や信条をもつ人物を，精神医学の名の下に社会から排除することも可能かもしれない。精神病質概念がさまざまな批判に曝されてきたのは，こうした理由からである。

　そのような批判にもかかわらず，シュナイダーによるパーソナリティ異常と精神病質の概念化は，明晰さにおいて傑出しており，その類型も優れて実際的なものであった。そのため，彼の学説はその後の精神医学に大きな影響を与え，アメリカ精神医学会の操作的診断基準（DSM-5）[*1]やWHOの精神障害の診断ガイドライン（ICD-10）[*2]におけるパーソナリティ障害分類の前身となった。

B ● 現代におけるパーソナリティ障害概念

1 境界性パーソナリティ障害の登場

　いささか割り切った言い方をすれば，精神病質に代表される近代的なパーソナリティ障害概念の意義は，危険な犯罪者を同定することにあり，その命脈は今日の反社会性パーソナリティ障害として残っている。しかし，現代におけるパーソナリティ障害は，それとは異なる出自をもち，より広範な領域をカバーする概念である。

　現代のパーソナリティ障害概念の起源は，20世紀半ば以降の，境界例と呼ばれた患者群の治療経験に遡ることができる。この患者群は，幻覚・妄想などの精神病症状を欠きながらも，情動の不安定さや自己破壊的行動などにおいて重篤な病態を示し，洞察志向的な精神療法を実施すると，病的な退行を呈して，時には一過性の解離症状や

---

*1 American Psychiatric Association 著，日本精神神経学会日本語版用語監修，高橋三郎，大野　裕監訳，染矢俊幸，神庭重信，尾崎紀夫，他訳：DSM-5 精神疾患の診断・統計マニュアル．医学書院，2014.
*2 融　通男，中根允文，小宮山実，他監訳：ICD-10 精神および行動の障害―臨床記述と診断ガイドライン．新訂版，医学書院，2005.

表2-28 ▶ DSM-Ⅳ-TR（APA, 2003）

第Ⅰ軸：臨床的関与の対象となる障害
第Ⅱ軸：生来性の問題（パーソナリティ障害，精神遅滞）
第Ⅲ軸：合併（一般）身体疾患
第Ⅳ軸：第Ⅰ軸障害発症の誘因（心理社会的および環境的問題）
第Ⅴ軸：機能の全体的評定尺度（GAF score）

妄想様観念などの精神病症状も出現した。このため，これらの患者群は神経症と統合失調症の中間もしくは境界に位置する病態として，**境界例**と名づけられたのである。

　しかし，その後の研究によって，長期経過のなかで統合失調症を発症する境界例はまれであることが明らかになった。さらに**ガンダーソン**（Gunderson, J. G.）[*1]は，彼らの情動や対人関係のあり方の不安定さは慢性的なもの，いわば「安定した不安定」であって，疾患というよりもパーソナリティというべき特徴があると指摘した。こうした知見が集積するなかで，1980年にアメリカ精神医学会（APA）が発表した「精神疾患の診断・統計マニュアル（DSM-Ⅲ）」において，**境界性パーソナリティ障害**は初めてパーソナリティ障害の中心的なカテゴリーとして，その正式な精神医学的位置づけを与えられたのである。さらにいえば，このアメリカ精神医学会の考え方は，WHO の精神障害分類である ICD-10 にもほぼそのままに近いかたちで採用されている。

② DSM におけるパーソナリティ障害のとらえ方の特徴

　その後，DSM は 4 回の改訂がなされており，現時点での最新版は2013年に発表された DSM-5 となっているが，その基本的な考えは DSM-Ⅲ 以来変わっていない。DSM-Ⅲ から DSM-Ⅳ-TR までは，パーソナリティ障害に対して 2 つの特徴的な考え方があった。その 1 つは，現在，10種類のパーソナリティ障害類型が存在するが，いずれも診断基準のうち何項目以上該当すれば，○○パーソナリティ障害と診断するという操作的な診断方法を採用していたことである。もう 1 つの特徴は，Ⅰ～Ⅴ軸までの 5 軸からなる多軸診断を採用し，そのなかでパーソナリティ障害は，精神遅滞とともに，Ⅱ軸にコードすることが決められていたことである（**表2-28**）。その場合，患者の主訴や主症状を反映する臨床的関与の対象となる問題（気分障害や不安障害など）はⅠ軸障害にコードすることとなる。要するに，パーソナリティ障害は，Ⅰ軸障害の発症前から存在し，介入によって容易に変化しないが，Ⅰ軸障害の罹患脆弱性を準備するとともに，Ⅰ軸障害の症状を修飾する要因としてとらえられていたのであ

---

*1 J. G. ガンダーソン著，松本雅彦，石坂好樹，金　吉晴訳：境界パーソナリティ障害—その臨床病理と治療．岩崎学術出版社，1988.

表2-29 ▶ パーソナリティ障害の全般的診断基準

A．その人の属する文化から期待されるものより著しく偏った，内的体験および行動の持 　　続的様式．この様式は以下のうち2つ（またはそれ以上）の領域に現れる．
（1）認知（すなわち，自己，他者，および出来事を知覚し解釈する仕方）
（2）感情性（すなわち，情動反応の範囲，強さ，不安定さ，および適切さ）
（3）対人関係機能
（4）衝動の制御
B．その持続的様式は，柔軟性がなく，個人的および社会的状況の幅広い範囲に広がって 　　いる．
C．その持続的様式は，臨床的に意味のある苦痛，または社会的，職業的，または他の重 　　要な領域における機能の障害を引き起こしている．
D．その様式は，安定し，長時間続いており，その始まりは少なくとも青年期または成人 　　期早期にまでさかのぼることができる．
E．その持続的様式は，他の精神疾患の表れ，またはその結果ではうまく説明されない．
F．その持続的様式は，物質（例：乱用薬物，医薬品）または他の医学的疾患（例：頭部 　　外傷）の直接的な生理学的作用によるものではない．

る。こうした考えは，ともすればパーソナリティ障害を治療対象ととらえず，この問題を抱える患者が一種の医療的ネグレクトを受ける状況をつくり出すこととなった。

　DSM-5では，2つの特徴のうちの前者であるパーソナリティ障害の類型は踏襲されているが，後者のパーソナリティ障害を「Ⅱ軸」にコードするという考えは採用されていない（そもそもDSM-5では多軸診断自体が放棄されている）。このことは今日，パーソナリティ障害もまた精神障害と同様，医療や援助の対象となったことを意味している。

③ パーソナリティ障害の定義

　DSM-5におけるパーソナリティ障害の全般的な診断基準を表2-29に示す。パーソナリティ障害を診断するうえで重要なのは，正常から逸脱した内的体験や行動の様式が広がりと持続性をもって認められることである。すなわち，その特徴は複数の場面において認められ，幼少時における気質の発展として，遅くとも青年期には顕在化し，その後も持続していなければならない。したがって，他の精神障害発症後に認められるようになった行動様式の特徴，例えば統合失調症発症後や頭部外傷後に変化した人格傾向は，パーソナリティ障害には含まれないことに注意する必要がある。

　また，他の精神障害の症状が，一時的に一見パーソナリティ障害にみえるような状態をもたらすこともある。例えば，大うつ病性障害や摂食障害が強迫性を，アルコールや薬物の乱用が衝動性を，それぞれ一過性に高めることがある。このような場合，そうした，一見パーソナリティの特徴と思われるものが，潜在していた傾向が顕在化したものなのか，それともⅠ軸障害によるものなのかを検討し慎重に評価を進めていく必要がある。

図2-21 ● DSM-5における各パーソナリティ障害類型の相互関係

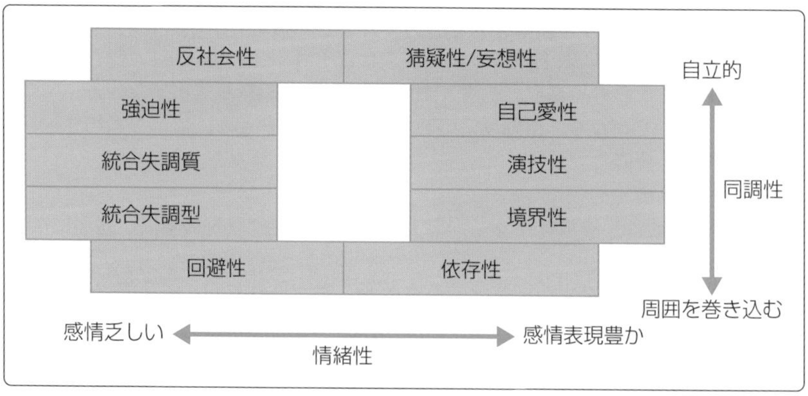

4 パーソナリティ障害の分類

　パーソナリティの異常を分類するのはきわめて難しい作業である。例えば統合失調症のような精神病性障害の場合，その主症状は明らかに健康状態とは質的に異なる性質をもつが，パーソナリティの異常は，健康状態と連続的な関係（量的に偏奇しているものの質的には同じという状態）にある。理想的には，衝動性，攻撃性，対人希求性などといった，パーソナリティの表現型を構成する最小要素まで還元し，それぞれの構成要素の配分やアンバランスという統一的な観点から逸脱したパーソナリティのパターンを定義する必要がある。しかし，いまだパーソナリティ障害に関する知見は，こうしたディメンショナルな分類ができるほど十分に蓄積されているとは言い難い。現状では，シュナイダーが提唱した精神病質の10類型のように，典型的かつ特徴的なパーソナリティ障害像を理念型として，もっとも近似したものに振り分ける，カテゴリカルな分類が行われている。

　現在，DSM-5におけるパーソナリティ障害は，A，B，Cという3つのクラスター（群）に大別され，その下位カテゴリーとして全部で10のパーソナリティ障害分類（他のパーソナリティ障害［他の医学的疾患によるパーソナリティ変化，他の特定されるパーソナリティ障害，特定不能のパーソナリティ障害］を含めると13類型）がある（**図2-21**）。A群は「**奇妙で風変わり**」なことを特徴とするグループであり，そこには，猜疑性パーソナリティ障害/妄想性パーソナリティ障害，シゾイドパーソナリティ障害/スキゾイドパーソナリティ障害，統合失調型パーソナリティ障害が含まれる。B群は「**演技的・感情的で移り気**」なことを特徴とするグループであり，反社会性パーソナリティ障害，境界性パーソナリティ障害，演技性パーソナリティ障害，自己愛性パーソナリティ障害が含まれる。最後に，C群は「**不安で内向的**」なことを特徴とするグループであり，回避性パーソナリティ障害，強迫性パーソナリティ障害，依存性パーソナリティ障害が含まれる。

以下に，DSM-5に準拠して各パーソナリティ障害類型の特徴について説明する。なお，DSM-5の診断カテゴリーに対応するICD-10の診断カテゴリー名が異なる場合には，ICD-10における名称をカッコ内に補足した。

1 A群パーソナリティ障害

(1) 猜疑性パーソナリティ障害/妄想性パーソナリティ障害

疑い深く，思い込みの激しい性格であり，しばしば周囲の好意的な行動を悪意にとり，好訴的な態度をとる。生活全般は高い水準に保たれるが，被害的な思い込みを除けば，その言動に奇異さは感じられない。

(2) シゾイドパーソナリティ障害/スキゾイドパーソナリティ障害（統合失調質パーソナリティ障害）

内向的で孤独を好み，冷淡で共感性を欠き，人に対して常によそよそしく打ち解けない態度をとる。いつも自身の内面に関心が集中しており，思索的，あるいは空想に没頭する傾向がある。他者と親密になることを恐れ，しばしば嫌人的な態度がみられる。実際の援助場面では，広汎性発達障害との鑑別が議論になることがある。

(3) 統合失調型パーソナリティ障害

社会的にも情緒的にも社会から隔絶している点は，シゾイドパーソナリティ障害/スキゾイドパーソナリティ障害と似ているが，明らかに違うのは，思考や認知の様式が統合失調症に類似した，非現実的な歪曲がみられ，しばしば「あなたの将来が見える」などという魔術的思考を呈する。このパーソナリティ障害は，統合失調症の病前性格として認められる場合があり，統合失調症の家族歴をもつ者もまれではない。

2 B群パーソナリティ障害

(1) 反社会性パーソナリティ障害（非社会性パーソナリティ障害）

欲求不満に対する耐性が低く，衝動的であり，容易に他者に敵意を抱いて攻撃的反応を爆発させ，その行為の結果を考えない。また，他者の感情に冷淡で，共感を示さず，信頼・正直さを欠くために対人関係を長期にわたって継続することができない。さらに，彼らは自らの社会逸脱行動の責任を負おうとせず，自分の犯罪行為に対する反省を求めても，虚言や自己弁護に終始し，内省の深まりは得られにくい。

(2) 境界性パーソナリティ障害（情緒不安定性パーソナリティ障害，境界型）

自己評価が低く，その自己像，情動，行動，対人関係が非常に不安定である。重要他者から見捨てられることへの恐怖があり，それが家族や恋人，援助者に対する「しがみつき」的な行動となる。欲求が満たされない状況に対する耐性が非常に低く，そのような状況では，周囲に対する怒りや羨望が湧き起こる。しかし，そうした攻撃性はたいてい，他者ではなく自身に向けられ，自傷行為や自殺企図となって現れやすい。また，むちゃ食い（過食）やアルコール・薬物乱用，無謀な運転，不特定多数と

の性交渉などの危険な性行動など，多方向性の自己破壊的な衝動行為を呈する傾向がある。

（3）演技性パーソナリティ障害

周囲の関心を集めたがり，わざとらしく大げさな態度，あるいは誘惑的な感情表出が特徴的である。絶えず外見を気にして露出度の高い服装を好み，容易に対人関係を性愛化してしまう。感情表現が豊かであることから表面的な社交能力には優れているが，関係性を深めることができず，ともすれば表面的な関係性で終わってしまう傾向がある。

（4）自己愛性パーソナリティ障害（他の特定のパーソナリティ障害）

他者に対する優越感をもっており，常に他者からの称賛を求める。自分の価値や重要性を過大評価している一方で，失敗や敗北，批判にはきわめて脆弱であり，高い自己評価を満足できない状況に曝されると，激怒したり，深刻な抑うつ状態を呈したりする。また，他人の欲求や信念を重要視せず，平気で人を利用するといった，自己中心性，傲慢さ，利己主義的な態度がみられる。

❸ C群パーソナリティ障害

（1）回避性パーソナリティ障害

他者からの拒絶に過敏であり，新しい人間関係に対する不安が強い。愛情や受容されることを求めていながら，失望や批判を恐れて，親密な人間関係や社会的状況を避け，結果的に社会的にひきこもってしまう。社会的ひきこもりを呈することが多いという点では，統合失調質パーソナリティ障害と共通しているが，回避性パーソナリティ障害では対人希求性はむしろ強く，屈折した自己愛，迂遠な愛情欲求が特徴的といえる。

（2）依存性パーソナリティ障害

大きな決断や責任を他人任せにし，いつも自分の欲求よりも頼りにしている相手の欲求を優先する。頼りにしている相手を怒らせることが心配で，自分の意見が言えない。自信に欠け，自分の能力について強い不安を感じている。

（3）強迫性パーソナリティ障害

秩序，完璧性，管理することに過剰にこだわるという特徴がある。几帳面で信頼できる人である反面，柔軟性に欠けている。真面目で責任感があるが，不完全さに耐えられないために，結局は仕事を最後まで遂行できないことも珍しくない。なお，そのパーソナリティ障害は，「自分の意志に反して繰り返してしまう」という強迫性障害とはまったく異なり，その完璧主義や病的な几帳面さに関して，本人は違和感や問題意識をもっていない。

（4）特定不能のパーソナリティ障害

上述したパーソナリティ障害の10類型のいずれの診断基準も完全には満たさないも

のの，その行動様式がパーソナリティ障害の全般的基準を満たす場合には，この診断カテゴリーを用いる。

C • 境界性パーソナリティ障害の理解

現代におけるパーソナリティ障害に対する理解を深め，その対応のあり方を知るには，B群パーソナリティ障害を押えておくことが重要である。というのも，A群パーソナリティ障害の場合，猜疑性パーソナリティ障害/妄想性パーソナリティ障害は，地域保健の現場でその人の近隣住民からのクレームといったかたちで事例化することがあるものの，シゾイドパーソナリティ障害/スキゾイドパーソナリティ障害および統合失調型パーソナリティ障害は周囲との接触が希薄なために事例化しにくい。また，C群についても，他の精神障害が併存したかたちで，あるいは長期ひきこもりとして事例化することはあるが，本人が切迫した訴えをもって来談することは少ない。援助の現場でもっとも問題となるのは，B群パーソナリティ障害である。もちろん，心的ストレスが重なった場合には，A群およびC群パーソナリティ障害でも事例化し得るが，その場合には，通常，B群の特徴が前面に出てくる。

さらにいえば，B群パーソナリティ障害のなかでも**境界性パーソナリティ障害**を理解しておくことがとくに重要である。B群においては，反社会性パーソナリティ障害の場合には，精神保健的支援の対象というよりも司法的対応の対象となることが多く，自己愛性ならびに演技性パーソナリティ障害が悪化した場合には，たいてい境界性パーソナリティ障害の状態を呈する。したがって，すでに述べたように，境界性パーソナリティ障害こそが現代におけるパーソナリティ障害の基本形なのである。

1 臨床的特徴

前述したように，境界性パーソナリティ障害は，行動パターンや精神症状における広範な不安定さ，とくに感情や自己イメージの不安定さを特徴としている。境界性パーソナリティ障害を呈する者は，コントロールできない激しい怒りや抑うつ，焦燥などの目まぐるしい気分変動をみせ，抑うつ状態にあっては，慢性的な空虚感・虚無感が前景に出る。

対人関係においては，孤独に耐えきれず，周囲の人を感情的に強く巻き込み，同時に本人も周囲の状況に容易に巻き込まれやすい。その際，ともすれば周囲の者を自分にとっての「善玉」と「悪玉」といった決めつけ方をし，一方を過剰に理想化するとともに，他方の価値を過剰に引き下げて，周囲の困惑と怒りを引き出してしまう（**分裂**，splitting）。こうした極端な他者評価は，同一の人物に対しても生じ，ある時期までは過剰に理想化した相手を，些細な出来事を契機に，一転して攻撃の対象とすることも珍しくない。

表2-30 ▶ DSM-5における境界性パーソナリティ障害の診断基準

対人関係，自己像，感情などの不安定性および著しい衝動性の広範な様式で，成人期早期までに始まり，種々の状況で明らかになる．以下のうち5つ（またはそれ以上）によって示される．

（1）現実に，または想像の中で見捨てられることを避けようとするなりふりかまわない努力（注：基準5で取り上げられる自殺行為または自傷行為は含めないこと）
（2）理想化とこき下ろしとの両極端を揺れ動くことによって特徴づけられる，不安定で激しい対人関係の様式
（3）同一性の混乱：著明で持続的に不安定な自己像または自己意識
（4）自己を傷つける可能性のある衝動性で，少なくとも2つの領域にわたるもの（例：浪費，性行為，物質乱用，無謀な運転，過食）（注：基準5で取り上げられる自殺行為または自傷行為は含めないこと）
（5）自殺の行動，そぶり，脅し，または自傷行為の繰り返し
（6）顕著な気分反応性による感情の不安定性（例：通常は2～3時間持続し，2～3日以上持続することはまれな，エピソード的に起こる強い不快気分，いらだたしさ，または不安）
（7）慢性的な空虚感
（8）不適切で激しい怒り，または怒りの制御の困難（例：しばしばかんしゃくを起こす，いつも怒っている，取っ組み合いのけんかを繰り返す）
（9）一過性のストレス関連性の妄想様観念または重篤な解離症状

　こうした動揺のなかで，しばしば自傷行為や自殺企図，浪費や薬物乱用，性的乱脈などの自分を危険に曝す衝動的行動に走りやすい．とくに，境界性パーソナリティ障害の者は，重要他者などの依存対象から見捨てられることを恐怖しており，その恐れが刺激される状況では，激しい自己破壊的行動に走りやすい．こうした状況のなかでさらに心的ストレスが加われば，一過性ではあるが，妄想反応や解離反応などの精神病水準の精神症状を呈し，一時的な現実検討能力が失われることもある．

　DSM-5における境界性パーソナリティ障害の診断基準を**表2-30**に示す．

② 疫　学

　境界性パーソナリティ障害は一般人口の0.7～2.0%に認められ[*1]，精神科医療機関においては入院患者の20～60%，外来患者の11～34%に認められるなど[*2]，かなり広くみられることがわかっている．

③ 病　因

　境界性パーソナリティ障害の病因としては，早くから養育環境の要因が指摘されて

＊1　Coid, J.：Personality disorders in prisoners and their motivation for dangerous and disruptive behaviour. Crim Behav Ment Health, 12：209-226, 2003.
＊2　Widiger, T. A., Rogers, J. H.：Prevalence and comorbidity of personality disorders. Psychiatric Annals, 19：132-136, 1989.

きた。例えば，家庭内の世代間境界があいまいで，家庭内の役割規定が不明確であり，家族関係に怒りや敵意などの激しい感情が渦巻き，そのうえ相互のサポートに乏しいことなどが指摘されている。母親の養育態度における一貫性の欠如と過干渉が関係しているという指摘もある。

　また，境界性パーソナリティ障害のなかでも，自傷行為，解離症状，他害的暴力行動を伴う重篤な病態の者では，幼少期における性的虐待や身体的虐待の既往が高率に認められることが指摘されている。20年間にも及ぶ前方視的な追跡調査によれば，幼少期におけるさまざまな**虐待**や**ネグレクト**の体験は，後年にパーソナリティ障害を発症する確率を4倍に高めるという[*1]。こうしたなかで，**ハーマン**（Herman, J. L.）ら[*2]は，境界性パーソナリティ障害そのものが，幼少期において虐待という心的外傷体験を慢性的に受けたことによる心的外傷後ストレス障害（post-traumatic stress disorder；PTSD）であるとして，**複雑性PTSD**という概念を提唱している。さらに近年では，境界性パーソナリティ障害に関連する生物学的知見も報告されている。そうした知見には，例えば，衝動性と神経化学伝達物質であるセロトニンの機能障害[*3]や注意欠如・多動性障害との関連[*4]，痛覚の異常[*5]などが知られている。

④ 問題行動

　境界性パーソナリティ障害は，女性の暴力加害行動と関係がある。その暴力の特徴は，このパーソナリティ障害に特徴的な見捨てられ不安から，重要他者（親・配偶者・恋人）の関心をつなぎ止めようとして行われることが多いという点にある。例えば，重要他者を威嚇して操作するための行動が，エスカレートして自分でも制御困難となり，刃物による傷害や放火に至るなどのパターンがある。この場合，被害者となる重要他者は，依存対象であるとともに，怒りと羨望の対象でもある。

　また，このパーソナリティ障害は，さまざまな自己破壊的行動と密接に関連している。例えば，女性の物質依存症患者では，境界性パーソナリティ障害を併存している者が少なくない。その多くは，摂食障害を併発し，痩せ願望・肥満恐怖に対処するために覚醒剤のような食欲抑制作用のある薬物を乱用したり，過食・嘔吐を繰り返すことに由来する罪悪感や惨めな感情を紛らわすためにアルコールを乱用する傾向があ

＊1 Johnson, J. G., Cohen, P., Brown, J., et al.：Childhood maltreatment increases risk for personality disorders during early adulthood. Arch Gen Psychiatry, 56：600-606, 1999.
＊2 Herman, J. L., Perry, J. C., van der Kolk, B. A.：Childhood trauma in borderline personality disorder. Am J Psychiatry, 146：490-495, 1989.
＊3 Siever, L. J., Davis, K. L.：A psychobiological perspective on the personality disorders. Am J Psychiatry, 148：1647-1658, 1991.
＊4 Biederman, J., Newcorn, J., Sprich, S.：Comorbidity of attention deficit hyperactivity disorder with conduct, depressive, anxiety, and other disorders. Am J Psychiatry, 148：564-577, 1991.
＊5 Kemperman, I., Russ, M. J., Clark, W. C., et al.：Pain assessment in self-injurious patients with borderline personality disorder using signal detection theory. Psychiatry Res, 70：175-183, 1997.

る。そのような患者では，自傷行為や過量服薬を繰り返す者が多い。こうしたアルコールや薬物の乱用には一種の自己破壊的行為，もしくは自傷行為としての側面がある[*1]。

　重篤な事例では，摂食障害や物質乱用・依存，習慣的な自傷行為に加えて，窃盗癖や買い物依存のような衝動的・嗜癖的行動を伴うこともある。このように多岐にわたるさまざまな嗜癖行動や衝動行為は，「薬物が止まると，食べ吐きが始まり，それが終わると今度は自傷行為になる」というように，相互変換性の症状変遷を呈し，**多衝動性過食症**[*2]とも呼ばれる。この病態は，摂食障害そのものは必ずしも重篤ではないものの，交代性に変遷する衝動行為のために，全体としての社会適応は不良である。

　こうした事例では，幼少期はもとより成人後にも，養育者・配偶者・恋人からの身体的／性的暴力や心理的虐待に曝され続けてきた歴史をもつ者が少なくない。また，そのような生育歴を反映して，基本的信頼感や援助希求性が乏しく，地域においても親族のなかでも孤立している傾向がある。そうした状況のなかで，虐待やネグレクトの加害者となってしまうこともある。地域において，精神医療だけに特化しない包括的な支援が必要な場合が多い。

D・境界性パーソナリティ障害への援助

1 援助に際して注意しておくべきこと

■ 意地悪にならないこと

　すでに述べたように，境界性パーソナリティ障害に罹患する者のなかにはさまざまな虐待体験をもっている者が少なくない。虐待被害がない者でも，両親間の暴力場面に曝露され続けていたり，親のいずれかが精神障害に罹患しているといった緊張の高い家庭で生育していたり，学校での深刻ないじめ被害に遭遇している。

　このような体験をしている者は，基本的に他者に対する不信感があり，相手を試そうとしたり，無意識のうちに相手を挑発して激昂させ，過去の被害と加害の関係を反復しようとしてしまう。このため，ともすれば援助者は陰性感情を抱き，知らず知らずのうちに不必要に意地悪な対応をしてしまうことがある。しかし，これは相手の病理に巻き込まれた反応というべきであり，こうした挑発に乗ってはならない。

■ 中立で冷静，一貫した対応をとる

　境界性パーソナリティ障害に罹患する者は，援助者を理想化したかと思うと，一転

＊1 松本俊彦：薬物依存の理解と援助―「故意に自分の健康を害する」症候群. 金剛出版，2005.
＊2 Lacey, J. H., Evans, C. D.：The impulsivist：a multi-impulsive personality disorder. Br J Addict, 81：641-649, 1986.

して価値の引き下げを行い，攻撃に転じることがある。こうした援助者に対する評価の変化にも揺らぐことなく，一貫して中立で冷静な態度を維持する必要がある。こうした関係性の積み重ねのなかで，境界性パーソナリティ障害に罹患する者は少しずつ他者に対する信頼感を回復していくものである。

　また，援助者が異性である場合には，恋愛感情を抱き，援助関係を性愛化しようとする場合もある。このように急速に対人関係の距離を縮めようとする行動自体が，境界性パーソナリティ障害の病理であり，とくに性的虐待の既往のある者に多くみられる印象がある。彼らの恋愛感情に応えてしまうことは，結果的に「やはり男性はみんな私を食いものにするのだ」という人間不信を深める結果にしかならない。あくまでも援助関係であることを確実に確認する話し合いを丁寧にする必要がある。

3 できないことは「できない」と最初にいっておく

　援助関係の初期において，境界性パーソナリティ障害を抱える者の理想化を受けた援助者が，相手の希望を安請け合いしてしまうことがある。そのような対応は好ましくない。彼らは，これまでの生活でさまざまな虐待や裏切りを体験しているだけに，援助者の親切にふれて，「どこまで自分を受けて入れてくれるのか」と不安になり，試し行動をエスカレートさせてしまうことがある。最終的に相手の要求が法外なものとなった場合，援助者は対応困難となり，援助関係が破綻してしまう。その結果，「やっぱりあの人も私を見捨てたのだ」と，以前から彼らの胸中に巣くう「見捨てられ不安」を強めてしまい，援助によってかえって悪化する事態を招く。

　こうした事態を防ぐためには，簡単に安請け合いをしたり，過度に期待を抱かせる発言はしない。自分にはできないと思ったことは，率直に「できない」という必要がある。できれば，援助関係の初期に，「何ができて，何はできないのか」といった援助者自身の限界を明らかにしておき，援助に際してのルールについても話し合っておくことが望ましい。

4 チームを組む・複数であたる・情報を共有する

　境界性パーソナリティ障害を抱える者の援助にあたっては，単独ではなく複数の援助者がチームを組んであたることが望ましい。相手の目まぐるしい理想化や価値の引き下げ，さまざまな要求，時には援助者の私生活への侵入などにより，疲弊した援助者が冷静さを失ったり，援助者としての自信を喪失したり，さらには，自殺のリスクを見逃したりする可能性がある。こうしたなかで冷静かつ一貫した対応を維持するには，先輩や同僚による**スーパービジョン**が必要である。

　また，バックグラウンドの異なる複数の職種（例えば病院の医師のほかに，心理士や精神保健福祉士，保健所の保健師，生活保護のワーカー，自立支援ヘルパーなど）がそれぞれのアプローチを同時にしていく援助も有効である。その際，必ず定期的に

第2章

カンファレンスを開催し，情報を共有することが大切である。境界性パーソナリティ障害の病理は，しばしば一部の援助者を理想化する一方で，他方を攻撃するという，「分裂」の規制でチームワークを破壊してしまうことがある。カンファレンスによって，援助者がつい感情的に反応してしまいそうになる問題行動が，実は本人の病理によるやむを得ないものであることが判明することも少なくない。

⑤ 自傷行為の背景にある困難を援助する

境界性パーソナリティ障害に罹患する者では，故意に自らの身体に非致死的な損傷を加えることが少なくない。こうした行動に対して援助者の多くが，「自殺のそぶり」「関心を引くためのアピール的行動」などと否定的な態度をとり，頭ごなしに叱責したり，ことさらに距離をとって淡々とした反応をとってしまう。

しかし，自傷行為の意図としてもっとも多くみられるのは，**不快感情の緩和**である。そのメカニズムには不明な点が多いが，身体的に疼痛を加えることで，激しい怒りや緊張，不安，抑うつ気分といった不快感情が一時的に軽減することがある。次に多いのは，「つらい気持ちを誰かに気づいてほしい」という意図であり，これは文字どおり「SOS」のメッセージである。つまり，**自傷行為**の多くが，何らかの困難（時にはそれは「死にたいほどのつらさ」のこともある）を生き延びるために行われているのである[*1]。

境界性パーソナリティ障害に罹患する者は，援助希求性が乏しく，多くの場合，困難への過剰適応の果てに限界となって自傷行為というパターンを繰り返している。ここで頭ごなしに叱責するだけの対応をすれば，相手は萎縮し，援助希求能力はますます乏しくなってしまう。自傷行為はよい方法ではないが，最悪ではない。自傷行為に遭遇した場合には，冷静に対応し，困難に対してのより安全な対処方法について話し合うとともに，自傷行為の背景にある困難を同定し，それを軽減するための援助を考える必要がある。

② 精神科医療機関における境界性パーソナリティ障害の治療

境界性パーソナリティ障害の治療は年余にわたり，急激に改善するのではなく，長い時間をかけて紆余曲折しながら，加齢とともに感情の不安定性が落ち着いていくという経過をとるのが通常である。薬物療法が行われるのが通例であるが，あくまでも補助的なものにとどまる。逆にあまりにも薬物療法に重きを置いた治療では，過量服薬や，精神科治療薬に対する依存の危険を高める可能性もあり，注意を要する。

したがって，治療の主体は心理療法となる。しかし，精神分析療法のような洞察的な心理療法は患者を混乱させやすく，少なくとも治療初期には好ましくない。海外で

---

*1 松本俊彦：自傷行為の理解と援助—「故意に自分の健康を害する」若者たち. 日本評論社, 2009.

は，弁証法的行動療法という，修正型認知行動療法の優れた治療効果が報告されているが，わが国ではまだ実施している施設はきわめて少ない。とはいえ，何か特別な心理療法を実施せずとも，むしろさまざまな援助者との関係性を維持し続けるだけでも，治療的な効果があると理解すべきである。

その際，医療機関，保健福祉機関，地域のさまざまな支援資源（自立支援サービス提供者）がチームを組んで，多職種チームで本人，ならびに家族を支える仕組みが望ましい。もしも患者に子どもがいれば，子育て支援活動をする保健師や児童相談所，さらには保育園の保育士などもチームに引き込むことが大切である。

治療は原則として外来で行われる。入院治療は，自殺リスクが高まった場合に危機介入もしくは，合併するうつ病や摂食障害，あるいはアルコール・薬物依存症といった精神障害の症状緩和を目的とした比較的短期間にとどめるべきである。長期間の入院は，病棟という管理的な環境が逆に病棟内でのさまざまな問題行動を誘発し，最終的に病棟スタッフが患者に対して拒否的となってしまう。また，本人の依存性を助長し，問題行動を強化してしまうこともある。むしろ入院は「短期間，しかし頻回に入院してもよい」と考えたほうが，ピンチのときには気軽に入院できる状況を整えることができ，本人にとってメリットが大きいかもしれない。

いずれにしても，境界性パーソナリティ障害の治療・援助は，その病態が重篤であればあるほど，地域のさまざまな支援資源を活用しながら，医療だけに特化せずに，保健福祉的資源も活用した包括的支援が必要である。それは多大な労力を要する作業であるが，同時に多くの改善した当事者と遭遇することができるという意味で，精神保健的支援の醍醐味と考えることもできるであろう。

 知的障害（精神遅滞）[F7]

 知的障害の診断基準と変遷

1 用語の変遷

現在は**知的障害**（intellectual disability）が一般的に使用されているが，古くは**精神薄弱**という用語が用いられていた。しかし差別的な意味があると批判されたために，1970年代からは**精神遅滞**（mental retardation）が用いられてきた。その後，1990年代後半から国際的にもわが国においても知的障害が一般的に使用されるように

なった。2013年に改訂されたDSM-5[*1]では，**知的能力障害**（intellectual disability）あるいは**知的発達症**（intellectual developmental disorder）が採用されており，2016（平成28）年1月から施行された厚生労働省による「**疾病，傷害及び死因の統計分類**」では「知的障害〈精神遅滞〉（F70-F79）」とされ，両者が併記されている[*2]。以上のような用語に関する歴史的変遷を踏まえると，臨床や研究の現場においては知的障害あるいは精神遅滞を使用することが望ましいと考えられるが，DSM-5の翻訳をめぐり，とくに小児に関する病名については「障害」よりも「症」を使用する方向へ舵取りがなされたことを考えると，DSM-5の知的発達症が今後一般的に使用されることになるかもしれない。

② 診断基準と診断法

　DSM-5の診断基準を要約すれば，以下の3つの基準を満たす必要があるとされている。すなわち，①知的機能の欠陥が存在する，②適応機能の欠陥があり，継続的な支援を必要とする，③知的および適応の欠陥は，発達期の間に発症する，というものである。重要な点は，必要とされる支援のレベルを決めるのは適応機能であるために，重症度のレベルは**知能指数**（intelligence quotient；**IQ**）ではなく**適応機能**によって定義されることである。したがって，知能の障害があるからといって知的障害であると診断されるわけではなく，適応機能の障害を伴い特別の支援が必要である場合に知的障害と診断されることになる。知的障害の診断が知能指数だけで行われるわけではない点が，現在の診断基準の重要な点である。

　実際の診断では，まず身体的な評価が必要になる。すなわち，問診や診察の結果から想定される身体的な原因や鑑別が必要な疾患について検査をする。例えば，染色体検査，酵素や内分泌の検査，脳波や頭部MRIなどである。身体的検査は少なからず患者の負担になるため，考えられるすべての検査をすることは避けるべきである。必要不可欠な検査に限定することが重要である。また，知的障害のある子どもは皮膚の小奇形を伴うことが多いため注意深い観察も必要である。さらに検査の結果が直接，治療に結びつかないことが多く，親への丁寧な説明が不可欠となる。

　身体的検査とともに心理学的評価を行う。知能の障害の判定は知能検査の結果を参考に行われる。幼児期では，養育者に質問する形式で施行する津守式乳幼児精神発達診断検査や遠城寺式乳幼児分析的発達検査があるが，子どもに施行するものではないために信頼性には問題がある。幼児期で子どもに直接施行できる検査としては，**新版K式発達検査**，**田中ビネー式知能検査**，**WPPSI**（Wechsler Preschool and

---

＊1　American Psychiatric Association 著，日本精神神経学会日本語版用語監修，高橋三郎，大野　裕監訳，染矢俊幸，神庭重信，尾崎紀夫，他訳：前掲書.
＊2　厚生労働省：疾病，傷害及び死因の統計分類. 2016.
　　　http://www.mhlw.go.jp/toukei/sippei/index.html

Primary Scale of Intelligence）などがある。6歳以後では田中ビネー式知能検査，**WISC-Ⅳ**（Wechsler Intelligence Scale for Children-Forth Edition）などがある。16歳以後では成人を対象とした知能検査である**WAIS-Ⅲ**（Wechsler Adult Intelligence Scale-Third Edition）が使用される。WISC-Ⅳや WAIS-Ⅲは田中ビネー式知能検査などと異なり，全体の知能指数だけでなく動作性や言語性などの下位検査と呼ばれる項目まで測定できるために知能の「偏り（ばらつき）」を評価することができる点で優れている。

B ● 知的障害の分類

知能の障害の程度は知能指数すなわち IQ によって分類され，ICD-10[1]では，F70：軽度（50〜69），F71：中等度（35〜49），F72：重度（20〜34），F73：最重度（20未満），とされている。知能の障害のなかで占めるおおよその頻度は，軽度85％，中等度10％，重度3〜4％，最重度1〜2％であるといわれている。

前述したように，知的障害は知能指数でなく適応機能の障害と特別の支援を必要とすることによって診断される。そのため DSM-5では，知的障害の重症度を概念的領域（記憶，知識，言語，読字，書字，数学的思考などの学問的側面），社会的領域（対人的コミュニケーション能力や社会的判断など），実用的領域（実生活における学習および自己管理）の3つの領域に分けて評価し，軽度，中等度，重度，最重度に分類している。

C ● 知的障害の頻度

知的障害の頻度は一般人口のなかの約1％であり，男児のほうが女児よりも1.5倍程度多いといわれている[2]。

D ● 知的障害の病因

中枢神経系の発達に障害を及ぼすものはすべて知的障害の原因となり得る。そのため非常に多くの要因を知的障害の原因としてあげることができる。**アメリカ精神遅滞協会**[3]（American Association on Mental Retardation；**AAMR**, 2007年より**アメリ**

---

*1 World Health Organization：The ICD-10 Classification of Mental and Behavioural Disorders：Diagnostic criteria for research. World Health Organization, Genova, 1993.
*2 厚生労働省：前掲書, 2016.
*3 米国精神遅滞協会著，栗田　広，渡辺勧持訳：知的障害―定義，分類および支援体系. 第10版, 日本知的障害福祉連盟, 2004.

力知的・発達障害協会［American Association on Intellectual and Developmental Disabilities；AAIDD］と改称）によれば，原因を胎児期，周産期，出生後に分けている。胎児期の原因としては，染色体異常（ダウン症候群，脆弱X症候群，プラダー・ウィリ症候群など），先天性代謝異常，脳の奇形（水頭症，二分脊椎など），遺伝性の疾患群である神経皮膚症候群（結節性硬化症，神経線維腫症あるいはレックリングハウゼン病など），感染症（風疹，トキソプラズマ症など），胎児性アルコール症候群，などがある。周産期の原因としては，胎盤機能不全，出産時の低酸素性脳症や頭蓋内出血，などがある。出生後の原因としては，頭部外傷，脳血管障害，感染症（髄膜炎や脳炎など），変性疾患，不十分な栄養と養育の剝奪，などがあげられる。以上のように，知的障害の原因となる要因は多数存在する。しかし臨床的に重要な点は，全体の85％を占めるもっとも頻度の高い軽度の知的障害の場合には，その多くが原因を特定できないことである。

E・重症心身障害児

1 重症心身障害児の概念と歴史[*1]

　重症心身障害児の定義については，児童福祉法（第7条第2項）に障害児入所施設の入所対象として「重度の知的障害及び重度の肢体不自由が重複している児童」と規定されている。したがって重症心身障害児は状態像を示す症候群であり，原因となる疾患も知的障害で述べた病因よりもさらに複雑で多岐にわたると考えられている。

　重症心身障害児は歴史的には行政上あるいは社会福祉的観点から生まれた概念であり，純粋な医学用語ではないが，長年の経過のなかで医学用語としても一般的に用いられるようになった。重症心身障害児の歴史は小児科医である**小林提樹**の臨床活動に始まるといわれている。すなわち小林は，終戦後に乳児院と小児科病棟において，のちに重症心身障害児といわれる子どもたちの入院治療を行い，その活動が1958（昭和33）年に，全国社会福祉協議会に重症心身障害児対策委員会を設置する決議がなされることにつながっていった。その後，1961（昭和36）年にわが国最初の重症心身障害児施設である**島田療育園**（現・島田療育センター），1963（昭和38）年には**びわこ学園**（現・びわこ学園医療福祉センター草津）が開設され，1966（昭和41）年からは厚生省（当時）の施策によって全国の国立療養所に重症心身障害児病棟が開設され，1975（昭和50）年度には，総数80カ所，入所定員総数8,080名まで整備が進んだ。しかし，2004（平成16）年度から行われた国立病院の独立行政法人化による再編成に伴

---

*1 岡田喜篤：重症心身障害児の歴史．浅倉次男監，重症心身障害児のトータルケア—新しい発達支援の方向性を求めて，へるす出版，2006，pp.15-20．

図2-22 ● 大島の分類

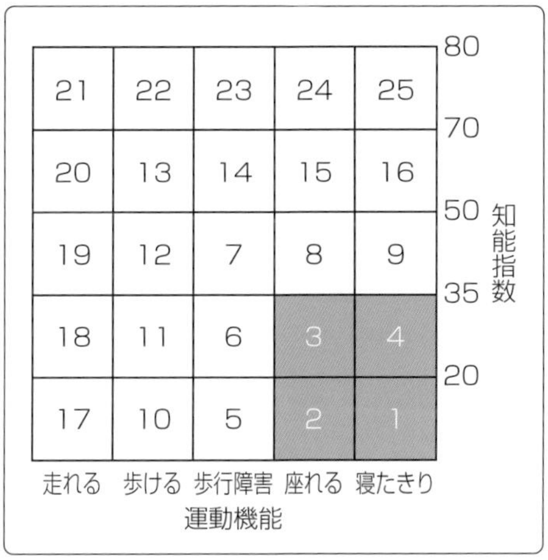

					80
21	22	23	24	25	
					70
20	13	14	15	16	
					50
19	12	7	8	9	
					35
18	11	6	3	4	
					20
17	10	5	2	1	

知能指数

走れる　歩ける　歩行障害　座れる　寝たきり
運動機能

■■ の部分が定義上の重症心身障害児
資料　大島一良：重症心身障害児の基本的問題. 公衆衛生,
　　　35（11）：648-655, 1971（一部改変）.

い, 現在は病床数が減少しているのが現状である。

2　重症心身障害児の分類*1

重症心身障害児の分類は**大島の分類**（**図2-22**）が広く使われている。大島の分類の1〜4が重症心身障害児, 5・6・10・11・17・18が重度の知的障害, 8・9・15・16・24・25が重度の肢体不自由児にそれぞれ該当する。

3　超重症児*1

重症心身障害児のなかでも医療・看護面できわめて多くの注意や労力を必要とする場合, **超重症児**と呼んでいる。超重症児では呼吸障害, 嚥下障害を中心とする摂食障害, 易感染性が臨床的にとくに問題となることが多く, 生命の危険に常に曝されていると考えなければならない。

4　動く重症心身障害児*1

明確な定義はなく正式な医学用語でもないが, 重症心身障害児施設に入所しているものの, 定義上の重症心身障害児（者）に該当しない重度知的障害児を「動く重症心身障害児」と呼んでいる。

---

*1 江添隆範：重症心身障害児の概念と定義. 浅倉次男監, 重症心身障害児のトータルケア─新しい発達支援の方向性を求めて, へるす出版, 2006, pp.4-6.

F ● 知的障害と他の精神障害

　知的障害は他の精神障害に併存することが多い。併存障害やその症状は多彩である。例えば広汎性発達障害には知的障害の併存が認められ，DSM-Ⅳ-TR の自閉性障害（自閉症）では約70％に知能の障害が併存する。また知的障害の年長者から成人では，とくに軽度の知能の障害を有する場合，学校や職場での成績不振や不適応，あるいは対人関係で悩んだ結果，うつ状態や適応障害に陥ることがある。

　気分（感情）障害（うつ病や双極性障害）の併存もまれではないが，うつ状態の言語化は難しいため，睡眠や行動など他覚的な側面から評価をすることが重要である。

　統合失調症の併存は知的障害の程度が軽度の場合にはまれではないが，やはり病的な体験の言語化が難しいことがあり，診断には慎重になる必要がある。中等度から重度の場合には統合失調症の診断自体が困難なことが多い。また，知的障害の程度が重度の場合，年齢にかかわらず，自傷，異食，強いこだわり，爆発性，破壊行動，多動などの行動障害を併存することがあり，症状が激しい場合には薬物療法の適応も考慮される。

G ● 知的障害児（者）の教育・福祉・治療

　知的障害の多くは原因が不明であるが，特定されたとしても原因そのものが治療の対象になることは少ない。そのため知的障害では，原因に対する治療よりも，併存障害に対する対症療法や，何よりも適応機能の改善を目的に働きかけをすることが主になる。すなわち，生活支援，療育や教育が中心になる。

1　教　育

　知的障害児の教育については，義務教育のための特別支援教育をあげることができる。特別支援教育の詳細は次項で述べる。就学前に知的障害が発見された場合には，わが国では統一されたシステムがいまだ構築されていない。そのため地域によってシステムの整備や充実の度合いが著しく異なるのが現状である。基本的には地域ごとの療育センター(広く使用される用語が「療育センター」であるが，用語も統一されていない)に通所し，適応機能の障害の程度に応じた療育を受けることになる。また子どもによっては療育センターと並行して，幼稚園や保育園などへ入園し，定型発達児との交流を通して発達を支援する方法もとられる。

2　福　祉

　18歳未満は**児童福祉法**，18歳以上は**知的障害者福祉法**に基づいて対策がとられている。また障害の種類（知的障害，精神障害，身体障害）にかかわらず障害者の地域生

活と就労を進め，自立を支援することを目的として**障害者自立支援法**が2006（平成18）年に施行された。なお同法は2012（平成24）年，**障害者の日常生活及び社会生活を総合的に支援するための法律（障害者総合支援法）**に改称・改正された。

IX 心理的発達の障害［F8］

A ● 心理的発達の障害とは何か

　心理的発達の障害（disorders of psychological development）は，わが国では従来，発達障害（developmental disorders）と総称されてきたものに相当する。2013年5月にアメリカ精神医学会からDSM-5[*1]が刊行され，心理的発達の障害に相当するものとしてNeurodevelopmental Disordersが登場した。翻訳にあたってわが国では「Disorder」の日本語訳を当面，「障害／症」として表記し「障害」と「症」を併記することになった[*2]が，今後，とくに乳幼児から児童・青年の領域では「障害」ではなく「症」が一般的に使用されることになると思われるので，本項では神経発達症と表記する。

　神経発達症（心理的発達の障害）は，WHOが制定するICD-10[*3]によれば，①発症が常に幼児期か児童期である，②中枢神経系の生物学的な成熟と強く関連した機能の発達における障害や遅れがある，③軽快や再発を伴わず一定した経過をとる，とされている。しかし③に関しては，神経発達症に対して治療困難で固定的であることを強く印象づける表現であり，実際の臨床経過とは大きく乖離するため，「中核の特性は持続するものの，臨床像や社会適応は環境や周囲のかかわり方によって著しく異なる経過をとる」とするべきであると考えられる。以上を要約すると，心理的発達の障害（神経発達症）とは脳（中枢神経系）の先天的な機能の障害によるもので，発症は人生早期であり，障害の特性は持続するものの，適応の程度やありようは環境との相互作用により大きな影響を受けるため，個人によってそれぞれ異なる経過をたどる，と定義することができる。

---

*1 American Psychiatric Association 著，日本精神神経学会日本語版用語監修，高橋三郎，大野　裕監訳，染矢俊幸，神庭重信，尾崎紀夫，他訳：前掲書.
*2 日本精神神経学会精神科病名検討連絡会：DSM-5病名・用語翻訳ガイドライン. 精神神経学雑誌, 116 (6)：426-457, 2014.
*3 World Health Organization：前掲書.

表2-31 ▶ ICD-10による心理的発達の障害の分類（概要）

F80　会話および言語の特異的発達障害
F80.0　特異的会話構音障害
F80.1　表出性言語障害
F80.2　受容性言語障害　など
F81　学力の特異的発達障害
F81.0　特異的読字障害
F81.1　特異的綴字（書字）障害
F81.2　特異的算数能力障害（算数能力の特異的障害）など
F82　運動機能の特異的発達障害
F84　広汎性発達障害
F84.0　小児自閉症
F84.1　非定型自閉症
F84.5　アスペルガー症候群　など

注）上記は遭遇することがまれな疾患や臨床的にそれほど重要でないと思われるものを除き，主な障害に限定して列挙している.

B ● 心理的発達の障害の分類

1 ICD-10による主な障害

ICD-10による心理的発達の障害の分類の概要を**表2-31**に示す。

特異的会話構音障害（F80.0）はコミュニケーション能力や言語理解には問題なく，構音だけが年齢相応の段階に達していない場合に診断される障害の総称である。ただし失語や失行，口蓋裂などによるものは含まない。

表出性言語障害（F80.1）は，言語理解は正常範囲内であるもの，表出性言語すなわち話し言葉の内容に障害が認められるものである。一方，**受容性言語障害**（F80.2）は表出性言語だけでなく言語理解にも障害がある場合に診断される。後述する自閉症とは異なるが，臨床上，自閉症との鑑別が困難なことも少なくない。

運動機能の特異的発達障害（F82）は先天的あるいは後天的神経障害によっては説明できない，協調運動の発達の機能的障害である。走る，跳ぶ，スキップ，キャッチボールが苦手など粗大な協調運動の障害だけでなく，ボタンの掛け外し，靴ひもの結びやはさみの使用が苦手など，いわゆる手先が不器用な場合も含まれる。

2 併存症

神経発達症（心理的発達の障害）に分類される障害は，常にお互いに併存する可能性があることを意識することが重要である。神経発達症における頻度の高い併存症を**図2-23**に示す。**特定不能の広汎性発達障害**（pervasive developmental disorder

図2-23 ● 自閉症とその周辺の障害の関係（DSM-Ⅳ-TR）

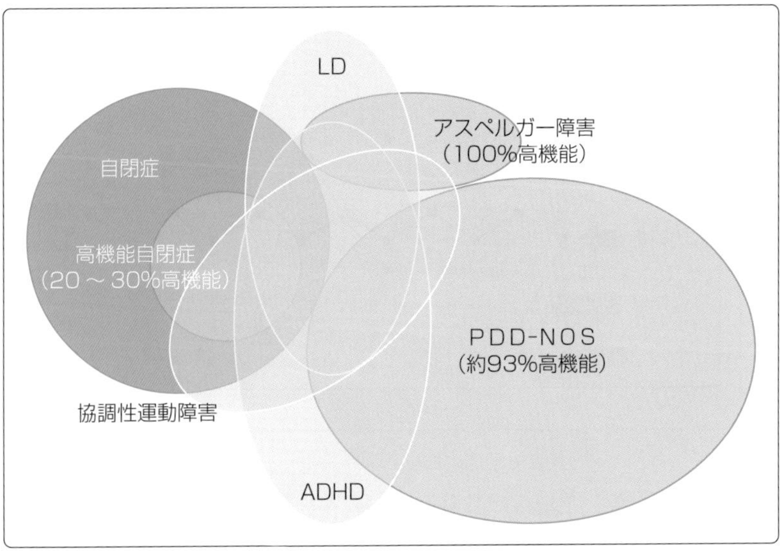

資料　American Psychiatric Association : Diagnostic and Statistical Manual of Mental Disorders. 4th
　　　edition, Texet Revision : DSM-Ⅳ-TR, American Psychiatric Association, 2000.

not otherwise specified；**PDD-NOS**）はICD-10では非定型自閉症に相当する。
広汎性発達障害は，多動性障害，学習障害，運動機能の特異的発達障害の併存が高い
ことを臨床では銘記すべきである。

C · 学習障害

　神経発達症（心理的発達の障害）における知的発達の特徴は「ばらつき
（distortion）」である（**図2-24**）。**学習障害**（learning disorder）はDSM-5では限
局性学習症（specific learning disorder）とされるもので，全体の知的発達に遅れ
がないことが診断の前提となる。そのうえで，読字（F81.0　**特異的読字障害**），書
字（F81.1　**特異的綴字［書字］障害**），算数（F81.2　**特異的算数能力障害**［算数能
力の特異的障害]），のいずれかに障害を有する頻度が高い。学習障害の多くは小学校
入学後の学習場面で明らかになることが多いが，幼児期でも書字の際に，上下はその
ままで左右を反転させたいわゆる鏡文字が認められることがある。

　神経発達症における知的発達の「ばらつき」に関して頻度と程度の双方において
もっとも顕著であるのは**自閉症**である。自閉症の20～30％程度は高機能（知的発達の
遅れを伴わない）であるが，自閉症は幼児期から言語理解の遅れを伴うために，知的
発達の水準にかかわらずWISC-Ⅳなどでは，一般的に言語性よりも動作性が高く
（言語性＜動作性）なる。一方，アスペルガー症候群は全例が高機能であるが，動作

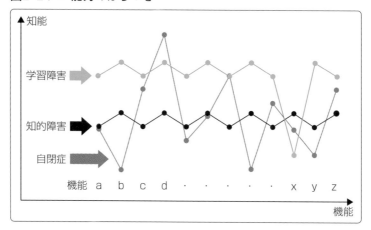

図2-24 ● 能力のばらつき

性＜言語性となることが多いといわれている。多動性障害は頻度・程度において自閉症には及ばないものの知的発達のばらつきを認めるものが少なからず存在する。しかしそのパターンは一定ではない。神経発達症全般で知的発達のばらつきが特徴であるため、読字・書字・算数の領域のみが目立った場合に学習障害の診断が単独あるいは併存症としてなされると考えると理解しやすいと思われる。

D ● 広汎性発達障害

　広汎性発達障害（pervasive developmental disorders）は、社会性の質的障害、コミュニケーションの質的障害、行動や関心・活動が限局され反復的・常同的であること、の3徴で特徴づけられる障害である。わが国ではこの10年余りの間に精神科医を中心とした医療の現場だけでなく、教育機関、マスコミ、職場など国民的な関心を集めてきたといっても過言ではない。世間の関心の高まりとともに精神科外来などへの受診者も急増したため、対応に苦慮している医療機関がいまだ少なくないのが現状である。

　後述する小児自閉症、アスペルガー症候群や非定型自閉症のほかに、レット症候群（Rett's syndrome）や他の小児期崩壊性障害（other childhood disintegrative disorder）も広汎性発達障害に分類されている。レット症候群は女児に限定した疾患であるが頻度はまれであり、重度の知的障害が必発である。またX染色体上の遺伝子の突然変異が原因であることが判明した。小児期崩壊性障害は自閉症よりも年齢的に遅い発症で、獲得された能力の急激な喪失を示す重篤な障害であるがきわめてまれな障害である。

E ● 小児自閉症

1 概念の歴史

歴史的には1943年の**カナー**(Kanner, L.) による**早期幼児自閉症**（early infantile autism）が最初の報告である。翌年の1944年にオーストリアの小児科医である**アスペルガー**(Asperger, H.) はカナーの自閉症とは異なる特徴を示す**自閉的精神病質**(autistische Psychopathie) を発表し，性格の偏りが主な障害であるとした。わが国では知的障害を伴う自閉症をカナー型，伴わないものをアスペルガー型と称していた時期があった。その後，自閉症が統合失調症の最早期発症型であるという説が唱えられるなど，自閉症概念の混乱が長く続いた。DSM-Ⅲ（1980年）[*1]で初めて広汎性発達障害が採用され，統合失調症と明確に区別された。現在われわれが使用している自閉症の診断基準はカナーのそれとは大きく異なっている。

2 診　断

3歳までに以下の3徴が出現しそろうことが特徴である。

1 社会性の質的障害

乳児期や1歳前後から「抱かれる姿勢をとらない」「抱いても腕の中にじょうずにおさまらない」「視線が合いにくい，合ってもすぐにそれる」「呼んでも振り向かない」「いないいないばあ，をしても喜ばない」「人見知りや後追いがない」などが多く聴取される徴候である。

幼児期には「親がそばにいなくても一人で平気でいられる」「一人遊びが多い」「ほかの子どもに興味を示さない」「一緒に遊ばない」「一緒に遊んでもかかわりが一方的で相互的なやり取りができない」などである。対人相互性を確立するために重要な行動である**共同注意**（joint attention）の乏しさも特徴の一つである。共同注意は幼児が自分の興味の対象を他者に伝えようと試みる"指差し"や，自分の喜びや興味を養育者と共有しようとして「ママ，来て，見て見て」などと親に強く呼びかける行動を指す。

2 コミュニケーションの質的障害

言葉の遅れは医学的には「2歳で単語が出ない」と「3歳で2語文が出ない」のどちらか一方を満たせば該当すると定義される自閉症の一般的な徴候である。1歳6カ

---

*1 American Psychiatric Association：Diagnostic and Statistical Manual of Mental Disorders, 3rd edition：DSM-Ⅲ. American Psychiatric Association, 1980.

月児健診や3歳児健診で指摘されることが多い。呼びかけに反応しないために聴力に問題があると疑われることも少なくない。また言葉の表出の有無はともかく，言葉の理解力に問題があることが特徴であり，青年期以後まで続いていく。一方，言葉に遅れがない場合でも，「話し始めのころから大人のような話し方だった」「発音がモノトーンで一本調子」「会話が一方的で，相手かまわず自分の話したいことを話し続ける」ことも多い。

身振りや手振り，表情によって自分の意思や感情を伝えようとする非言語的なコミュニケーションが乏しいことも多く，「意思の伝達の障害」と表現してもよい。親や兄姉など身近な年長者の動作を模倣することも乏しい。ごっこ遊びをせず，玩具や人形などを適切に扱うことができない。空想への親和性が高く，幼児期からいわゆるファンタジーへの没頭が認められる子どももいる。

3 行動や関心，活動が限局され反復的，常同的であること

幼児期早期から認められる"こだわりの強さ"といわれる特徴である。興味が偏り，電車，ミニカーなど特定の物にだけ興味を示し，例えばミニカーなどを一列に並べることに没頭する。並べた物が少しでも乱されるとかんしゃくを起して反応する。車輪が回ることだけに興味が集中し，自分で車輪を回しながら見続ける。特定の物の位置，順番，色などに強く執着するなどである。身体を前後に揺らす，鉛筆などを指先ではじくなどの行動を常同的に繰り返すことも頻度の高い徴候である。

特定の感覚への過敏さあるいは鈍感さは大きな特徴である。DSM-5で初めて診断基準の一つとして採用された。些細な音に過度に反応し耳塞ぎをする子どももいれば，大きな音でも驚かない子どももいる。音に過敏な場合は概して甲高い音・声が苦手であることが多いようである。また五感すべてに感覚の過敏さ，鈍感さが認められる可能性がある。彼らが示す偏食は味覚過敏のためと考えるべきである。感覚過敏は年齢とともに改善することが多いが，症例によってさまざまである。

③ 疫 学

有病率は子どもと成人のいずれのサンプルでも1％程度であると報告されている[*1]。いずれの調査でも以前と比較して高い頻度を示しているが，その理由は特定されていない。性差は女性よりも男性に4倍多く診断される。

④ 病 因

1960年代までは病因として心因論が唱えられた時期があったが，その後否定された。病因は先天的な脳の機能的・器質的な問題であると考えられている。しかし，遺

---

*1 World Health Organization：前掲書.

伝子レベルでも環境との相互作用が指摘されており，子どもが置かれている環境が病像の形成に大きく関与することは間違いない。その意味で生育過程での適切な環境の提供はきわめて重要である。

　自閉症は遺伝的な関与が強い障害であり，一卵性双生児の一致率は60〜90％で，同胞における一致率は約5％[*1]である。自閉症に対する膨大な遺伝子研究が行われたが，数多くの候補遺伝子の報告にとどまり遺伝子の特定には至っていない。単純な遺伝形式でないことは確かであり，数十以上ともいわれる遺伝子が複雑に関与していると考えられる。神経伝達物質ではセロトニン系の異常が指摘されている。

5 併存症

　前述したように，多動性障害，学習障害，運動機能の特異的発達障害の併存が多い。また，てんかん，チック障害，ド・ラ・トゥレット症候群，睡眠障害の併存も多い。自閉症では20％前後がてんかんを発症するといわれており，その場合10歳以後での発症が多い。睡眠障害は乳児期から幼児期早期で頻度が高い。睡眠が不規則，なかなか入眠しない，入眠しても些細な刺激で覚醒し再び眠らない，などが一般的である。

6 治療

　十分なエビデンスに基づく確定した治療法はない。そのため効果的であるとされている方法を取り入れながら，各施設でそれぞれ工夫しながら行っているのがわが国の実情である。そこで，自閉症の治療において現時点でほぼ共通理解とされている見解を以下に列挙する。

①できるだけ早い年齢から始める。

②幼児期から青年期以後まで続く，絶え間のない継続的な支援が必要である。

③まず1対1の個別の対応を中心に，可能なかぎり十分な頻度と時間をかけて行う。

④場所，時間，人，スケジュールなどがしっかり構造化されていることが必要である。

⑤コミュニケーションには視覚的な刺激である絵カードなどを利用する。

⑥並行して親や家族へのカウンセリングや支援が不可欠である。

⑦幼児期での目標は，個々の重症度によるものの，排泄，食事，着替え，保清などの身辺自立の確立，基本的な対人関係の形成，パニックや自傷行為などの随伴症状の軽減，などである。

---

*1 M. ラター，D. V. M. ビショップ，D. パイン，他編，長尾圭造，氏家　武，小野義郎，他監訳：新版 児童青年精神医学．明石書店，2015.

⑧進学に際しては，その時点での発達に合わせた適切な環境の選択を行うことができるように支援する。

　青年期以後は知的障害の程度や特性の強さや偏りなど，個々のそれぞれの時期における臨床像に合わせて環境の設定をしていくことが重要になる。その際，生活場面の構造化や視覚的資料の使用などは継続して心がける必要がある。かんしゃくやパニックなどが激しい場合には薬物療法の適応となることがある。

F · アスペルガー症候群

1 概念の歴史

　最初の報告は**アスペルガー**（Asperger, H.）による自閉的精神病質（autistische Psychopathie）であるが，その後，概念はさまざまに変遷し現在に至る。本項のICD-10によるアスペルガー症候群（Asperger's syndrome）はアスペルガーの自閉的精神病質とは異なった概念であり同一ではない。

2 診断と臨床的特徴

　ICD-10の小児自閉症の診断基準の特徴は，言語あるいは認知的発達において臨床的に明らかな全般的な遅れが認められないことである。そして3徴のなかで，①社会性の質的障害，③行動や関心，活動が限局され反復的，常同的であること，に該当する必要がある。言語と認知の発達に遅れがないため，年齢に相応した自己管理能力，対人関係以外の日常生活能力，環境への好奇心にも明らかな遅れを認めない。また全例が知的障害を伴わない，いわゆる高機能（high-function）である。

　アスペルガー症候群の子どもは自閉症と異なり母親への愛着も認められることが多く，幼児期の適応もこだわりが強いことを除いて比較的問題のないことが多いために，専門機関に相談に訪れないことも多い。また高機能であるために普通級に在籍することが多いことも診断が遅れる要因となる。

　併存症はすでに述べたとおりであるが，多動性障害を併存する場合には4，5歳から小学校高学年にかけて目立つことが多い。その際には多動・衝動性に目を奪われ，対応に四苦八苦するために本来の特性が目立たなくなることもまれではない。それほど，多動・衝動性が激しいのである。しかし小学校高学年を過ぎると，多動性障害の一般的な経過に準じて多動・衝動性は自然に改善することが多いために，再び広汎性発達障害の特性が前景に出ることになる。

　広汎性発達障害で高機能（知的障害を併存しない）の症例の多くは10～14歳ころに**心の理論（theory of mind）**を通過するといわれている。心の理論はこの四半世紀の間，自閉症児・者の対人関係のあり方を理解する理論として提唱され，さまざま

な実験が行われ議論されてきた。心の理論を一言で表現すると「他人の感情や気持ちを推し量る能力」ということができる。定型発達児では4，5歳で通過する。日本人の子どもであれば「恥ずかしい」と口にするようになる年齢であり，他人の視線を意識し，その気持ちや考えに思いをめぐらすことができるようになったことを示す。高機能広汎性発達障害児ではその年齢が10〜14歳と遅れるのである。

　不幸なことに高機能広汎性発達障害児は，この10〜14歳の時期に周囲から激しいいじめを受けることが多い。彼らが社会性の質的な障害をもつために，冗談を理解できず，周囲の状況に合わせた言動をとることが難しく，さらに奇抜な言動や，周囲からの働きかけに対してかんしゃくなどの過度の反応を示すことが多いためである。他人の心に興味をもち，思いをめぐらせることが少しできるようになった状態で激しいいじめを受けることは，彼らにとっていっそう大きな心の傷を負うことになる。自閉が緩んだところに「いじめ」が侵入するといってもよいかもしれない。激しいいじめの既往がある場合には，心的外傷後ストレス障害に該当するような症例さえ決してまれではない。

3 治　療

　一般的に自閉症ほど早期からの療育的な関与は必要ではない。幼児期の後半から児童期では多動性障害や学習障害などの併存症に対する対症療法が治療の中心になる。青年期以後では強迫性障害や社会恐怖などの併存も認められる。対人関係のストレスのために気分（感情）障害（うつ病）やパニック障害などの不安障害を発症する場合もある。

　大切なことは，心の理論を通過する際には広い意味での社会生活技能訓練（SST）が重要になる。すなわち，心の理論を通過する年齢で，本人が自他の違いに気づき，そのうえで対人関係能力を養うことが青年期以後の社会適応につながっていく。成人ではどの程度，本人が自分の特性を理解できているのか，親を含めた周囲の理解はどうか，併存症の有無，児童期から青年期での「いじめ」体験の有無と程度，などを総合的に考慮して支援のあり方を模索する。しかし高機能の神経発達症全般を通じていえることは，結果的に日常生活のさまざまな場面で支障をきたすものであり，薬物療法を含めて劇的に改善する治療法は存在しないため，何より患者本人が自分の特性に対して前向きに取り組む姿勢が治療には不可欠である。

G ● 特別支援教育

1 特別支援教育の定義

　文部科学省は特別支援教育について，「障害のある幼児児童生徒の自立や社会参加

に向けた主体的な取組を支援するという視点に立ち，幼児児童生徒一人一人の教育的ニーズを把握し，その持てる力を高め，生活や学習上の困難を改善又は克服するため，適切な指導及び必要な支援を行うもの」*1と定義し，2007（平成19）年4月に，それまでの特殊教育から特別支援教育制度へと移行している。この制度は，**学校教育法**に位置づけられ，すべての学校において，障害のある幼児児童生徒の支援をさらに充実していくこととなったが，とくに大きな特徴としては，いわゆる軽度発達障害と呼ばれる（現在，この用語について文部科学省は誤解を招くことを理由に採用していない）**注意欠如・多動性障害**（attention deficit hyperactivity disorder；**ADHD**），広汎性発達障害，**限局性学習症**（specific learning disorder；**SLD**）など，それまでは特別支援の対象とされなかった児童生徒を新たに対象に加えたことにある。背景には，障害の重度・重複化や多様化，広汎性発達障害，SLD，ADHDなどの児童生徒への対応や，早期からの教育的対応の必要性，高等部への進学率の上昇，卒業後の進路の多様化，障害者の自立と社会参加などが進んできたことがある。

② 特別支援学級，特別支援学校，通級指導教室

1 特別支援学校

特別支援学校が対象とする障害種については5種類の障害種別（盲・聾・知的障害・肢体不自由・病弱）と重複障害に対応した教育を行っている。知的障害をはじめ，最近では広汎性発達障害やADHDなどの神経発達症を併存する児童生徒も増加しているのが現状である。特別支援学校には，幼稚部，小学部，中学部，高等部，高等部の専攻科がある。

2 特別支援学級

特別支援学級は，知的障害，情緒障害や肢体不自由などのために，通常学級での教育が困難であったり，十分に成果が期待できない児童生徒が在籍する学級であり，通常学校内に設置されている。原則として毎日，特別支援学級で過ごすが，教科によっては通常学級での授業を受けたり，学校行事は通常学級で参加するなど，通常児童生徒との交流を意図した教育を行うことができるのが利点である。

3 通級指導

通級指導とは，通常学校の通常学級に在籍しながら，国語や算数など通常学級の進度での理解が困難な科目に限り，特別な個別指導を受けるシステムである。通級指導の対象は，広汎性発達障害，ADHDやSLDなどが中心となることが多い。

---

*1 文部科学省：特別支援教育について.
　　http://www.mext.go.jp/a_menu/shotou/tokubetu/main.htm

X 小児期および青年期に通常発症する行動および情緒の障害［F90-98］

　本書が診断分類として準拠している ICD-10[*1]では，F90から F98まで診断名が列挙されているが，臨床上すべての項目を実際に使用するわけではないため，主な障害について解説する。

A　多動性障害

　概念としてはほぼ同じであるため，本項では DSM-5[*2]の**注意欠如・多動症/注意欠如・多動性障害（ADHD）**について解説する。ADHD はあくまでも行動上の特性に焦点づけられた疾病概念である。

1　診断と臨床的特徴

　DSM-5の診断基準の主な点を以下に示す。

A：以下に示す，不注意症状，多動性および衝動性，ともに９症状（合計18症状）のうち６つ（またはそれ以上）が少なくとも６カ月持続したことがあり，その程度は発達の水準に不相応で，社会および学業的／職業的活動に直接，悪影響を及ぼすほどである（17歳以上では５つ以上が必要）。

• 不注意
　(a)　学業，仕事，または他の活動中に，しばしば綿密に注意することができない，または不注意な間違いをする。
　(b)　課題または遊びの活動中に，しばしば注意を持続することが困難である。
　(c)　直接話しかけられたときに，しばしば聞いていないように見える。
　(d)　しばしば指示に従えず，学業，用事，職場での義務をやり遂げることができない。
　(e)　課題や活動を順序立てることがしばしば困難である。
　(f)　精神的努力の持続を要する課題（例：学業や宿題）に従事することをしばしば避ける，嫌う，またはいやいや行う。
　(g)　課題や活動に必要なもの（例：学校教材，鉛筆，本，道具，財布，鍵，書類，眼鏡，携帯電話）をしばしばなくしてしまう。
　(h)　しばしば外的な刺激によってすぐ気が散ってしまう。

＊1　World Health Organization：前掲書.
＊2　American Psychiatric Association 著，日本精神神経学会日本語版用語監修，高橋三郎，大野　裕監訳，染矢俊幸，神庭重信，尾崎紀夫，他訳：前掲書.

(i) しばしば日々の活動で忘れっぽい。

• 多動性および衝動性

(a) しばしば手足をそわそわと動かしたりトントン叩いたりする，またはいすの上でもじもじする。

(b) 席についていることが求められる場面でしばしば席を離れる（例：教室，職場，その他の作業場所で，またはそこにとどまることを要求される他の場面で，自分の場所を離れる）。

(c) 不適切な状況でしばしば走り回ったり高い所へ登ったりする。

(d) 静かに遊んだり余暇活動につくことがしばしばできない。

(e) しばしば "じっとしていない"，またはまるで "エンジンで動かされているように" 行動する。

(f) しばしばしゃべりすぎる。

(g) しばしば質問が終わる前に出し抜いて答え始めてしまう（例：他の人達の言葉の続きを言ってしまう；会話で自分の番を待つことができない）。

(h) しばしば自分の順番を待つことが困難である（例：列に並んでいるとき）。

(i) しばしば他人を妨害し，邪魔する（例：会話，ゲーム，または活動に干渉する；相手に聞かずにまたは許可を得ずに他人の物を使い始めるかもしれない）。

上記の症状の数と持続期間を満たしたうえに，

B：それらの症状のいくつかが「12歳以前から存在」して，

C：さらに「2つ以上の状況（例：家庭，学校，職場）で存在」する必要がある。

そして，「過去6カ月間で優勢なもの」を混合型，不注意優勢型，多動・衝動優勢型の3型から特定する。

2 疫 学

有病率は，学童期の3～7％で，青年期から成人期にかけては症状が減弱するとされてきたが，近年の疫学調査によれば学童期で約6％，成人期でも5％とされる。性別では男性に多く，小児期で2：1，成人で1.6：1程度である。女性では男性と比較して不注意を呈することが多いといわれている。

3 臨床経過

多動・衝動性は乳幼児期から始まり，症状のピークは4，5歳から10歳前後までである。一方，多動・衝動性と入れ替わるように問題として登場してくるのが不注意である。多動・衝動性が青年期に至ると消退してくるのに対して，不注意は成人以後にまで残存することが多い。いわゆる成人期ADHDといわれているものである。

青年期以後のADHDにみられる不注意は，診断基準の（e）課題や活動を順序立てることがしばしば困難である，（h）しばしば外的な刺激によってすぐ気が散って

しまう，（i）しばしば日々の活動で忘れっぽい，などが特徴的であるといえる。

4 病　因

　ADHD には家族集積性が認められ，遺伝的な関与が強いことは確かであるが，多くの遺伝子研究にもかかわらず特定の責任遺伝子の発見には至っていない。また脳画像研究などを踏まえて，**前頭-線条体・実行機能障害仮説**（fronto-striatal/executive function disorder hypothesis）が提唱されている。神経伝達物質では主にドパミンやノルアドレナリンの異常が指摘されており，後述する薬物療法の開発につながってきた。ADHD の病因として生物学的な要因が関与していることは間違いないが，環境との相互作用によって病像が形成されていくことも明らかである。

5 鑑別診断

　ADHD との鑑別が必要となる身体疾患としては，前頭葉てんかんなどのてんかん，進行が緩徐な脳腫瘍，脳奇形，副腎白質変性症，甲状腺機能亢進症などがあげられる。早期から虐待を受けた子どもでは，幼児期から児童期早期にかけて多動・衝動性を呈することが多いが，ADHD そのものが育てにくい子どもとして虐待のリスクファクターになるため，両者が併存してより複雑な病像を呈することもまれではない。

6 併存症

　神経発達症に分類される障害は，お互いに併存する可能性が高い。まず ADHD を診断する際には，必ず広汎性発達障害の併存の有無を確認することが重要である。そのほかには，学習障害，運動機能の特異的発達障害，チック症・トゥレット症などが頻度の高い併存症である。広汎性発達障害やその他の神経発達症に併存する ADHD の場合でも，ADHD 症状そのものの年齢的な経過は，前述した ADHD の臨床経過と変わらないと考えてよい。

7 治　療

　環境調整，親ガイダンス，ペアレントトレーニング，薬物療法などがあげられる。薬物療法に関しては，ADHD に対して中枢刺激薬であるメチルフェニデート塩酸塩徐放剤（コンサータ®）と非中枢刺激薬のアトモキセチン塩酸塩（ストラテラ®）が処方可能であり，現在ではいずれも成人にも適応が認められている。しかし，第一にするべきことは心理社会的アプローチである。そのうえでやむを得ない場合に薬物療法の適応となるが，それも限定的である。子どもの場合には症状のために達成感を味わうことなく自尊感情が育まれないまま経過し，青年期に至っていわゆる 2 次的な情緒障害に陥ることをできるだけ予防することが親指導のもっとも重要な目的である。

B • 素行障害

ICD-10の分類とは若干異なるが，DSM-5[*1]の素行症（素行障害）と反抗挑発症（反抗挑戦性障害）に分けて解説する。

1 素行症／素行障害（conduct disorders）

　反復し持続する反社会的，攻撃的な行動パターンを特徴とする。小児の場合には年齢と発達レベルを考慮に入れる必要がある。過度のけんかやいじめ，動物や人への残虐行為，所有物への破壊行為，放火，盗み，うそを繰り返しつく，性行為を強いる，などを示す。DSM-5では10歳以前の発症のほうが，それ以後の発症よりも予後が不良であるとしている。生物学的な要因も関与しているが，環境因による影響が症状形成に大きく影響していることは間違いない。ADHDを基盤にもち，劣悪な環境因が不幸にもマイナスに作用した結果，反抗挑発症，素行症，反社会性パーソナリティ障害へと展開していく症例もまれに存在する。

2 反抗挑発症／反抗挑戦性障害（oppositional defiant disorder）

　10歳未満の小児に特徴的に認められるもので，持続する拒否的，敵対的，反抗的，挑発的な行動パターンである。しかし，より重大な反社会的あるいは攻撃的な行動は存在しないことによって定義されている。彼らは怒りっぽく，容易にかんしゃくを起こす。ADHDの子どもの多くは幼児期から児童期にかけて反抗挑発症を呈することが多い。

C • 小児期に特異的に発症する情緒障害

1 小児期の分離不安障害（separation anxiety disorder of childhood）

　幼児期から児童期早期の子どもが愛着の対象（多くは養育者・母親である）から離れることに対して，過剰なまでに拒否し不安を示す状態である。養育者への愛着が健康に育っている子どもであれば，養育者からの分離に対して抵抗や不安を示すことは日常的に認められることであるため，子どもの分離不安自体を病的な状態としてとらえることに異議を唱える臨床家も少なくない。しかし，その抵抗や不安があまりに過剰であり幼稚園への登園や小学校への登校に大きな支障となる場合に初めて考慮される診断である。

----

*1 American Psychiatric Association 著，日本精神神経学会日本語版用語監修，高橋三郎，大野　裕監訳，染矢俊幸，神庭重信，尾崎紀夫，他訳：前掲書.

そのほか具体的な症状としては，愛着対象に災難が降りかかるのではないかという非現実的な心配に心を奪われる，迷子・誘拐などの災難によって愛着対象から引き離されるという非現実的な心配に心を奪われる，愛着対象がいないと眠るのをいやがる，あるいは一人で家にいられない，などさまざまなかたちで現れる。

健康度の高い子どもであれば，例えば母親の姿が見えなくなり少し時間が経つと泣きやみ，子ども集団に入っていくことができる。すなわち，愛着対象からの分離に際してとくに強い抵抗や不安を示すことが多い。例えば，健康に育っていた子どもが，インフルエンザに罹患し母親の看病を受けて母子の距離が一定の期間近くなった後に分離不安を示すことも珍しくない。一方，小学校中学年以後の年齢での分離不安は一般的に認められることはまれであり，年齢を問わず状態像だけで安易に診断することは慎むべきである。

治療は愛着対象からの急激で強引な分離ではなく，緩徐な分離を試みることが必要であり，登園（校）拒否であれば，園（校）内に当面，養育者の代わりとなる愛着対象を設けるなどの処置が有効である。その際には特定の保育士や養護教諭などの役割が重要となる。適切な対応を行えば分離不安障害の多くは予後良好である。

2 小児期の恐怖症性不安障害（phobic anxiety disorder of childhood）

特定のものに対する恐怖であるが，その恐怖自体は同年齢の子どもの多くに認められるものであり，しかも恐怖の程度が臨床的に異常である場合に診断される。また，全般性不安障害のように不安自体が強い状態が背景に存在しないことも重要である。幼児や児童期早期に多く，雷恐怖，動物恐怖，注射恐怖などが代表的なものである。一般的な経過としては保存的な経過観察で年齢とともに徐々に改善することが多い。

3 小児期の社会［社交］不安障害（social anxiety disorder of childhood）

「見知らぬ人に対して持続的あるいは反復的な恐怖および／回避を示す，このような恐怖は主として大人や友人たちに対して，あるいはそのいずれに対しても起こりうる」とされており，年齢は 6 歳程度までに限られる。0 歳後半から認められる人見知りは健康な乳幼児にとって正常な反応である。しかしその恐怖や回避が子どもの年齢にとっての正常範囲を超えており，社会的機能の問題を伴っている場合に考慮される診断である。また，養育者への愛着を正常に有していることも重要な前提となる。

4 同胞葛藤症（sibling rivalry disorder）

（a）同胞対抗および／または嫉妬の証拠がある，（b）発症が通常，すぐ下の同胞が生まれてから数カ月以内である，（c）情緒障害の程度および／または持続期間が異常であり，心理社会的問題を伴っている，が診断基準である。親の注意と愛情をめ

ぐって同胞と激しく競い合うことは異常な現象ではなく，むしろ愛着対象とのそれまでの関係が深く揺るぎないものであったことを示すものである。よく認められる症状は，赤ちゃん返り，頻繁なかんしゃく，獲得した排便・排尿のコントロールを一時的に失う，反抗的な態度をとる，添い寝を強く要求する，などさまざまである。愛着対象である養育者が冷静に丁寧に対応していけば，徐々に改善することがほとんどである。

D. 小児期および青年期に特異的に発症する社会的機能の障害

この一群に共通する特徴は見出し難く，そのため特別な意味をもたない一群であると考えてよい。しかし分類されている障害は臨床的に頻度も高く重要なものを多く含んでいる。

1 選択性緘黙（elective mutism）

（a）正常あるいはほぼ正常な言語理解能力の水準，（b）社会的コミュニケーションに十分な表出性言語能力の水準，（c）ある状況において正常あるいはほぼ正常に話すことができることが明らかなこと，とされている。もっとも頻度が高い状態は，家庭内では普通に話し日常生活も普通に行うことができるが，学校など社会的な場面で緊張が強く，会話ができず，行動もきわめてぎごちなくなる，というものである。質問にうなずく程度はできる，行動は円滑にできる，ごく限られた親しい友だちとの会話は多少はできる，など症例によって細かな状況はさまざまである。幼児期に言語発達の軽い遅れが認められることもある。幼児期での発症がほとんどであり，年齢とともに社会生活上の問題が大きくなる。家庭内では問題がないために両親が気づかずに過ごすこともまれではない。中学校以後に不登校やひきこもりなどに移行することが多く，予後は決して楽観できない。子どもを対象に遊戯療法などが試みられているが有効な治療法はいまだ報告されていない。

2 愛着障害（attachment disorder）

愛着障害については ICD-10も DSM-5も臨床的にはきわめて不十分な分類の段階にとどまっている。ここでは DSM-5を紹介して解説する。

DSM-5では愛着障害として，反応性アタッチメント障害／反応性愛着障害（reactive attachment disorder）と脱抑制型対人交流障害（disinhibited social engagement disorder）が分類されている。両者ともに乳幼児が受ける養育者からの虐待やきわめて不適切な養育の結果，生じるものである。乳児期の子どもに出現する養育者への愛着は，子どもに適切な養育がなされて初めて可能になる現象である。

しかし，虐待などによって適切な養育環境が提供されなければ正常な愛着が現れることは困難になる。このような状態を愛着障害と呼ぶが，ここに分類されている2つはnon-attachment すなわち"愛着がほとんど育っていない状態"を示している。愛着障害のなかでもっとも重症な表現型であると考えてよい。実際には「安全基地の歪み（secure base distortions）」といわれる愛着の歪みの程度や愛着の育ち具合，あるいはその表現型で論じられることが一般的である。その意味で，この2つの診断分類は臨床的に存在するが，きわめてまれな極端な表現型を示している。

　愛着障害の幼児は言語発達が遅れることもあり，広汎性発達障害との鑑別は容易ではない。しかし，里親などのもとで代理の養育者から適切な養育がなされれば言語発達が促進され，広汎性発達障害に特徴的な症状も改善することが多いといわれている。

　以上を理解したうえで2つの診断分類を簡単に解説する。いずれも発症は幼児期である。

- **反応性アタッチメント障害／反応性愛着障害**：大人の養育者に対してきわめて抑制された感情の表出しかなされず，対人交流でも他者に対する情動の反応や陽性の感情などが著しく制限され障害されている状態である。
- **脱抑制型対人交流障害**：見慣れない大人に対してもなれなれしく近づき，言葉をかけ，身体的な接触を積極的に行うが，特定の愛着対象をもつことがない状態である。施設入所児に比較的多く認められる。

E ● チック障害

　チックとは突発的，急速，非律動的な運動あるいは発声を指し，一時的であれば意図的に止めることができるが基本的に不随意（意志で制御困難）なものである。通常，限局した筋群に現れるが，時間経過とともに他の筋群に症状が移ることが多い。運動チックには，まばたき，首を横に振る，肩をすくめる，しかめ顔をする，音声チックには，咳払い，ほえる，鼻をすする，などがある。複雑な運動性チックになると，自分を叩く，跳んだり跳ねたりする，複雑な音声チックには，社会的に受け入れられない単語を使う（汚言症，わいせつな単語を発するなど），などが多い。発症は18歳以下であるが，幼児期から児童期であることが多い。ストレスなど心理的な要因で症状が動揺する，睡眠中は消失する，学校では目立たないものの，緊張が緩む家庭内で症状が増強する，などの特徴をもつ。病因としては脳の生物学的な要因が関与していると考えられている。

　本人に安心感を与え，症状への過度な干渉を控えるように親に助言するなどの支持的なかかわりや環境調整が必要になる。後述するド・ラ・トゥレット症候群など症状が激しい場合には薬物療法の適応も考慮する必要がある。軽快・増悪を繰り返しなが

ら経過することが多いが，成人までには改善することが多い。

1 一過性チック障害（transient tic disorder）

1年以上続かないチックである。単純な運動性チックであることが多い。単一性エピソードで終わる症例もあるが，寛解と再発を繰り返しながら経過することもある。

2 慢性運動性あるいは音声チック障害（chronic motor or vocal tic disorder）

運動性あるいは音声チックが1年以上持続するものである。

3 音声および多発運動性の合併したチック障害（ド・ラ・トゥレット症候群）（chronic vocal and multiple motor tic disorder (de la Tourette's syndrome)）

チックの重症型に位置づけられる。多発運動性チックに加えて，単発性か多発性の音声チックが現在存在するか，あるいは過去に存在したことで診断される。両者が同時に存在する必要はない。音声チックの発現以前に，運動性チックが前駆していることがほとんどである。しかも，その発症は多くは幼児期から児童期である。軽快と増悪を繰り返しながら成人まで持続すること多いが，年齢とともに症状が消失しないまでも軽快することが多い。チック障害全体のなかでは予後は楽観できない疾患である。

音声チックの症状は咳払い，わいせつな言葉を発する（汚言症）など多彩であり，強迫症状を併存する症例も少なくない。

F ● 小児期および青年期に通常発症する他の行動および情緒の障害

この一群も共通する特徴は見出し難く，そのため特別な意味をもたない一群であると考えてよい。

1 非器質性遺尿症（nonorganic enuresis），非器質性遺糞症（nonorganic encopresis）

これらはいずれも身体的な異常を見出すことができないにもかかわらず，精神年齢からみてふさわしくない程度に，昼間・夜間に排尿や排便に関する不随意な排泄が繰り返されている状態を指している。両者ともに出生時から持続していることもあるし，一度排尿・便調節を獲得した後に出現することもある。非器質性遺尿症は比較的

頻度の多いものであり，ほとんどは小学校高学年以後になれば自然に治癒する。非器質性遺糞症のほうが頻度は少ないものの事態はより複雑であり，広汎な発達の障害や情緒の障害を背景にもつことも十分に考慮しなければならない。

2 乳児期および小児期の哺育障害（feeding disorder of infancy and childhood）

十分に食物が与えられ，適切な養育があり，器質的疾患がないにもかかわらず，拒食と偏食を示す。軽度の摂食の困難では診断するべきではなく，質的な異常か体重増加や維持に関する著しい異常が存在する場合に診断される。さまざまな心理学的・発達的背景が考えられている。

3 吃音［症］（stuttering stammering）

単音，音節，単語を頻繁に繰り返したり，長く伸ばすことによって特徴づけられる話し方，あるいは話のリズミカルな流れを遮ったり，頻繁な口ごもりや休止によって特徴づけられる話し方で診断される。対人場面など緊張によって症状が増強することが多い。

XI 神経系の疾患（てんかん含む）

神経系の疾患のなかにはしばしば精神症状を呈し，精神科臨床の対象となる場合がある。なかには精神症状を初期症状として発症する神経系の疾患もあることから，鑑別診断や治療の開始には注意が必要である。しかし，神経系の疾患は**表2-32**のように多岐にわたるため，ここではそれらのうち比較的よく知られたものや，精神科臨床でふれる可能性のもっとも高いてんかんについて詳述する。なお，他節ですでに述べられている脳血管障害，脳腫瘍，外傷，先天性疾患，アルコール中毒，認知症疾患についてはここではふれない。

A ● 炎症性疾患

1 ウイルス性脳炎

ウイルス性脳炎は，ウイルスの直接侵襲による１次性脳炎と，免疫の関与する２次性脳炎に分けられる。原因としてさまざまなウイルスがあり，主なものとしては**単純ヘルペス脳炎**がもっとも頻度が高く，続いて日本脳炎，麻疹脳炎，風疹ウイルス脳炎

表2-32 ▶ 神経系の疾患

脳脊髄血管障害
脳腫瘍，脊髄腫瘍
頭部外傷，脊髄外傷
先天性疾患
炎症性疾患
脱髄性疾患
中毒性疾患
代謝性疾患
内科疾患に伴う神経系障害
変性疾患
脊椎疾患
末梢神経障害
筋疾患

資料　水野美邦編：神経内科ハンドブック─鑑別診断と治療．第3版，医学書院，2002，p.497.

などがあるが，同定不能のものも少なくない。これとは別に，インフルエンザ脳症のような，中枢神経系の非炎症性の浮腫による機能障害とされる**急性脳症**があり，多臓器障害を合併することが多い。

　脳炎の一般的な症状としては，頭痛，発熱に続いて精神症状，痙攣，意識障害，不随意運動，麻痺，失語，小脳失調などが出現する。精神症状としては異常行動，失見当識がみられる。

　ウイルス性脳炎の診断は髄液中の細胞数が単核球優位に増加していること，糖が正常ないし減少していることに加え，血清ウイルス抗体価の上昇が有力な証拠となる。単純ヘルペスウイルスに関しては**PCR（polymerase chain reaction）法**が確立しており，初期診断に有用である[*1]。脳波では，主に全汎性の徐波をはじめとする異常をほぼ全例で認める。一側性に同期的に出現する高振幅複合波である周期性一側てんかん型放電（periodic lateralized epileptiform discharges；PLEDs）は約3割の症例で認めるなど，局在性の異常も多くの症例でみられる。

② HIV（HIV-1）感染症

　ヒト免疫不全ウイルス（HIV） はレトロウイルス科に属し，免疫系を侵し，**後天性免疫不全症候群**（acquired immunodeficiency syndrome；AIDS）を引き起こすとともに，しばしば神経系も侵し，神経症状をきたす。HIVのうちtype 1（HIV-1）がAIDSウイルスとして問題となる。感染後の炎症が慢性化し，免疫機能が重度に低下すると，**HIV脳症**やHIV関連認知・運動複合と呼ばれる障害を生じ，集中力・

[*1] 水口　雅：急性脳炎・脳症の概念．日本臨牀，69（3）：391-398，2011.

自発性の低下，思考の緩慢化，抑うつ状態を呈する。しばしば錐体外路症状，錐体路症状，前頭葉症状が合併し，皮質下性認知症の臨床像をとる。

近年，**高活性抗レトロウイルス療法**（highly active anti-retroviral therapy；**HAART**）をはじめとするHIV感染症に対する治療薬や治療方法の進歩により，感染者の予後は飛躍的に向上し，重度の認知症の発症頻度は減少した。その代わりにHIV感染症が慢性疾患へと変貌し，さらにHIV感染者の増加の一途から，軽症の認知症の相対的頻度は増加している[*1]。

3 スローウイルス感染症

潜伏期が数カ月～数年と長く，発症すると数カ月～数年で致死的となる疾患群を指す。精神症状を呈する代表例に**亜急性硬化性全脳炎**（subacute sclerosing panencephalitis；**SSPE**，性格変化，知能低下）と**進行性多巣性白質脳症**（progressive multifocal leukoencephalopathy；**PML**，記憶障害，性格変化）がある。前者は麻疹ウイルスの変異株が脳内に長期間持続感染することにより生じ，初発症状が精神症状である。7～8歳の発症が多く平均6年の経過で死亡する。後者はパポバウイルスに属するJCウイルスが脳白質に感染し脱髄することにより生じ，がん，肝硬変など免疫機能が低下した患者に感染することがある。精神症状と片麻痺，歩行障害，視覚障害など，病巣部位により多彩な初発症状がある。6カ月以内で死亡する例が多い。

4 プリオン病

プリオン病はヒト，動物にみられる中枢神経系の致死性伝播性疾患であり，プリオン蛋白が病態生理として重要と考えられる疾患群である。正常型のプリオン蛋白はプロテアーゼにより完全に分解されるが，**感染型プリオン蛋白**は分解されず，凝集してアミロイド細線維を形成して神経細胞に障害をきたす。

◢ 孤発性クロイツフェルト-ヤコブ病（Creutzfeldt-Jakob disease；CJD）

有病率は100万人に1人程度で，**ヒトプリオン病**の80％以上を占める。中年以降の発症例が多い。正常型プリオンが変異・転化することで感染型プリオン蛋白が生じ，発病に至る。性格変化，異常行動，知能低下といった精神症状や，皮質性視覚障害，運動失調などで発症し，亜急性に進行する。ミオクローヌス，錐体路症状，パーキンソニズムなどを伴い，数カ月で失外套状態，除脳硬直状態に陥り，通常2年程度で死亡する。頭部MRI検査では，T2強調画像で発病の早期から大脳基底核や視床に高信

---

*1 中川正法，近藤正樹：NeuroAIDS．日本臨牀，68（3）：502-507，2010．

号がみられることがある。MRI 拡散強調画像は T2強調画像より病変を鋭敏に反映する。また，脳波は初期から基礎律動が不規則化し，1 ～ 2 Hz の高振幅鋭波よりなる周期性同期性放電（periodic synchronous discharge；PSD）がほぼ全誘導に出現するため，診断の一助となるが，病初期の数カ月でほぼ消失する。治療手段に有効なものはなく，対症療法にとどまる。

2 感染性プリオン病

感染型プリオン蛋白が外因性に入り込むことで，宿主の正常型プリオン蛋白が感染型プリオン蛋白に変換して発病に至る。

（1）クールー（Kuru）

伝統儀礼の習慣的行為として死者の脳を食するパプアニューギニア少数民族内でみられた致死性神経疾患である。精神症状として抑うつ状態，強迫泣き・笑い，原始反射，小脳失調などがみられる。

（2）医原性クロイツフェルト-ヤコブ病

医療行為を介し発症したと考えられるクロイツフェルト-ヤコブ病である。危険性が明らかになる以前に行われた角膜移植，深部電極，硬膜移植，下垂体製剤のホルモン剤投与が原因で発症した例が報告されている。

3 遺伝性プリオン病

（1）家族性クロイツフェルト-ヤコブ病

クロイツフェルト-ヤコブ病の10～15％程度を占める。経過や症状，発症年齢などは孤発性クロイツフェルト-ヤコブ病と似る。Glu200Lys（コドン200番のグルタミン酸がリジンに変異している）などいくつか点変異が知られている。

（2）ゲルストマン-ストロイスラー-シャインカー症候群（Gerstmann-Straussler-Scheinker Syndrome；GSS）

頻度はクロイツフェルト-ヤコブ病の数％以下である。プリオン病の 7 ～10％程度を占める。進行性の小脳失調症状と認知症，痙性歩行が症候学的な特徴である。前景となる症状から小脳失調型，痙性対麻痺型，進行性認知症型に分類される。発症は40～60代が多い。治療は対症療法にとどまる。

（3）致死性家族性不眠症（fatal familial insomnia；FFI）

非常にまれな疾患である。40～50代での発症が多い。治療抵抗性の不眠と自律神経症状（高体温，発汗，頻脈）などが症候学的な特徴である。健忘，夜間せん妄，幻覚，失調性歩行で初発する症例がある。経過中ミオクローヌス，構音障害，嚥下障害，運動失調，高度の記憶障害，痙攣などが加わり，1 年以内に昏睡状態となり通常 2 年以内に死亡する。治療は対症療法にとどまる。

⑤ スピロヘータ感染症（神経梅毒）

スピロヘータ科に属する**梅毒トレポネーマ**（*Treponema pallidum*）による中枢神経系の炎症を神経梅毒と総称している。髄液中の梅毒反応が陽性となる。感染後2年以内を早期梅毒（第1期，第2期），それ以降を後期梅毒（第3期，第4期）と大別する。未治療の早期梅毒患者の約10％に神経梅毒が生じる。進行麻痺は梅毒感染後10～15年の潜伏期をおいて発病する第4期梅毒で，認知症を主症状とするが，易刺激性，無関心などの性格変化もみられる。

⑥ 抗NMDA受容体脳炎

抗NMDA受容体脳炎は，NMDA（N-methyl-D-aspartate）受容体に対する抗体を有する自己免疫性脳炎で，卵巣奇形腫に随伴する傍腫瘍性脳炎として2007年に提唱された比較的新しい病態である。若年女性に好発するが，小児や高齢者，男性にもまれに発症する。傍腫瘍性と非傍腫瘍性が存在することがわかっており，現在では，腫瘍合併率は全症例の6割にすぎないと考えられている。

典型的な症状としては，感冒症状に引き続いて，急な経過で幻覚・妄想など統合失調症様症状で発症し，大多数の患者が精神科を初診とする。そのため，すべての医師（とくに精神科医）は急性精神病の原因として抗NMDA受容体脳炎を念頭に置くことが重要である。適切な治療がなされない場合には，その後痙攣を契機に無反応状態となり，呼吸管理が必要になるなど，重篤な経過をたどる場合が多い。死亡率は7％に達する重篤な脳炎であるが，卵巣奇形腫の早期腫瘍切除と，その後のステロイドパルス療法，免疫グロブリン大量療法などの免疫療法の併用療法により回復し得る疾患であるため，病初期における早期診断と治療の開始がきわめて重要である[*1]。

B ● 脱髄性疾患

脱髄性疾患とは，中枢神経白質の髄鞘および髄鞘形成細胞である**オリゴデンドログリア**が後天的に障害されるものであり，そのなかでももっとも頻度が高いのが**多発性硬化症**である。多発性硬化症では，中枢神経系に多発性の脱髄巣が時期を変えて次々と生じる（時間的空間的多発）ため，さまざまな神経症状を時間的，空間的に呈す，再発と寛解を繰り返す疾患であるが，その経過のなかでさまざまな精神症状を呈することが知られている。またその発症年齢の近さも相まって統合失調症や気分（感情）障害，不安障害などさまざまな精神疾患との鑑別にしばしば困難を伴う。

わが国における発症頻度は10万人に8人程度で，女性に多いとされており，過労を

---

*1 鈴木重明，鈴木則宏：抗NMDA受容体脳炎の病態・診断・治療. ICUとCCU, 39（5）：297-302, 2015.

表2-33 ▶ 器質性脳機能障害を生じる可能性がある薬剤

1．化学療法薬
2．抗がん剤
3．消炎鎮痛薬
4．循環器系薬剤
5．消化器系薬剤
6．抗パーキンソン薬
7．脳刺激薬
8．抗うつ薬
9．抗てんかん薬

資料　表2-32に同じ，p.736.

誘因として倦怠感，感冒症状などが前駆症状となる。典型的な症状として，視神経炎による両眼視力低下で発症する症例が多く，眼球運動障害，小脳症状，膀胱直腸障害などが認められる。精神症状としては抑うつ状態がもっとも多く，睡眠障害，易刺激性，易怒性，多幸性，情動不安定性，精神病症状，ヒステリー，パーソナリティ変化などを呈することがある[*1]。

　診断は臨床経過に加え，髄液中のγ-グロブリン上昇，オリゴクローナルバンドの出現，MRI上で脱髄巣を確認することでなされる。急性期の治療には，ステロイドパルス療法や血漿交換療法が用いられる。

C・中毒性疾患

　多種多様な物質により精神症状が生じる。重金属（鉛，水銀，砒素，タリウム，マンガン）により記銘力低下，失見当識，興奮，錯乱，幻覚，妄想，知能低下などが起こり得る。同様にエタノール以外にも多くの有機物質（トルエン，ベンゼン，メタノール，エチレングリコール，ガソリン，有機リン，一酸化炭素など）で多彩な精神症状が生じることがわかっている。曝露からの解放，胃洗浄，強制利尿の手順で治療を行うのが原則である。

　医薬品による薬物中毒について，器質性脳機能障害を生じる可能性がある薬剤を**表2-33**にまとめた。症状が出現した際には被疑薬の減量ないし中止が原則である。

＊1　北村聡一郎，岸本年史：多発性硬化症における精神病症状. Schizophrenia Frontier, 12（1）：11-15, 2011.

D ● 代謝性疾患

代謝性疾患は先天性・遺伝性の代謝異常と後天性の代謝異常とに大別される。ここでは後者のみについて記載する。内分泌疾患，膠原病については他項に譲る。

1 ビタミン B₁（サイアミン）欠乏症

1 ウェルニッケ-コルサコフ脳症

（Wernicke-Korsakoff encephalopathy）

急性発症であり，意識障害，外眼筋麻痺，小脳失調を主徴とする。慢性アルコール中毒患者に発症することが多いが，胃手術後や妊娠悪阻に伴うこともある。**コルサコフ症候群**はウェルニッケ症候群から回復した患者に認める後遺症で，記銘力低下，作話を主徴とする。

2 ニコチン酸（ナイアシン）欠乏症

1 ペラグラ脳症

易疲労感，集中力低下，不眠，抑うつなどの神経症様症状，器質性脳症状（記銘力低下，失見当識，知能低下など），精神病症状（興奮，錯乱，幻覚）を生じる。

3 ビタミン B₁₂欠乏症

1 脳 症

白質に散在性脱髄巣を認めることがあり，記銘力低下，失見当識，錯乱，認知症をきたすことがある。

E ● 変性疾患

変性疾患は通常，成人以降に発症して緩徐に進行する疾患で，病理学的には特定の神経系に神経細胞や線維の変性・脱落を生じる疾患であり，遺伝性・非遺伝性の双方がある。従来，原因不明であるとされてきたが，近年変性を生じるメカニズムが明らかにされつつある。4大認知症のうち変性疾患であるアルツハイマー病，レビー小体型認知症，前頭側頭葉変性症などは他項に詳述されているため，ここではこれら以外の変性疾患について紹介する。いずれも，**特定疾患治療研究事業**による支援が利用できる。

1 パーキンソン病

振戦，固縮，寡動，姿勢反射障害を4大徴候とする疾患である。中年期以降に好発する。神経病理学的には，中脳黒質緻密層ドパミン神経細胞をはじめとした脳幹部の

変性，神経細胞脱落とα-シヌクレインを主成分とする細胞内封入体であるレビー小体の出現をみる。自律神経症状（起立性低血圧，排尿障害，便秘など）のほか，精神症状としては抑うつ，アパシー，不安，パニック発作，強迫症状，幻覚・妄想を呈することがある。また睡眠障害も高頻度に生じる。

　なお，パーキンソン病のない高齢者と比較して，パーキンソン病患者では認知症の罹患が6倍程度であることが疫学研究により明らかになっており，この場合ICD-10の診断基準では**パーキンソン病型認知症**と分類される。これは，他項で記述されている**レビー小体型認知症**との異同が問題となり，現在の臨床診断基準では，パーキンソニズム（体軸性の筋強剛）発現から認知症発現まで1年未満の場合にレビー小体型認知症とし，1年以上であれば認知症を伴うパーキンソン病と診断することになるが，議論も多い。

② 進行性核上性麻痺

　垂直性眼球運動障害（とくに下方視の制限），転倒を伴う著しい姿勢反射障害，パーキンソニズムが特徴的な症状で，40歳以降の発症である。神経病理学的には中脳黒質，歯状核，赤核，淡蒼球，視床下核での神経細胞脱落・グリオーシスと中脳，橋被蓋の萎縮，脳幹，皮質下核の神経原線維変化の出現が特徴である。精神症状としては思考の緩慢化，アパシー，抑うつを呈することがある。前頭葉症状が前景に立つ認知症を呈することも多い。

③ 大脳皮質基底核変性症

　失行（肢節運動失行，観念運動失行，構成失行など），パーキンソニズムが特徴的な症状である。症状と画像所見に左右差を認めることが多い。60歳以降の発症が多い。神経病理学的には大脳皮質，中脳黒質を中心に淡蒼球，線条体，視床，視床下核，中脳〜橋被蓋での神経細胞脱落・グリオーシスがみられ，進行性核上性麻痺との異同が問題となっている。精神症状としては思考の緩慢化，アパシー，抑うつを呈することがある。経過中に認知症を呈することがある。

④ 筋萎縮性側索硬化症

　一側上肢の筋萎縮から反対側上肢，両下肢へ萎縮が及び，球麻痺，呼吸筋麻痺が加わるのが特徴的な症状である。50代での発症が多い。神経病理学的にはベッツ巨細胞などの上位運動ニューロン，延髄舌下神経核，脊髄前角細胞などの下位運動ニューロンが選択的に変性を示す。知的機能は通常保たれるが，**前頭側頭型認知症**を伴う亜型も存在する。

F • てんかん

1 概 念

　てんかんは，大脳皮質神経細胞の過剰興奮と過剰同期により，反復性の発作を生じる慢性の脳疾患で，長期にわたる治療を要することが多い。てんかん患者は発作を繰り返すことにより，神経症状や精神症状，認知機能に障害が併存する頻度が高く，就学・就労を含めた日常・社会生活のさまざまな側面に影響が及んでいる[*1]。そのためてんかんは，精神障害者保健福祉手帳や障害年金の対象疾患となっている。また，企業や行政機関など事業主に課された障害者の法定雇用率の算定対象になっており，てんかん患者は他の精神障害者と同じように，就労支援サービスを利用することで，仕事を探したり，就労に向けたトレーニングを積んだりすることができる。しかし，実際には，自動車運転ができないなど就労への障害も大きく，制度の活用が進んでいないのが現状である。

　てんかん患者の割合は人口の1％程度とされており，日本では100万人以上の患者がいると推計されている。適切な治療により6〜7割の患者で発作のコントロールが得られるとされている。しかし，てんかん発作型および症候群によって治療法も予後も大きく異なるため，適切な治療を選択するためには正しい診断が必要である。

　てんかんの診断では，まず発作エピソードで**てんかん発作**か否かを判断する。てんかんは大脳皮質神経細胞由来で，反復性で慢性の病態であり，そのため，1回だけの発作があっても原則としててんかんの診断からは除外される。また，日本てんかん学会のガイドラインでは「てんかんと見誤りやすいもの」として**表2-34**に含まれる病態・症候はてんかんから除外している。てんかんの診断には全身性の痙攣発作がきっかけとなることが多いが，発作症状は発作の生じる部位，広がり方によってさまざまで，痙攣，意識障害，自動症などがある。一見しててんかん発作とわかりにくい場合には，本人にも家人にも気づかれないまま，未治療で経過していたケースも散見される。また幻覚などの感覚異常や自律神経異常のような精神症状様の発作で発症する場合もみられ，まず精神科を受診する場合もあることから，症状の詳細な聴取と脳波などの検査の施行が重要である。

2 分 類

　てんかんは病因によって，病因不明の**特発性てんかん**と器質性あるいは代謝性など病因が明らかな**症候性てんかん**に大別される。症候性てんかんの原因となる器質性の異常には脳腫瘍や脳血管障害，皮質形成異常，脳炎後遺症，神経変性疾患などがあ

---

*1 栗田紹子，久住一郎：てんかんとは何か．睡眠医療，7（2）：155-160, 2013.

表2-34 ▶ てんかんと見誤りやすいもの

〈小　児〉
　熱性けいれん，息止め発作
　軽症下痢に伴う発作
　睡眠時（入眠時）ぴくつき，悪夢
　かんしゃく
　チック
　失神
　心因発作
　急性代謝障害（低血糖，テタニー）
〈成　人〉
　失神
　心因発作
　脳卒中（脳梗塞，脳出血），脳虚血発作
　不整脈発作
　頭部外傷
　急性中毒（薬物，アルコール），薬物離脱
　急性代謝障害（低血糖，テタニー）
　急性腎不全

資料　日本てんかん学会ガイドライン作成委員会：てんかんの診断ガイド
ライン．てんかん研究，26（1）：110-113，2008．

り，代謝性の異常としては先天性の糖・脂質・アミノ酸などの代謝異常が知られている。

　てんかん発作の分類は1981年，てんかん（症候群）の分類は1989年の**国際抗てんかん連盟**（International League Against Epilepsy；**ILAE**）による分類がわが国でも用いられる（**表2-35**）。

　発作分類は，①部分発作，②全般発作，③分類不能に大別される。部分発作はさらに，①単純部分発作，②複雑部分発作，③部分発作から全般性強直・間代発作へ移行する発作の3つに分類される。部分発作とは，臨床症状および脳波所見が一側大脳半球に限局して始まるもので，意識減損のない発作が単純部分発作，意識減損を認める発作が複雑部分発作である。

　単純部分発作は，意識障害を伴わずに，身体の一部の運動症状，知覚症状，自律神経症状あるいは精神症状のみを示す発作である。運動症状を示す発作は一側の上肢あるいは下肢などを律動的に震わせるような，身体の一部に限局した痙攣である。知覚症状を示す発作には，身体の一部にしびれ感を感じる体性感覚発作や，視覚・聴覚・味覚などの症状が発作性に生じる特殊感覚発作がある。自律神経症状を示す発作には，頭痛発作，悪心や腹痛が生ずる胃腸発作や尿失禁発作などがあげられる。精神症状を示す発作では，突然ある考えを強いられる強制思考や発作性に出現する感情発作など大脳の高次機能の障害が出現する。

表2-35 ▶ てんかんおよびてんかん症候群の国際分類（ILAE，1989）

1．局在関連性（焦点性，局所性，部分性）
　てんかんおよび症候群
　1.1　特発性（年齢に関連して発病する）
　　●心・側頭部に棘波をもつ良性小児て
　　　んかん
　　●後頭部に発作波をもつ小児てんかん
　　●原発性読書てんかん
　1.2　症候性
　　●小児の慢性進行性持続性部分てんか
　　　ん（ラスムッセン症候群）
　　●特異な発作誘発様態をもつてんかん
　　●側頭葉てんかん
　　　＊扁桃核－海馬（辺縁系内側基底部
　　　　あるいは嗅脳）発作
　　　＊外側側頭葉発作
　　●前頭葉てんかん
　　　＊補足運動野発作
　　　＊帯状回発作
　　　＊前頭極発作
　　　＊眼窩前頭発作
　　　＊背外側発作
　　　＊弁蓋発作
　　　＊運動皮質発作
　　　＊コジェフニコフ症候群
　　●頭頂葉てんかん
　　●後頭葉てんかん
　1.3　潜因性
2．全般てんかんおよび症候群
　2.1　特発性（年齢に関連して発病する．
　　　　年齢順に記載）
　　●良性家族性新生児痙攣
　　●良性新生児痙攣
　　●乳児良性ミオクロニーてんかん
　　●小児欠神てんかん（ピクノレプシー）
　　●若年欠神てんかん
　　●若年ミオクロニーてんかん（衝撃小発作）

　　●覚醒時大発作（GTCS）てんかん
　　●上記以外の特発性全般てんかん
　　●特異な発作誘発様態をもつてんかん
　2.2　潜因性あるいは症候性（年齢順）
　　●ウエスト症候群（点頭てんかん，電
　　　撃・点頭・礼拝痙攣）
　　●レンノックス・ガストー症候群
　　●ミオクロニー失立発作てんかん
　　●ミオクロニー欠神てんかん
　2.3　症候性
　2.3.1　非特異病因
　　●早期ミオクロニー脳症
　　●サプレッション・バーストを伴う早
　　　期乳児てんかん性脳症
　　●上記以外の症候性全般てんかん
　2.3.2　特異症候群
3．焦点性か全般性か決定できないてんか
　んおよび症候群
　3.1　全般発作と焦点発作を併有するて
　　　　んかん
　　●新生児発作
　　●乳児重症ミオクロニーてんかん
　　●徐波睡眠時に持続性棘徐波を示すて
　　　んかん
　　●獲得性てんかん性失語（ランドー・
　　　クレフナー症候群）
　　●上記以外の未決定てんかん
　3.2　明確な全般性あるいは焦点性のい
　　　　ずれの特徴をも欠くてんかん
4．特殊症候群
　4.1　状況関連性発作（機会発作）
　　●熱性けいれん
　　●孤発発作，あるいは孤発のてんかん
　　　発作重延状態
　　●アルコール，薬物，子癇，非ケトン性
　　　高グリシン血症等の急性の代謝障害
　　　や急性中毒の際にのみみられる発作

　複雑部分発作は，意識障害を伴って急に動作を止めるなどの運動症状を呈し，発作のことを覚えていないなど後に健忘を残す発作である。辺りをフラフラと歩き回ったり，手を叩いたり，口をモグモグさせたりといった無意味な動作を繰り返す自動症という症状がみられることもある。

　全般発作は発作開始時から両側大脳半球が障害されて生じるもので，痙攣発作を伴

表2-36 ▶ てんかん患者の精神疾患の有病率

	てんかん（%）	一般人口（%）
不安障害	19〜66	19.6
うつ病性障害	17.4〜80	1.5〜19
注意欠陥・多動性障害	30〜40	15
パーソナリティ障害	21.15	5.9〜13.4
強迫性障害	14〜22	2〜13
自殺	13〜25	1.4〜6.9
精神病	6〜10	1〜7
双極性障害	3.03〜8.25	0.3〜1.5

資料 Hamed, S. A.：Psychiatric symptomatologies and disorders related to epilepsy and antiepileptic medications. Expert Opin Drug Saf, 10（6）：913-934, 2011.

うものと伴わないものがあり，①欠神発作，②ミオクロニー発作，③間代発作，④強直・間代発作，⑤脱力発作に分類される。欠神発作は突然数秒〜数十秒間意識を消失する発作である。脳波上は定型的なものでは3Hzの棘徐波複合を示す。定型欠神発作は小児期に発症するものであり，従来小発作と呼ばれた。ミオクロニー発作は突然四肢または体幹の一部の筋肉が1〜数回連続して収縮する痙攣発作であり，通常は意識障害を伴わない。思春期の発症が多い。

強直・間代性発作は全般発作のなかでもっとも頻度が高い発作型であり，従来大発作と呼ばれた。突然の意識障害に始まり，次いで四肢体幹が強く突っ張る強直痙攣を生じ，さらに四肢体幹を律動的に震わせる間代痙攣に移行するもので，発作の持続時間は1分前後である。発作開始時に叫び声をあげることがあり，発作時には転倒して頭を打ったり，舌を咬んだりすることがある。発作後は数分〜数十分間眠ることが多い。

てんかん（症候群）は，**局在関連てんかん**，**全般てんかん**，**未決定てんかん**の3つに分類される。局在関連てんかんは，さらに特発性，症候性，潜因性に分類され，全般てんかんは，さらに特発性，潜因性または症候性，症候性に分類される。

③ 精神医学的合併症

　一般人口に比べて，てんかん患者には高頻度に精神症状が合併することが知られており，社会適応を妨げるのみならず，受診中断や怠薬などを引き起こして，てんかんそのものの治療にも大きく影響することがある（**表2-36**）。**日本てんかん学会ガイド**

ラインでは，精神症状と発作症状との時間的経過の関係から，発作周辺期精神症状と発作間欠期精神症状に二分して定義しており，ここではこれに準拠して成人における精神医学的合併症に関して記述する。

1 発作周辺期精神症状

発作に関連して生じる一過性の精神および行動の障害である。

（1）発作前駆症状

発作に前駆して頭痛，いらいら，抑うつなどが出現し，発作が生じた後に消退する。発作発現の数分ないし数時間前から生じる。時には数日前より出現する。抗てんかん薬により発作が抑制されれば前駆症状も消失する。

（2）精神発作

言語，記憶，感情，認識などの高次大脳機能の障害や，錯覚および複雑な幻覚などの精神症状を主徴とする主観的発作である。繰り返し同じ内容の発作が生じる。通常短時間だが長時間のこともある。もっとも頻度の高い感情発作は恐怖感である。

（3）非痙攣性てんかん重積状態

てんかんの既往のない成人に欠神発作重積が初発することがある。突然軽度の意識障害が出現し，困惑した様子で反応が緩慢化し，数時間～数日症状が持続する。脳波検査にて広汎性棘徐波複合の連続を確認して診断がなされる。ジアゼパム静注により速やかに意識障害と脳波異常が正常化し，必要があればバルプロ酸の経口投与を開始する。複雑部分発作重積はより意識障害が明らかで，ジアゼパム静注により発作が抑制されたらカルバマゼピンの経口投与を開始する。

（4）発作後もうろう状態

全身性の強直・間代性発作あるいは側頭葉起始の複雑部分発作などの発作に引き続いて，もうろう状態が出現する。通常は数分間で自然に回復するか，あるいは睡眠に移行する。時にもうろう状態が数時間遷延することがあり，まれではあるが数日間にわたって持続する例もある。転倒などを避けるため安全確保をすれば，特別な治療を要さない。

（5）発作後精神病状態

比較的大きな発作あるいは群発する発作後にもうろう状態から回復し，数時間～3日の意識清明期を経てから，宗教妄想や誇大妄想など妄想状態を呈し，気分高揚，気分変調，焦燥，衝動行為などが認められる。数日で回復することが多いが，必要に応じて対症的薬物療法を行う。抗てんかん薬難治例では脳外科的治療も考慮する。

2 発作間欠期精神症状

てんかん発作と関連しないさまざまな精神および行動の障害。これらに対する特異的治療法はなく，精神障害一般の治療に準じる。

（1）精神病性障害

てんかんの経過中に発作と関連なく急性の感情症状，幻覚・妄想状態を伴う精神病性エピソードを生じることがある。時に発作が抑制された時期に精神病性エピソードが出現することがあり，交代性精神病と呼ばれる。脳外科的にてんかん焦点切除術を行っても持続することがある。統合失調症と比較して陰性症状は目立たず，感情的交流は保たれる。症状に応じて各種抗精神病薬を用いる。

（2）気分（感情）障害

気分変調症，非定型うつ病，大うつ病などのさまざまな気分（感情）障害が合併する。慢性的な抑うつ症状に加えて脱力感，不眠，疼痛などの身体症状，不安，不機嫌，焦燥などが目立つ例もある。抗うつ薬として選択的セロトニン再取込み阻害薬（SSRI）が用いられることが多い。希死念慮の強い例では修正型電気けいれん療法（mECT）も考慮される。

（3）パーソナリティ障害

てんかんに共通するパーソナリティ傾向はない。自己評価の低さが目立つ，依存的・逃避的傾向が目立つ，些細なことへ情動的に強く反応する，ユーモアに欠ける，哲学や宗教への関心が強いといった特徴を有する例がある。

（4）解離性（転換性）障害

てんかん発作と似た発作性エピソードを呈することがあるが，てんかん発作特有の臨床・脳波上の特徴を示さない。診断には本人と発作を目撃した人からの病歴聴取，ビデオ記録などが重要となる。解離性障害のほかにもパニック障害，ストレス関連障害，虚偽性障害で同様の発作性エピソードを呈することがある。治療は心理教育，認知行動療法が主体となる。

4　診　断

てんかんの診断には発作症状の症候学がもっとも重要であり，全身状態や神経学的な診察とともに，正確な問診が必要となる。しかし発作が診察室で起こることはきわめてまれであるため，どのような発作であるのかを，患者本人以外にも家族や周囲の証言から再構成しなければならない。そのため診察時には，発作のメモや日記以外にも，発作時の症状を撮影した携帯電話の動画などが有用となることが多い。

臨床症状からてんかんが疑われれば，脳波を記録しててんかん性放電および非突発性の異常所見を検索するが，脳波はあくまで補助的な診断方法で，例えば脳波に異常所見を認めるだけで，臨床的に発作を認めない場合はてんかんと診断できない。狭義の症候性てんかんを鑑別する目的で，頭部コンピューター断層撮影（CT），磁気共鳴画像法（MRI），シングルフォトンエミッションコンピューター断層撮影（SPECT）や血液検査も有用である。

5 治　療

　てんかん発作は過労，睡眠不足，飲酒などで誘発されることがあるため生活リズムの管理が重要である。感情・情動刺激により誘発されることもあるためストレスマネジメントも必要である。薬物療法は**抗てんかん薬（抗痙攣薬）**主体である。治療域と中毒域が接近している薬剤が多いため，定期的な血中濃度測定が必要である。合併する精神症状については病態に応じて前述した治療を行う。難治例には脳外科的治療が考慮される。

参考文献

1) 山田和夫：社会不安障害とうつ．大野　裕監，うつ病治療ハンドブック—診療のコツ，金剛出版，2010.
2) 山田和夫：不安の症候学．日野原重明，宮岡　等監，脳とこころのプライマリケア，第1巻，うつと不安Ⅰ章，シナジー，2010.
3) 山田和夫，白倉克之編著：パニック障害の基礎と臨床．金剛出版，2000.
4) 山田和夫：不安・うつは必ず治る．勉誠出版，2008.
5) K. H. ブリッシュ著，数井みゆき，遠藤利彦，北川　恵監訳：アタッチメント障害とその治療—理論から実践へ．誠信書房，2008.
6) B. J. サドック，B. A. サドック編，融　道男，岩脇　淳監訳：カプラン臨床精神医学ハンドブック—DSM-IV-TR診断基準による診療の手引．第2版，メディカル・サイエンス・インターナショナル，2003.
7) E. M. カミングス，P. T. デイヴィーズ，S. B. キャンベル著，菅原ますみ監訳：発達精神病理学—子どもの精神病理の発達と家族関係．ミネルヴァ書房，2006.
8) 加藤正明，保崎秀夫，三浦四郎衛，他監：精神科ポケット辞典．新訂版，弘文堂，2006.
9) 松下正明総編集：児童青年期精神障害．臨床精神医学講座，第11巻，中山書店，1998.
10) 松本雅彦，高岡　健編：発達障害という記号．批評社，2008.
11) U. ヌーバー著，丘沢静也訳：〈傷つきやすい子ども〉という神話—トラウマを超えて．岩波書店，1997.
12) 小野善郎：子ども家庭相談に役立つ児童青年精神医学の基礎知識．明石書店，2009.
13) 小澤　勲：自閉症とは何か．洋泉社，2007.
14) M. ラター，E. テイラー著，長尾圭造，宮本信也，監訳：児童青年精神医学．明石書店，2007.
15) 坂田三允総編集：こどもの精神看護．精神看護エクスペール12，中山書店，2005.
16) 清水將之：子ども臨床—21世紀に向けて．日本評論社，2001.
17) 「精神科治療学」編集委員会編：児童・思春期の精神障害治療ガイドライン．新訂版，精神科治療学，第23巻増刊号，通巻263号，2008.
18) 斎藤万比古，渡部京太編：注意欠如・多動性障害—ADHDの診断・治療ガイドライン．じほう，2008.
19) 融　道男，中根允文，小宮山実，他監訳：ICD-10精神および行動の障害—臨床記述と診断ガイドライン．医学書院，2007.
20) U. フリス著，冨田真紀，清水康夫，鈴木玲子訳：新訂 自閉症の謎を解き明かす．東京書籍，2009.
21) L. ウィング著，久保紘章，佐々木正美，清水康夫監訳：自閉症スペクトル—親と専門家のためのガイドブック．東京書籍，1998.
22) 山崎晃資，栗田　広，牛島定信，他編著：現代児童青年精神医学．永井書店，2002.
23) 平井俊作：よくわかって役に立つ 痴呆症のすべて．永井書店，2004.
24) 井上令一，赤沢　滋：臨床脳波判読の手びき．第3版，南山堂，1988.
25) 水野美邦編：神経内科ハンドブック．第3版，医学書院，2002.
26) 水野美邦，近藤智善：よくわかるパーキンソン病のすべて．永井書店，2004.
27) 村山繁雄：アルツハイマー病診断—早期発見・早期介入のために．真興交易医書出版部，2006.
28) 鈴木二郎，山内俊雄著：てんかん．松下正明総編集，浅井昌弘，倉知正佳，中根允文，他編，臨床精神医学講座9，中山書店，1998.
29) 田崎義昭，吉田充男：神経病学．第2版，医学書院，1984.

第 **3** 章

精神疾患の治療

この章で学ぶこと

Ⅰ 身体療法

Ⅱ 精神療法

Ⅲ 精神障害リハビリテーション

Ⅰ 身体療法

A ● 薬物療法

1 薬物療法の意義と役割

■ 精神科治療の中の薬物療法の位置づけ

　精神疾患の患者を診察するときには，生物学的（脳科学的）要因，心理的要因および社会的要因の３つの要因を考慮に入れなければならない。治療方針は，これらの３要因に対応して，生物学的（脳科学的）要因に働きかける薬物療法や身体療法，心理的要因に働きかける精神療法，そして社会的要因に働きかけるリハビリテーションや社会復帰プログラムなどの社会的治療法を組み合わせる。

　いずれの治療も医療者と患者の信頼関係が基盤となるが，とくに薬物療法に関しては，こころの症状に薬を使用することに抵抗感を覚え，副作用の不安に服薬をためらう患者もいる。使用目的や効果や副作用をよく説明しなくてはならない。実際の診療では，薬物療法は精神療法や社会的治療法と併用されることが多い。

■ 薬物療法の目的

（1）対症療法

　薬物治療は必ずしも病態の本質や病因そのものに作用しなくともよい。多くの精神疾患には，多かれ少なかれ自己治癒力が期待できる。対症的に症状を軽減し，こじらせるのを防いでいれば，しだいに症状が改善へ向かうという効果が期待できる。

（2）病態修正

　とはいえ薬物療法は単なる対症療法ではない。抗精神病薬の抗幻覚妄想作用は，全般的な鎮静作用によるものではない。抗うつ薬は気分正常な人が用いても高揚感をもたらさず，また理由があって生ずる一時的な気分の落ち込みにも効果はない。抗精神病薬や抗うつ薬の作用は，統合失調症やうつ病の脳科学的病態の少なくとも一部を修正していると考えられる。

（3）再発予防

　抗精神病薬は，幻覚妄想を軽減させるだけでなく，統合失調症の安定状態を維持し再発を予防する。抗うつ薬は，抗うつ作用だけでなく，反復性うつ病の再発を予防する働きがある。不用意な中断は再発につながる。

2 薬物療法の歴史

薬物療法の幕開けは，1952年にフランスの精神科医**ドレイ**（Delay, J.）と**デニカー**（Deniker, P.）が，**クロルプロマジン**を統合失調症に使用して成功を収めたことに始まる。1957年にスイスの**クーン**（Kuhn, R.）は，**イミプラミン塩酸塩**の抑うつ症状改善効果を発見した。同じころアメリカの**クライン**（Kline, N. S.）は，抗結核薬の**イプロニアジド**の気分高揚作用に注目し，これをうつ病の治療に用いて症状改善を認めた。これらに先立って，オーストラリアの**ケイド**（Cade, J. F. J.）が躁病に対する**炭酸リチウム**の有効性を示唆する小報告を1949年に発表していた。1960年代に入ると，ベンゾジアゼピン系の抗不安薬として**クロルジアゼポキシド**，次いで**ジアゼパム**が導入された。このように1950年代から60年代にかけて，精神疾患の治療薬が続々と発見された。その後も，多くの薬物が開発され，精神科薬物療法の範囲は大きく広がってきている。

3 向精神薬の分類

向精神薬は，適応疾患あるいは適応症状に基づいて，次のように分類されることが多い。用語に歴史的変遷があるのでかっこ内に同義語を掲げておく。

①抗精神病薬（神経遮断薬，強力精神安定薬）

②抗うつ薬

③気分安定薬

④抗不安薬（穏和精神安定薬）

⑤睡眠薬

⑥精神刺激薬

⑦抗てんかん薬

⑧抗認知症薬

なお，薬物によっては分類の枠組みを超えて，複数の適応症を有する。例えば，抗精神病薬は双極性障害やうつ病でも使用されるし，抗うつ薬は不安障害にも使用される。抗てんかん薬は，双極性障害に対し気分安定薬として使用される。

■ 抗精神病薬

（1）定義と分類

抗精神病薬とは統合失調症の精神病症状を改善する作用のある薬物が原意であるが，後述するように実際の臨床適応は広い。

大きく2群に大別される。1つは1990年以前に導入された錐体外路症状（extrapyramidal symptoms；EPS）が出現しやすい薬剤であり，それらを定型，従来型または**第一世代抗精神病薬**という。いま1つは，1990年代以降に導入された，

表3-1 ▶ 主な抗精神病薬の種類

種　類	一般名	標準投与量（mg/日）
非定型抗精神病薬	オランザピン	5〜10
	クエチアピンフマル酸塩	150〜600
	リスペリドン	2〜6
	ペロスピロン塩酸塩水和物	12〜48
	アリピプラゾール	6〜24
	ブロナンセリン	8〜16
	クロザピン	200〜400
	パリペリドン	6〜12
	アセナピンマレイン酸塩	10〜20
定型抗精神病薬	クロルプロマジン	50〜450
	レボメプロマジン	25〜200
	フルフェナジン	1〜10
	ハロペリドール	3〜6
	スルピリド	300〜600

EPS が出現しにくい薬物であり，それらを非定型，新規または**第二世代抗精神病薬**という。

①非定型抗精神病薬（新規または第二世代抗精神病薬）

　アリピプラゾール，オランザピン，ペロスピロン塩酸塩水和物，クエチアピンフマル酸塩，リスペリドン，パリペリドン，ブロナンセリン，アセナピンマレイン酸塩などが非定型抗精神病薬に分類される（**表3-1**）。幻覚・妄想などの陽性症状の改善効果では定型抗精神病薬と少なくとも同等であり，無気力，感情平板化（感情鈍麻）などの陰性症状に対しては優越する可能性がある。定型抗精神病薬と比べて EPS の出現が少ないので，治療をより円滑に進めることができる。ただし，非定型抗精神病薬のなかでも副作用プロフィールには差異があり，リスペリドンとペロスピロン塩酸塩水和物などは相対的に EPS が出現しやすく，オランザピンとクエチアピンフマル酸塩は眠気や体重増加をきたしやすい。オランザピンとクエチアピンフマル酸塩は，糖尿病患者では禁忌となっている。

　非定型抗精神病薬のなかでクロザピンはユニークな薬物である。1960年代から EPS を出現させない点が注目されたが，無顆粒球症の出現のため，世界各国で発売中止ないし開発中止となった。しかし，他の抗精神病薬には反応しない症例の相当数がクロザピンには反応することが再評価されて，治療抵抗性症例に適応を限定して各国で承認され始め，わが国でも登録した医師が登録施設において，厳密な血液モニ

ターを必須条件として2009（平成21）年から使用できるようになった。

②定型抗精神病薬（従来型または第一世代抗精神病薬）

クロルプロマジン，レボメプロマジン，フルフェナジン，ハロペリドール，スルピリドなどが定型抗精神病薬に分類される（**表3-1**）。クロルプロマジンやレボメプロマジンは鎮静作用が強い。ドパミン受容体遮断作用が比較的弱くEPSの出現は少ないが，自律神経系副作用が生じやすい。ハロペリドールは抗幻覚妄想作用が強い。ドパミン受容体遮断作用が強くEPSが出現しやすいが，自律神経症状は少ない。スルピリドは，鎮静催眠作用はほとんど認めず，EPSの出現も少ない。しかし，高プロラクチン血症の発現が多い。少量では抗うつ薬としても使えるという特徴がある。

③剤　形

薬剤にもよるが，さまざまな剤形が用意されている。通常の経口錠剤のほかに口内ですぐに溶ける口腔内崩壊錠，舌下で吸収させる舌下錠，シロップ状の液剤，筋肉注射ないし静脈注用の注射薬などがある。さらに，筋肉注射後およそ1カ月にわたって徐々に血中に移行する**持効性製剤**がある。定型薬抗精神病薬ではハロペリドールとフルフェナジンに，非定型抗精神病薬ではパリペリドンとアリピプラゾールに持効性製剤がある。

（2）適応疾患・適応症状

①統合失調症の急性期症状

初発時や再発時の急性期症状は幻覚・妄想などの陽性症状が主体となる。抗精神病薬は共通に抗幻覚妄想作用と鎮静作用をもつが，前者が強いものと後者が強いものに分かれ，副作用のプロフィールも異なっている。効果は用量を上げても頭打ちになり，副作用が増加するので，過量投与を避け，必要最小限の使用を心がける。

②統合失調症の維持療法

初発時や再発時の急性期症状が落ち着いた後も，安定状態を維持し再発率を減少させるために抗精神病薬を持続使用する。慢性期に問題となりやすい意欲・関心の低下などの陰性症状には著効はない。過度の鎮静を避け，副作用の発現を最小限に抑えるために，使用量は多過ぎないようにする。服薬中断は再発につながりやすい。持効性注射製剤は維持療法に活用できる。

③統合失調症以外の適応疾患・症状

ⅰ）統合失調症以外の幻覚妄想状態および不穏興奮状態

妄想性障害，症状性精神病，器質性精神病，認知症に伴う幻覚妄想状態，覚醒剤などの薬剤起因性精神病，反応性精神病などにも抗精神病薬を用いる。

ⅱ）双極性障害（双極性感情障害）

定型抗精神病薬が躁病の治療に有効なことは知られていたが，最近になっていくつかの非定型抗精神病薬は躁病のみでなく双極性障害のうつ病相にも有効であり，しかも再発予防にも有効であることが示されている。

iii）せん妄

せん妄に対する根本的な治療は原因への対策であるが，速効的な対応が求められる場合には抗精神病薬が用いられる。

iv）児童領域

精神遅滞や自閉症の異常行動や欲動障害に対してピモジドなどの抗精神病薬を用いることがある。またチック障害の重症型であるド・ラ・トゥレット症候群にハロペリドールが有効であることが知られている。

v）神経疾患

抗精神病薬は神経疾患のなかでも運動障害に適応があり，ハンチントン病，バリスム，ジストニアにみられる不随意運動の改善に有効である。

（3）薬理作用

①ドパミン D_2 受容体遮断作用

抗精神病薬の作用は脳内ドパミン受容体遮断作用にある。ドパミン受容体は D_1 型から D_5 型までの5つの亜型に分かれているが，抗精神病薬が共通して保有するのは**ドパミン D_2 受容体遮断作用**である。例外的にアリピプラゾールは，ドパミン D_2 受容体の遮断薬ではなく部分作動薬（partial agonist）である。シナプス間隙のドパミン濃度が高い場合に，これと置き換わってドパミン神経伝達を減弱させる作用がある。

②脳内ドパミン系

脳内ドパミン系は，黒質に起始し線条体に投射する黒質線条体系，中脳被蓋野に発して辺縁系へ投射する中脳辺縁系，同じく中脳被蓋野に発して前頭葉などへ投射する中脳皮質系，および視床下部から出て正中隆起へ至る隆起漏斗系が主な投射路である。このうち抗精神病作用ともっとも関連するのは中脳辺縁系と中脳皮質系ドパミン系である。黒質線条体系を強く遮断すると EPS が出現する。隆起漏斗系のドパミンはプロラクチン放出抑制因子なので，そのドパミン受容体を遮断すると高プロラクチン血症が生ずる。

③ドパミン系以外への作用

抗精神病薬は，ドパミン D_2 受容体遮断作用を共通にもつほか，多くの薬では抗ヒスタミン作用，抗コリン作用，抗アドレナリン作用，抗セロトニン作用（セロトニン2受容体遮断作用）などをさまざまな程度に保有している。これらの薬理学的特性は個々の薬物の臨床特性や副作用プロフィールと関連している。抗ヒスタミン作用は効果としては催眠鎮静作用を，副作用としては眠気をもたらす。抗コリン作用は EPS を発現しにくくするというメリットをもつが，副作用として口渇や便秘などをもたらす。抗アドレナリン作用は，効果としては鎮静作用と関連するが，副作用として血圧低下やふらつきなどの心血管系への影響がある。抗セロトニン作用では，セロトニン2受容体遮断作用があると EPS が出現しにくい可能性がある。

（4）副作用

①錐体外路症状（EPS）

抗精神病薬のドパミン受容体遮断作用が黒質線条体ドパミン系に及び発現する。定型抗精神病薬では出現しやすく，なかでもハロペリドールなどのドパミン受容体遮断能の強い薬物で生じやすい。非定型抗精神病薬は全般的に少ないが，薬剤による差があり，例えばリスペリドンではやや頻度が高く，クエチアピンフマル酸塩ではまれである。

ⅰ）短期使用で出現する症状（パーキンソニズム，アカシジア，急性ジストニア）

パーキンソン病同様の四肢筋硬直，手指振戦，寡動，仮面様顔貌，小刻み前屈歩行などがみられる。服用開始数日から数週に生ずることが多い。

アカシジアは静座不能症ともいい，四肢にムズムズした異常知覚を覚え，絶えず歩き回ったり，手足を落ち着きなく動かしたりして，焦燥感を伴う。これらの症状は薬物の減量や変更で回避するが，それができないときには抗コリン薬やベンゾジアゼピン系薬物を試みる。

急性ジストニアは，筋の不随意収縮によるもので，頸部痙性捻転，舌の突出，四肢体幹の捻転，眼球上転などが服薬数日以内に急激に出現するものである。

ⅱ）長期使用で出現する症状（遅発性ジスキネジアと遅発性ジストニア）

遅発性ジスキネジアは服用開始後数年以上して出現する。舌を突出させたり，口をもぐもぐ動かしたりする。時には四肢や体幹にまで広がる。出現機序は，長期間ドパミン受容体が遮断されると代償的にドパミン受容体の感受性が亢進するためと説明されている。

遅発性ジストニアでは頸部や四肢体幹の痙性捻転が出現する。

②悪性症候群

悪性症候群は，まれだが重篤な副作用であり生命にかかわる。鋼管様の強い筋強剛，発熱，意識障害，発汗や頻脈などの自律神経症状が急激に出現する。白血球増加と血清クレアチニンリン酸酵素（creatinine phosphokinase；CPK）増加が診断の参考になる。直ちに抗精神病薬を中止し，十分な補液を行って脱水を回避し，全身状態管理に心がける。末梢性筋弛緩薬のダントロレンナトリウム水和物やドパミン作動薬（レボドパ，ブロモクリプチンメシル酸塩）などを使用して治療する。

③代謝・内分泌系への副作用

体重増加はオランザピンでもっとも目立つが，多くの薬物で認められる。不適切な食事や運動不足と重なると体重増加が加速する。メタボリック症候群に至り，糖尿病発症率が上昇することが報告されている。オランザピンとクエチアピンフマル酸塩は糖尿病患者には禁忌となっている。また漏斗隆起系に作用して高プロラクチン血症を生じ，しばしば乳汁分泌や月経異常をきたし，長期的には骨粗鬆症のリスクを上げる。

表3-2 ▶ 抗精神病薬の主な副作用

	症　状	原因，要因
中枢神経系 　精神症状	眠気，ふらつき 精神活動鈍化 過鎮静	過量投与 〃 〃
神経症状	痙攣 錐体外路症状 急性ジストニア パーキンソニズム アカシジア 遅発性ジスキネジア 遅発性ジストニア	痙攣閾値低下 ドパミン遮断作用 〃 〃 〃 〃 〃
眼症状	緑内障悪化	抗コリン作用
循環器症状	血圧低下，起立性低血圧 頻脈，不整脈 心電図異常	抗ノルアドレナリン作用 〃
消化器症状	口渇 便秘 麻痺性イレウス 肝機能障害	抗コリン作用 〃 〃 アレルギー性
内分泌系	食欲増加，体重増加 糖尿病悪化 勃起障害・射精障害 高プロラクチン血症 乳房腫脹，乳汁分泌 月経異常	ドパミン遮断作用 高プロラクチン血症 〃
造血系	顆粒球減少	アレルギー性
皮膚症状	日光過敏 色素沈着	アレルギー性
悪性症候群	発熱，意識障害，筋強剛	ドパミン遮断作用
水中毒（?）	多飲，多尿	

④その他の副作用

　抗精神病薬のもつ抗ヒスタミン作用，抗コリン作用，抗アドレナリン作用などが，さまざまな副作用につながっている。**表3-2**に抗精神病薬の副作用をまとめて示す。

2 抗うつ薬

（1）定義と分類

　基本的な作用は，うつ病における抑うつ気分や意欲低下の改善である。主な抗うつ

表3-3 ▶ 主な抗うつ薬の種類

種 類	一般名	標準投与量（mg/日）
SSRI	フルボキサミンマレイン酸塩	50〜150
	パロキセチン塩酸塩水和物	20〜40
	塩酸セルトラリン	25〜100
	エスシタロプラムシュウ酸塩	10〜20
SNRI	ミルナシプラン塩酸塩	25〜100
	デュロキセチン塩酸塩	20〜60
	ベンラファキシン塩酸塩	37.5〜225
三環系	イミプラミン塩酸塩	25〜200
	クロミプラミン塩酸塩	50〜100
	アミトリプチリン塩酸塩	30〜150
	アモキサピン	25〜150
四環系	マプロチリン塩酸塩	30〜75
	ミアンセリン塩酸塩	30〜60
NaSSA	ミルタザピン	15〜30
ベンザミド	スルピリド	150〜300

薬の種類と標準投与量を**表3-3**に示す。

①**選択的セロトニン再取込み阻害薬**（selective serotonin reuptake inhibitor；SSRI）

　フルボキサミンマレイン酸塩，パロキセチン塩酸塩水和物，塩酸セルトラリン，エスシタロプラムシュウ酸塩がここに属する。薬理作用がセロトニン再取り込み阻害作用にほぼ限定しており，ノルアドレナリン再取り込み阻害作用はほとんどない。SSRIのうつ病に対する効果は，三環系あるいは四環系抗うつ薬と同等である。セロトニン再取り込み阻害作用自体に由来する注意すべき副作用はあるが，三環系あるいは四環系抗うつ薬とは異なって抗コリン作用，抗ヒスタミン作用，抗ノルアドレナリン作用がないので，それらに由来する副作用がない。このような副作用プロフィールの優越性から，うつ病治療の第1選択薬となっている。SSRIは不安障害に対しても有効であり，それぞれのSSRIはいくつかの不安障害に対する臨床適応が認可されている。

②**セロトニン・ノルアドレナリン再取込み阻害薬**（serotonin noradrenaline reuptake inhibitor；SNRI）

　ミルナシプラン塩酸塩，デュロキセチン塩酸塩，ベンラファキシン塩酸塩がここに属する。薬理作用がセロトニン再取り込み阻害作用とノルアドレナリン再取り込み阻害作用にほぼ限定している。SNRIの効果は三環系あるいは四環系抗うつ薬と同等であり，三環系あるいは四環系抗うつ薬とは異なって抗コリン作用，抗ヒスタミン作

用，抗ノルアドレナリン作用がないので，それらに由来する副作用がない。SSRI 同様にうつ病治療の第1選択薬となっている。SNRI は慢性疼痛への有効性が知られ，デュロキセチン塩酸塩はいくつかの疼痛性障害への臨床適応を得ている。

③三環系抗うつ薬

化学構造に3つの環がある抗うつ薬を三環系抗うつ薬といい，イミプラミン塩酸塩，アミトリプチリン塩酸塩，クロミプラミン塩酸塩が代表的である。ノルアドレナリン再取り込み阻害作用とそれより弱いがセロトニン再取り込み阻害作用を併せもつ。アモキサピンは，軽度のドパミン D_2 受容体遮断作用を有するという特徴がある。いずれの薬物も抗コリン作用，抗ヒスタミン作用，抗ノルアドレナリン作用などの薬理作用があるため，それらによる副作用を伴う。クロミプラミン塩酸塩には抗うつ薬のなかで唯一，点滴静注製剤がある。

④四環系抗うつ薬

四環構造をもつ抗うつ薬は，三環系抗うつ薬と比べると抗コリン系副作用が比較的軽度である。マプロチリン塩酸塩はノルアドレナリン再取り込み阻害作用が主作用である。ミアンセリン塩酸塩はノルアドレナリンの放出を抑制しているシナプス前 α_2 受容体を遮断する作用があり，この作用によってノルアドレナリンの放出が増加することが抗うつ作用と関連している。

⑤ノルアドレナリン作動性・特異的セロトニン作動性抗うつ薬（noradrenergic and specific serotonergic antidepressant；NaSSA）

NaSSA と分類されるミルタザピンは構造的にミアンセリン塩酸塩に類似している。シナプス前 α_2 自己およびヘテロ受容体遮断作用によってノルアドレナリンとセロトニンの放出が促進され，同時に5-HT_2受容体と5-HT_3受容体を遮断する。

⑥モノアミン酸化酵素阻害薬（monoamine oxidase inhibitor；MAOI）

諸外国では使用されているが，わが国では2016（平成28）年現在，うつ病に対し使用できるMAOIはない。

⑦抗精神病薬

ベンザミド系の抗精神病薬であるスルピリドの少量使用（150～300mg 程度）には抗うつ作用がある。それ以外の抗精神病薬も抗うつ薬で部分反応の際に少量付加すると抗うつ効果が増強することが知られている。アリピプラゾールはこの目的の使用が認可されている。精神病症状を伴ううつ病には，抗うつ薬に抗精神病薬を併用すると有効である。

（2）適応疾患・適応症状

①単極性うつ病症状の改善

うつ症状の性質と重症度を評価し，これまでの治療歴を参考にし，抗うつ薬の薬理作用，副作用プロフィール，薬物相互作用などを考慮して適切な薬物を選択する。SSRI と SNRI は副作用プロフィールから三環系や四環系抗うつ薬と比べると用いや

すい。

　抗うつ効果には速効性はなく，効果が出始めるまでに1～3週を要し，症状がほぼ消失するまでには2～3カ月以上の治療期間を要する。これに対し，悪心や眠気などの副作用は服用後すぐに出現するが，しだいに軽減消失する。治療開始時には，副作用出現と効果発現の見通しについてよく説明しておく。

　抗うつ薬が有効なのは単極型のうつ病であり，双極性障害のうつ病相に対しては効果が劣り，かつ症状を不安定化し，混合状態化や躁転を起こすリスクもある。抗うつ薬は単剤では使用せず，使用するとしても気分安定薬と併用する。

②うつ病の再燃再発予防

　うつ病は改善しても症状がぶり返したり（再燃），すっかり治った後にも再出現（再発）することがある。このため，症状が改善しても数カ月は抗うつ薬を治療量のまま持続することが推奨されている。また再発頻回な反復性うつ病では継続的な抗うつ薬使用が再発予防に役立つ。

③うつ病以外の適応

　抗うつ薬の適応はうつ病のみではなく，強迫性障害，パニック障害，社会恐怖，過食症，慢性疼痛，夜尿症，ナルコレプシー，チック障害，抜毛症などに広がっている。強迫性障害，パニック障害，社会恐怖ではいくつかのSSRIが臨床適応を得ている。疼痛性障害に対してはSNRIのデュロキセチン塩酸塩が臨床適応を取得している。

（3）薬理作用

①急性薬理作用

　三環系，四環系，SSRI，SNRIなどの抗うつ薬の急性薬理作用は，モノアミントランスポーターの阻害作用であり，神経終末から放出されたノルアドレナリンやセロトニンなどのモノアミンが神経終末へ再取り込みされる過程を阻害し，シナプス間隙のノルアドレナリンやセロトニンの濃度を増加させる。MAOIは，モノアミンの分解を抑制してモノアミン利用率を亢進させる。

　脳内ノルアドレナリン系は青斑核から，脳内セロトニン系は縫線核から，それぞれ大脳皮質，辺縁系，視床，視床下部，小脳などへと広く投射する。抗うつ薬の解剖学的作用領域は明確ではなく，食欲，性欲，睡眠に関連の深い視床下部，情動に関連の深い辺縁系，あるいは認知や思考に関連の深い大脳皮質など広範な領域が関与していると考えられる。

②抗うつ効果発現メカニズム

　抗うつ薬の急性薬理効果は共通してノルアドレナリンやセロトニンのシナプス神経伝達を増強する作用であるが，それがどのように抗うつ作用につながるのかはよくわかっていない。ノルアドレナリン受容体やセロトニン受容体への影響から，さらに細胞内情報伝達系を経て遺伝子発現調節や神経細胞新生に至るまでさまざまな作用をも

表3-4 ▶ 抗うつ薬の副作用

	症　状	原因，要因
中枢神経系 　精神症状 　神経症状	眠気 せん妄 痙攣	抗ヒスタミン作用 抗コリン作用 三環系，マプロチリン塩酸塩
眼症状	かすみ目 緑内障悪化	抗コリン作用
循環器系	起立性低血圧，頻脈	抗ノルアドレナリン作用
消化器系	口渇，便秘 嘔気，嘔吐	抗コリン作用 セロトニン取り込み阻害
内分泌系	体重増加	
泌尿器系	尿閉 性機能障害	抗コリン作用 セロトニン取り込み阻害
皮膚症状	発疹	アレルギー性
セロトニン症候群	焦燥，反射亢進，ミオクローヌス，発熱，発汗	セロトニン取り込み阻害
アクティベーション症候群	不安，焦燥，神経過敏	セロトニン取り込み阻害，ノルアドレナリン再取り込み阻害
中断症候群	めまい，ふらつき，悪心，嘔吐，しびれ，不安，焦燥	抗うつ薬中断

たらすことが明らかとなっている。

（4）副作用

①投与初期に現れる頻度の高い副作用

　SSRIとSNRIでは投与初期に悪心，嘔吐，下痢などの消化器症状と眠気が10～20％程度の患者に認められる。三環系や四環系抗うつ薬は，抗コリン作用，抗ヒスタミン作用，抗ノルアドレナリン作用などが副作用と関連している。抗うつ薬の主な副作用を**表3-4**に示す。

②アクティベーション症候群

　投与初期や増量期に，不眠，不安，焦燥，神経過敏などの症状が出現することがあり，アクティベーション症候群（賦活症候群）と呼ばれている。児童・思春期では抗うつ薬投与により自殺リスクが高まることが論議されているが，アクティベーション症候群が背景にある可能性がある。

③セロトニン症候群

　精神症状として見当識障害や焦燥，神経学的症状として腱反射亢進やミオクローヌス，身体症状として発熱・発汗・下痢などがみられる。減量・中止によって消失する。

④中断症候群

　急激な減量や中止に伴って，めまい・ふらつき・悪心・嘔吐などの身体症状と，不安・焦燥などの精神症状が一過性に認められることがある。ゆっくり減量すれば生じない。なお，抗うつ薬には正常気分をさらに高揚させる作用はなく，したがって依存性はなく，効果に耐性も生じない。

③ 気分安定薬

（1）定義と分類

　双極性障害の治療と予防に有効な薬物を気分安定薬と呼ぶ。炭酸リチウム，バルプロ酸ナトリウム，カルバマゼピン，ラモトリギンがこれに属する。炭酸リチウムは金属元素であり，生体内では一価のイオンとして存在する。バルプロ酸ナトリウム，カルバマゼピン，ラモトリギンは，元来は抗てんかん薬であったが，双極性障害の治療に有効であることが判明している。

（2）適応疾患・適応症状

①双極性障害の躁うつ病相の治療

　炭酸リチウム，バルプロ酸ナトリウム，カルバマゼピンには抗躁作用がある。炭酸リチウムとラモトリギンには抗うつ作用もある。速効性はなく効果発現には2～3週程度を要する。

②双極性障害の再発予防

　気分安定薬は躁病相とうつ病相との両方の予防に有効である。炭酸リチウム，バルプロ酸ナトリウム，カルバマゼピンは躁病相への有効率のほうが高く，ラモトリギンはうつ病相への有効率が高い。

（3）薬理作用

　いずれの薬物も多様な作用をもっており，臨床効果との関連は確定していない。炭酸リチウムには，イノシトール・リン酸ホスファターゼ阻害が関連しているかもしれない。バルプロ酸ナトリウム，カルバマゼピン，ラモトリギンはイオンチャネルに対する作用との関連が推定されている。

（4）副作用

①炭酸リチウム

　炭酸リチウムは治療濃度と中毒濃度が近接しているので，過量服薬などで用量が増加し過ぎると運動失調や構音障害がみられ，さらに増加すると意識障害が生ずる。定期的な血中濃度のモニターが必要である。中毒症状が重篤なときは血液透析を行う。甲状腺機能低下や腎機能低下が生ずることがあるので，定期的に検査する。心血管系への催奇形性があり，妊娠中は投与を避ける。乳汁に移行するので授乳中も投与を避ける。

表3-5 ▶ 主な抗不安薬の種類

種　類	一般名	半減期（時間）	標準投与量（mg/日）
短・中時間型	エチゾラム	6	1.5〜3
	クロチアゼパム	6	15〜30
	ロラゼパム	12	1〜3
	アルプラゾラム	14	1.2〜2.4
	ブロマゼパム	8〜19	3〜15
長時間型	ジアゼパム	20〜50	4〜15
	オキサゾラム	50〜62	30〜60
	ロフラゼプ酸エチル	122	2
セロトニン作動性	タンドスピロンクエン酸塩	1.4	30〜60

②バルプロ酸ナトリウム，カルバマゼピン，ラモトリギン

　バルプロ酸ナトリウムは重篤な肝障害を，カルバマゼピンは顆粒球減少症や再生不良性貧血を起こすことがあるので，それぞれ定期的に血液検査する。カルバマゼピンとラモトリギンはスティーヴンス・ジョンソン症候群を起こすことが知られているので，発疹に注意する。バルプロ酸ナトリウムとカルバマゼピンには催奇形性があるが，ラモトリギンにはないとされている。

4 抗不安薬

（1）定義と分類

①ベンゾジアゼピン系抗不安薬

　多くの抗不安薬は，ベンゾジアゼピン受容体刺激作用のある薬物であり，化学構造的にベンゾジアゼピン骨格をもっている。臨床効果は共通であり，抗不安作用に加えて，鎮静催眠作用，筋弛緩作用および抗痙攣作用を有する。鎮静催眠作用は後述のように睡眠薬として利用される。抗痙攣作用の強いものは抗てんかん薬として用いられている。筋弛緩作用は筋脱力などの副作用につながる。

　血中半減期を指標に，短ないし中時間型（ロラゼパムなど）および長時間型（ジアゼパムなど）に分けられる。短時間型では，薬物の蓄積が生じにくいが，頻回服薬が必要であり，また中断時の離脱症状や反跳性不安は起こりやすい。逆に長時間型では，薬物の蓄積は生じやすいが，服薬回数は少なくてすみ，中断時の離脱症状や反跳性不安は起こりにくい。主な抗不安薬を表3-5に示す。

②セロトニン作動性抗不安薬

　ベンゾジアゼピン受容体を介さずに作用する抗不安薬として，日本ではタンドスピロンクエン酸塩が導入されている。これはセロトニン1受容体の作動薬であり，ベンゾジアゼピン系の薬物と異なり，鎮静催眠作用，筋弛緩作用，抗痙攣作用は認めない。

（2）適応疾患・適応症状

　パニック障害，全般性不安障害，強迫性障害，恐怖症，ヒステリーなどの神経症圏の疾患やさまざまな心身症に対して用いられる。反応性抑うつ状態や適応障害などにおいても有効性がある。ベンゾジアゼピン系抗不安薬は作用発現が比較的迅速である。

（3）薬理作用

　ベンゾジアゼピン系抗不安薬は，$GABA_A$・ベンゾジアゼピン・Cl^-チャネル複合体のベンゾジアゼピン受容体を刺激する作用がある（ベンゾジアゼピン受容体作動薬）。抗不安薬によってベンゾジアゼピン受容体が刺激されると$GABA$の作用が増強し，Cl^-チャネルからのCl^-イオンの細胞内流入が増加し，細胞の興奮性が低下する。

（4）副作用
①眠気，ふらつき

　眠気，ふらつき，めまい，脱力，倦怠感，易疲労感などをしばしば認め，これらはベンゾジアゼピン系薬剤の鎮静催眠作用と筋弛緩作用に由来する。

②奇異反応

　不安増強，焦燥，脱抑制行動などが出現することがある。

③依　存

　大量を連用すると依存状態を形成し，中断時に痙攣やせん妄が出現する。また常用量依存といって，治療用量の連用でも依存が生じ，急激に中断すると焦燥，不眠，聴覚と嗅覚の過敏性，発汗，嘔吐などが生じ得る。

⑤ 睡眠薬
（1）定義と分類
①ベンゾジアゼピン系睡眠薬

　ベンゾジアゼピン受容体作動薬のうち，鎮静催眠作用の強いものが睡眠薬として使用される。抗不安薬と共通して，抗不安作用，筋弛緩作用，抗痙攣作用もある程度はもっている。

　血中半減期を指標にすると，短時間型（トリアゾラムなど），中間型ないし長時間型（フルニトラゼパムなど）に分かれる。短時間型は入眠障害に適し，翌朝への持ち越し効果が少ないが，中断すると反跳性不眠をきたしやすい。中間型と長時間型は中途覚醒，早朝覚醒や熟眠障害に適しているが，翌日に眠気が残ることがある。しかし，中断しても反跳性不眠をきたしにくい。ベンゾジアゼピン骨格をもたないがベンゾジアゼピン受容体に作用する睡眠薬にゾルピデム酒石酸塩，ゾピクロン，エスゾピクロンがあり，いずれも短時間型に属する。これらは催眠作用に効果が限定し，抗不安作用，筋弛緩作用，抗痙攣作用はほとんどないとされる。**表3-6**に主な睡眠薬を示す。

表3-6 ▶ 主な睡眠薬の種類

種　類	一般名	半減期（時間）	投与量（mg/日）
短時間型	ゾルピデム酒石酸塩	2	5〜10
	トリアゾラム	3	0.25〜0.5
	ゾピクロン	4	7.5〜10
	エスゾピクロン	5	2
	ブロチゾラム	7	0.25
	リルマザホン塩酸塩水和物	10	1〜2
	ロルメタゼパム	10	1〜2
中間および長時間型	フルニトラゼパム	15〜30	0.5〜2
	エスタゾラム	18〜30	1〜4
	ニトラゼパム	18〜38	5〜10
	ニメタゼパム	21	3〜5
	ハロキサゾラム	42〜123	5〜10
	フルラゼパム塩酸塩	47〜108	10〜30
メラトニン受容体作動薬	ラメルテオン	1	8
オレキシン受容体拮抗薬	スボレキサント	12	20

②非ベンゾジアゼピン系睡眠薬

　最近，ベンゾジアゼピン受容体作動薬とはまったく異なる作用点をもつ新たな睡眠薬が2つ導入された。視床下部視交叉上核のメラトニン受容体に作用するラメルテオンと，オレキシン受容体拮抗薬のスボレキサントである。筋弛緩作用はなく，依存性もない。

　古くから使用されているバルビツール酸系は，依存を形成しやすく，中断時には退薬症状を生じやすい。また治療量と致死量が近接していて安全性に劣る。

（2）適応疾患・適応症状

　不眠症。入眠困難が主ならば短時間型，途中覚醒や熟眠障害ならば中・長時間型が適切である。統合失調症，うつ病，不安障害などに伴う不眠は，原疾患の治療が不眠の解決にもつながる。

（3）薬理作用

　ベンゾジアゼピン系抗不安薬と共通であり，ベンゾジアゼピン受容体に作用してGABA系神経伝達を促進する。

（4）副作用

　眠気，ふらつき，奇異反応，依存などはベンゾジアゼピン系抗不安薬と共通する。

①健　忘

　薬物服用後の記憶が障害される前向性健忘であり，服薬後入眠まで，または中途覚醒時の記憶が障害されることが多いが，翌朝覚醒直後の記憶が障害されることもある。短時間型に多く，大量使用やアルコールとの併用などで出現しやすい。

②転　倒

眠気，ふらつき，筋弛緩作用などが複合して転倒リスクを高める。高齢者ではとくに注意が必要である。

6　精神刺激薬

精神刺激薬のなかで治療薬として実際に用いられているのは，メチルフェニデート塩酸塩である。適応疾患としてはナルコレプシーと注意欠如・多動性障害がある。メチルフェニデート塩酸塩の薬理作用はドパミンとノルアドレナリンの再取り込み阻害にある。精神的依存形成は少ないとされるが，使用時は注意を要する。

精神刺激薬ではないが，ノルアドレナリン再取込み阻害薬のアトモキセチン塩酸塩は注意欠如・多動性障害に適応がある。

7　抗てんかん薬

（1）定義と分類

抗てんかん薬は化学構造，臨床効果，推定作用機序の観点からさまざまに分類されているが，臨床効果を主体とすると以下のように分類できる。例外はあるが，ある程度は作用機序と対応する。

①主に部分発作・強直間代発作に用いるもの

フェニトイン，カルバマゼピンがある。

作用機序として電位依存性ナトリウムチャネルの抑制が推定される。

②広範なスペクトラムをもつもの

クロナゼパム，フェノバルビタール，バルプロ酸ナトリウムがある。

クロナゼパムとフェノバルビタールでは，作用機序として GABA 神経伝達の抑制が推定される。バルプロ酸ナトリウムは，電位依存性ナトリウムチャネルおよび電位依存性 T（transient）型カルシウムチャネルを抑制する作用を有する。

③欠神発作に用いるもの

エトスクシミドが使用される。

作用機序として電位依存性 T 型カルシウムチャネルの抑制が推定される。

（2）適応疾患・適応症状

①てんかん発作の予防

原則として単剤で治療を開始し，血中濃度を測定しながら十分な量まで増量する。単剤では発作が抑制しきれない場合は第 2 剤を追加する。多剤併用すると薬物代謝に相互作用が生ずる。フェノバルビタール，フェニトイン，カルバマゼピンは，酵素誘導作用によって他の薬物の濃度を下げてしまう。**表3-7**に主な抗てんかん薬の臨床効果，使用量，有効血中濃度および副作用をまとめる。

表3-7 ▶ 主な抗てんかん薬の種類，適応と副作用

種　類	全般発作			部分発作		発作重積状態	用量(mg/日)	有効血中濃度(μg/mL)	主な副作用
	強直間代発作	欠神発作	ミオクロニー発作	単純/複雑部分発作	部分起始強直間代発作				
フェニトイン	◎			◎	◎	○	200～300	10～20	発疹，歯肉増殖，多毛，眼振，複視，顆粒球減少
カルバマゼピン	◎			◎	◎		200～1,200	4～12	眠気，ふらつき，悪心，発疹
エトスクシミド		◎	◎				450～1,000	40～100	胃腸障害，眠気，ふらつき，発疹
フェノバルビタール	○	○		○	○	○	30～200	15～25	眠気，発疹，複視
バルプロ酸ナトリウム	◎	◎	◎				400～1,200	50～100	眠気，悪心，発疹，肝障害
ゾニサミド	○			○	○		100～600	10～30	食欲低下，自発性低下，脱力感，幻覚・妄想
クロナゼパム		○	○	○			2～6	0.01～0.06	眠気，ふらつき
ジアゼパム						◎	5～10		眠気，ふらつき

◎：第一選択，○：第二選択

資料　大森哲郎：薬物療法．尾崎紀夫，朝田　隆，村井俊哉編，標準精神医学，第6版，医学書院，2015，p.161.

②てんかん重積状態の治療

　第1選択の治療は，ジアゼパムを5～10mgゆっくり静注する方法である．小児にはジアゼパムの坐薬もある．そのほかフェニトインの静注や，フェノバルビタールの筋注もある程度有効である．

（3）薬理作用

　前述のようにイオンチャネルへの作用やGABA系の抑制が推定される．

（4）副作用

　主な抗てんかん薬の副作用については表3-7を参照されたい．抗てんかん薬は妊娠時には催奇形性に注意を要する．多剤併用すると催奇形性が高くなるので，原則的に単剤として，最小の有効用量に抑える．

8 抗認知症薬

アルツハイマー型認知症の治療薬として，コリンエステラーゼ阻害薬のドネペジル塩酸塩，ガランタミン臭化水素酸塩，リバスチグミンがある。アセチルコリンの分解を抑えアセチルコリン神経伝達を促進する作用がある。ドネペジル塩酸塩はレビー小体型認知症にも適応がある。メマンチン塩酸塩は作用機序が異なり N-メチル-D-アスパラギン酸（N-methyl-D-aspartic acid；NMDA）受容体阻害作用をもち神経保護作用がある。

いずれの薬物も，記憶や行動面の症状の悪化を遅らせるが，疾患の進行過程自体を食い止めることはできない。

副作用としては，コリンエステラーゼ阻害薬では初期の嘔気，下痢などの消化器系の症状がみられることがある。まれには迷走神経を刺激して徐脈や喘息発作を誘発することもある。NMDA 阻害薬では，めまい，便秘などがみられる。まれには痙攣や失神もある。いずれの薬物でも不穏や興奮を誘発することがあるので注意する。

B · 電気けいれん療法

1 概　要

電気けいれん療法（electroconvulsive therapy；ETC）は，頭部への通電により脳内に発作性放電を発生させる治療法であり，1938年にイタリアの**ツェルレッティ**（Cerletti, U.）と**ビニー**（Bini, L.）によって確立された。有効かつ安全な治療法であり，しかも治療効果が迅速に発現される。最近は麻酔科医の協力を得て全身麻酔下に筋弛緩薬を用い，痙攣発生を阻止して行う**修正型電気けいれん療法**（modified ECT）が主流となっている。通電方法も従来のサイン波からパルス波に変わり，小エネルギーで治療できるようになっている。作用機序は諸説あるが，今のところ不明である。

2 適応と禁忌

精神病症状，緊張病症状，強い自殺念慮，著しい拒食拒薬などを伴う重症うつ病，および緊張病症状を伴う統合失調症などでは適応を考慮する。

パルス波を使用する修正型電気けいれん療法では絶対的禁忌はないとされるが，脳内占拠性病変，脳血管障害急性期，重篤な心疾患などでは使用を控える。有痙攣法ではリスクが高かった高齢者や骨関節疾患でも，無痙攣法では安全に施行することができる。

③ 実施方法

事前に身体的診察と，心電図，頭部画像，血液生化学検査などによって全身状態を把握しておく。当日は嘔吐を避けるため直前の食事は控えさせる。手術室またはそれに準ずる場所で，麻酔科医が軽く麻酔をかけ，次いで超短時間作用型の筋弛緩薬を静注して全身の筋を弛緩させる。筋弛緩作用が現れたところで左右のこめかみに3秒ほど通電する。装着している脳波によって発作性放電出現をモニターできるが，痙攣発現を直接確認するためには，一側下肢の血流を圧迫遮断して筋弛緩薬の流入を阻止しておくと，その部分で痙攣発現を目視できる。筋弛緩作用の持続している間は呼吸筋も麻痺している。自発呼吸が戻るまではバッグ・バルブ・マスク法で呼吸を補助する。通常2～3日おきに，効果発現をみながら数回から10回程度施行する。

④ 副作用

痙攣発作が生ずると，咬舌，下顎脱臼，胸腰椎圧迫骨折などが生じ得るが，修正型による無痙攣法ではこれらの副作用はなくなった。発作中は血圧が上昇するが，無痙攣法では程度が軽い。もっとも問題となる副作用は健忘である。覚醒後には通電直前の出来事を忘れていることが多い（逆向性健忘）。施行を繰り返すと一過性に記銘力が低下して，施行期間中の出来事に関する健忘が生じ，治療終了後にも思い出せないことがある。しかし治療終了後には記銘力は完全に回復し，また施行以前の出来事に関する記憶には何ら影響はない。

C 経頭蓋磁気刺激法

経頭蓋磁気刺激法（transcranial magnetic stimulation；TMS）とは，通電したコイルを頭の表面に当てて非侵襲的に大脳神経細胞を磁気刺激する方法である。脳局在機能の研究手法としてだけでなく，うつ病やパーキンソン病の治療方法としても注目されている。アメリカではうつ病に対する適応が認可されているが，わが国では未認可である。

Ⅱ 精神療法

A 精神療法の定義

精神療法は，「精神医学的治療の一つで，言語的，非言語的な対人交流を通して精

神的な問題を解決し，悩みを軽減することを目的とした精神医学的および心理学的治療法」と定義できる。なお，精神療法は心理療法と同義であり，**サイコセラピー**（psychotherapy）の日本語訳として精神科医は精神療法という用語を，心理領域では心理療法という用語を用いるのが慣用になっている。

B • 精神療法の適応

精神療法が重要な役割を果たす場合は，不安障害や身体表現性障害などの神経症性障害，うつ病性障害，パーソナリティ障害，精神病性障害の寛解期などの精神医学的障害，そして一般身体疾患による心理的反応である。一方，精神療法だけでは効果があまり期待できない場合は，活発な精神病状態，重篤なうつ状態，双極性障害の躁状態，脳の器質的障害，著しい反社会的性格などである。

C • 精神療法の形態

精神療法には，個人を対象にした**個人精神療法**（individual psychotherapy）のほか，夫婦を対象にした**夫婦療法**（marital therapy），家族を対象にした**家族療法**（family therapy），集団で行われる**集団療法**（group therapy）などがある。

D • 精神療法の介入技法

精神療法で用いられる主な介入技法には，**質問**（question），**明確化**（clarification），**直面化**（confrontation），**解釈**（interpretation）がある。

質問というのは，治療者が疑問に思ったことを尋ねていきながら会話を促進するものであり，明確化は，さらに一歩踏み込んで患者の話や治療者の話の中の不明確な点を尋ねることで問題点や解決方法を明らかにしていく技法である。直面化は，患者の話の矛盾点を取り上げることによって問題点を一緒に考えていく技法であり，解釈は患者の話の中に含まれる無意識的な意味を明らかにするものである。

E • 精神療法技法

精神療法は，技法に基づいて洞察的精神療法（exploratory psychotherapy），指示的精神療法（directive psychotherapy），体験的精神療法（experiential psychotherapy）に分けられる。

1 洞察的精神療法

　洞察的精神療法は，無意識的な葛藤を洞察して精神症状を和らげることを目的としたもので，代表的なものとして**精神分析療法**（psychoanalysis）や**精神分析的精神療法**（psychoanalytic psychotherapy）などがある。

　このほかに，患者の精神状態を動きに基づいて精神療法を行う**力動的精神療法**（dynamic psychotherapy）も洞察的精神療法として位置づけられるが，これには**対人関係療法**（interpersonal psychotherapy），**認知療法**（cognitive therapy），**認知行動療法**（cognitive behavioral therapy）などが含まれる。ただ，認知療法や認知行動療法は専門家の立場から助言を与えながら治療を進めていく指示的な要素ももつことから，洞察的精神療法と指示的精神療法の中間に位置すると考えられる。

2 指示的精神療法

　指示的精神療法は非適応的な行動をコントロールしたり脱条件づけしたりすることを目的とする精神療法で，**行動療法**（behavior therapy）が代表的なものである。そのほかに，**心理教育**（psychoeducation），**認知療法**，**認知行動療法**，**論理情動療法**（rational emotive therapy），**自律訓練法**（autogenic training），**バイオフィードバック**（biofeedback），**セックスセラピー**（sex therapy），**催眠療法**（hypnotherapy）なども含まれる。

3 体験的精神療法

　体験的精神療法は，患者の感情表出を促し，その感情体験と治療者による共感的理解を体験することによって，うっ積した感情を除反応し，症状の緩和を図るものである。**来談者中心療法**（client-centered psychotherapy），**芸術療法**（art therapy），**遊戯療法**（play therapy），**ゲシュタルト療法**（Gestalt therapy），**心理劇**（psychodrama），**森田療法**や**内観療法**がこれに含まれる。

F ･ 治療関係

　精神療法では，前述した精神療法各学派に特徴的な治療技法に加えて，治療関係や治療の場の雰囲気など各学派に共通して重要視される要素がある。前者を特異的要素（specific factor），後者を非特異的要素（nonspecific factor）と呼ぶが，精神療法の効果研究ではこの両者が共に重要な働きをしていることが指摘されている。非特異的要素を治療に生かすためには，インフォームドコンセントやプライバシーに十分に配慮しながら**治療同盟**（therapeutic alliance）を確立することが重要である。

G · 各種の精神療法

1 心理教育

　精神疾患の診断や治療技法，心理社会的な問題について専門的な立場からわかりやすく患者に説明をする。精神疾患の理解が進むと，患者の不安は和らぎ，治療意欲も高まってくる。

2 支持的精神療法

　支持的に接しながら患者が自分の問題を解決できるよう手助けする。

3 来談者（クライエント）中心療法

　ロジャーズ（Rogers, C.）が提唱したもので，治療者が介入することを極力避けながら，来談者（患者）の主体性と能力を尊重して，患者の話に耳を傾けることによって，来談者（患者）に内在する成長する力を開放し，治療へと結びつけていくようにする。技法の中心は**非指示的カウンセリング**にあり，治療者が積極的に患者の問題を解明して解決法を指示していく治療法に対するアンチテーゼとして生まれたものである。

　来談者中心療法では，①治療者が治療場面で自分を真摯にそして自然に表現する「真実性（congruence or genuineness）」，②人間としての来談者（患者）をありのままに受容し尊重する「無条件の肯定的配慮（unconditional positive regard)」，③来談者（患者）の感情の流れを共感をもって理解する「共感的理解」の3点が重要視される。

　これは，治療場面だけでなく，教育場面や職場の人間関係にも応用されており，エンカウンターグループと呼ばれる人間的出会いを主題とする集団体験にも強い影響を与えた。

4 精神力動的精神療法

　フロイト（Freud, S.）が創始した**精神分析療法**（psychoanalysis）が代表的である。精神分析療法は，抑圧（repression）と呼ばれる機制を用いて無意識の中に無理に抑え込まれた欲動が精神症状として現れると想定して，**自由連想法**を用いてその葛藤を明らかにすることによって症状を改善しようとする治療法である。

　フロイトは，人間の意識は，日常生活の中で気づいている意識，努力すれば気づくことができる前意識，気づくことのできない無意識の3層に分けられるとした（局所論）。そうした意識レベルの各層で，性欲動や攻撃衝動などの基本的な欲動（ido），欲動をコントロールし現実に適応していく自我（ego），両親のようなかたちでその

第3章

II　精神療法　　215

際の理想的な指針を提示する超自我（superego）の精神機能が働いている（構造論）。

　精神分析では，こうした前提に立って，欲動と超自我，現実の間でバランスをとることで症状の軽減を図る。その際には，自由連想法（free association）を用いて，欲動をコントロールする**防衛機制**（defense mechanism）を明らかにするとともに，その背後に隠れている無意識の欲動や葛藤について患者が洞察していくのを手助けする。自由連想法では，治療者は患者のすべての言葉や態度に等しく注意を向けて（平等に漂う注意 free-floating attention），自分の価値観を患者に押しつけることがないように中立性（neutrality）を維持しながら行うようにする。これをフロイトの禁欲規則と呼ぶ。これによって，**転移**（transference）と呼ばれる，患者が幼小児期に体験した重要な他者との関係が治療者との間で再現する状態が現れる。一方，治療者側の同様の状態を**逆転移**（countertransference）と呼ぶ。

　アメリカでの一般的な基準ではこうした精神分析療法の基本的な姿勢を維持しながら，寝椅子ではなく対面法で週2，3回の面接を行う場合を**精神分析的精神療法**と呼ぶ。また，防衛のあり方に注意を払いながら患者の社会適応を支える目的で週1回以下の面接を行うものを**精神力動的（精神分析的）支持的精神療法**と呼ぶ。

　わが国では，こうした精神分析の技法をより簡便にした**交流分析**も行われているが，これは人間の心の中に，①親の自我状態，②大人の自我状態，③子どもの自我状態の3つの自我状態があると想定して，それぞれが適度にバランスがとれるよう援助して適応を助けるものである。

　なお，フロイトの弟子の**ユング**（Jung, C. G.）は，夢や空想，神話に注目して**夢分析**を中心に治療理論を体系立てた。ユングは，統合失調症の症状である幻覚・妄想と正常者の夢・神話・おとぎ話との類似性に着目し，人類に共通な普遍的な心像を産出する**普遍的無意識**（collective unconsciousness）が個人的な無意識よりも深層に存在しているとし，その内容として決して意識化されることのない元型（archetype）の存在を考えた。

⑤ 対人関係療法

　マイヤー（Meyer, A.）にその起源をもち，**サリバン**（Sullivan, H. S.）が発展させた精神療法である。サリバンは，精神医学を対人関係の学問と位置づけ，患者の人間関係の中で治療者自らが関与しながら観察することを重視する治療論を展開した。彼は，統合失調症の治療経験をもとに，人間の発達段階について次の3段階に分けて論じている。最初の段階はプロタクシック（protaxic）と呼ばれ，そこから第2段階であるパラタクシック（parataxic）に移行するには言語の発達が重要な役割を果たす。さらに第3段階であるシンタクシック（syntaxic）に移行するには言語を用いた象徴的なコミュニケーションが可能になる必要があるという。

サリバンの理論は，**ライヒマン**（Reichman, F. F.），**フロム**（Fromm, E.），**ホーナイ**（Horney, K.）らの新フロイト派と呼ばれる精神療法家によって継承され発展していった。また，**クラーマン**（Klermann, K.），**ワイスマン**（Weissmann, M.）らは，こうした流れを受けて，うつ病性障害の発症と進行に人間関係が強く影響していることに注目してうつ病の**短期対人関係療法**（interpersonal psychotherapy；**IPT**）を提唱した。

　うつ病性障害に対する短期対人関係療法は，認知療法と並んで効果的な精神療法とされており，患者と「重要な他者」（家族・恋人・親友など，その人の情緒にもっとも大きな影響を与える他者）との関係に注目し，患者がそうした人たちとの間で直面している現実の人間関係上の問題に焦点を当て，問題の解決を図る。なかでも，対象喪失に伴う悲哀（grief），対人関係上の役割をめぐる不和（interpersonal role dispute），役割の変化（role transition），対人関係の欠如（interpersonal deficit）の4つはとくに重要視されている問題領域である。

6　認知療法・認知行動療法

　認知療法・認知行動療法とは，人間の情緒が認知のあり方によって大きく影響を受けることから，極端な認知を修正することによって問題に対処し情緒状態を変化させることを目的とした短期の精神療法である。これは，うつ病性障害をはじめとして，パニック障害などの不安障害，心的外傷後ストレス障害，身体表現性障害，適応障害など，さまざまな精神科疾患に対して効果的であることが実証され，もっとも標準的な精神療法の一つになっている。また近年では，認知の介在を想定しながら行動に働きかけその変容を図る，より行動療法的色彩の強い認知行動療法も行われるようになってきている。

　ベック（Beck, A. T.）は，うつ状態と歪曲された認知過程／思考過程（distorted cognition/thinking），とくにうつ病に特徴的な否定的認知の3徴候（negative cognitive triad）と彼が呼ぶ自己，世界，将来の3領域における悲観的な考えとの関係を明らかにした。こうした思考／認知過程の歪曲は，大きく2つのレベルに分けて考えていくことができる。それは，表層の自動思考（automatic thought）と，深層の仮定（assumption）もしくはスキーマ（schema）である。

　自動思考というのは，ある状況で自然にそして自動的に湧き起こってくる思考およびイメージで，その時々の認知のあり方が反映される。**スキーマ**は，心の底に気づかれないままより深層に存在している個人的な確信である。こうした自動思考やスキーマは私たちの瞬間的な判断を助ける適応的な働きをしているが，何らかの要因でそのバランスが崩れるとそれに関連した非適応的なスキーマが賦活化され，その影響で極端な認知の歪みが生じてきて，それが自動思考として意識され，同時に行動，感情，動機の障害が現れてくる。

その認知の歪みの主なものを次にあげる。

①恣意的推論（arbitrary inference）：証拠が少ないのにあることを信じ込み，独断的に思いつきで物事を推測し判断する。

②2分割思考（dichotomous thinking）：常に白黒をはっきりさせておかないと気がすまない。

③選択的抽出（selective abstraction）：自分が関心のある事柄にのみ目を向けて抽象的に結論づける。

④拡大視（magnification）・縮小視（minimization）：自分の関心のあることは大きくとらえ，反対に自分の考えや予測に合わない部分はことさらに小さくみる。

⑤極端な一般化（overgeneralization）：ごくわずかな事実を取り上げて決めつける。

⑥自己関連づけ（personalization）：悪い出来事をすべて自分の責任にする。

⑦情緒的な理由づけ（emotional reasoning）：そのときの自分の感情状態から現実を判断する。

　こうした，思考-感情-行動-思考の悪循環を断ち切るためには認知過程の修正が必要になるが，その際には，**認知再構成法**と呼ばれる方法を用いて精神的に動揺した場面，そのときの感情とそれに関係した思考やイメージを書き出して現実場面と比較・検証したり，非適応的な思考パターンを修正するために患者が日常生活で検証することができるホームワークを課したりする。また，うつ的な回避行動を楽しめたり，やりがいを感じられたりする健康行動に置き換えていく行動活性化や，問題の対処法を考える問題解決技法などの行動的技法を用いたり，ウェブサイトや書籍を使って認知療法を教えたりすることも多い。

7 行動療法

　行動療法は，問題となる行動を学習性の行動としてとらえ，まず行動分析を行ったうえで，問題となる行動が①条件づけ過剰に起因する場合と，②条件づけの不足や欠如に起因する場合とに分けて，前者の場合には行動の消去（extinction）を，後者の場合には行動の強化（reinforcement）を目的とした治療的介入を行う。主な治療対象症状は不安と恐怖であるが，最近では吃音，チック，喫煙，過食，性的機能障害，物質（薬物）乱用，非行，夫婦の不和，強迫症状，心身症状など多岐にわたって使われている。

　条件づけには，**パブロフ**（Pavlow, I. P.）が明らかにした**古典的条件づけ**と，**スキナー**（Skinner, B. F.）が明らかにした**オペラント条件づけ**がある。古典的条件づけは，環境への反応の仕方を調整するものであり，イヌに餌を与えると同時にブザーを鳴らすということを続けていると，ブザーを聞いただけで唾液が出るようになるというのがその例である。一方，オペラント条件づけは，環境に働きかける行動を調整す

るものであり，ラットが餌を得るためにレバーを押すという作業を強化するような条件づけが例としてあげられる。

実験によって解明された理論を治療技法として発展させたのは，アメリカの**ウォルピ**（Wolpe, J.），**ラザルス**（Lazarus, A. A.），イギリスの**アイゼンク**（Eysenck, H. J.）である。条件づけ過剰に起因する問題行動に対しては，**系統的脱感作法（逆制止法），フラッディング法**，嫌悪療法など**負の強化法**（negative enforcement）がある。系統的脱感作法で用いられる**弛緩（リラクゼーション）法**としては，**ジェイコブソン**（Jacobson, E.）の**漸進的筋弛緩法**（progressive muscle relaxation）があるが，**シュルツ**（Schultz, J. H.）の**自律訓練法**や，その他の弛緩法が用いられることもある。条件づけの不足や欠如に起因する問題行動に対する治療技法には，主張訓練法，漸次的接近法（シェイピング法），トークンエコノミー法，バイオフィードバック法，モデリング法といった**正の強化法**（positive enforcement）などがある。また，問題に直面したときの**問題解決技法**（problem solving technique）も行動療法の一つである。

8 その他の精神療法

1 社会生活技能訓練（social skills training；SST）

統合失調症などの精神障害患者を対象に，対人関係や社会生活を妨げる問題を生活技能の側面から明らかにして解決，克服することを目的とした治療技法であり，**リバーマン**（Liberman, R. P.）の包括的パッケージによって広く用いられるようになった。これは，認知行動療法の視点から集団で訓練を行い，ロールリハーサルやモデリングを活用した社会的行動の学習を図る。また，社会生活技能訓練によって獲得された技能が実生活に般化されるように，宿題を課す（第3章Ⅲ節 B-2 参照）。

2 自律訓練法

注意を集中し自己暗示をかけることによって全身の緊張を緩和し，心身の状態を自分でコントロールできるようにする一種の**自己催眠法**であり，シュルツによって開発された。実際には，外界からの刺激を遮断してリラックスした姿勢をとりながら，さりげない集中（受身的注意集中）状態の中で，言語公式の言葉を反復する。標準練習の公式には，①安静感（気持ちが落ち着いている），②重さ（手足が重い），③温感（手足が温かい），④心臓調整（心臓が静かに規則正しく打っている），⑤呼吸調整（楽に息をしている），⑥腹部調整（胃のあたりが温かい），⑦頭部調整（額が涼しい）がある。

3 バイオフィードバック法

自律神経系の緊張状態など通常は認知することが困難な自己の生体現象を，生理的

指標などの認知の容易な外部情報に変換し，それを生体が認識することによって生体現象を自己コントロールすることを目的としたもので，1960年代に**ミラー**（Millar, N. E.）によって証明された自律反応のオペラント条件づけを基礎とする。バイオフィードバックに用いられる生理的指標としては筋電図（electromyogram；EMG）や皮膚温のほか，脳波（electroencephalogram；EEG），皮膚反応（galvanic skin response gauge；GSR），脈拍，血圧，呼吸などが用いられる。筋緊張性頭痛や本態性高血圧などの心身症に有用である。

4 催眠療法

注意集中と一連の暗示操作によって**催眠トランス**（trance）と呼ばれる特殊な意識状態に導く手法で，実施にあたっては，①動機づけ，②操作者と受け手の信頼関係（**ラポール**），③心身の弛緩，④特定のものへの注意の集中，⑤言語暗示，の要素が必要とされる。疼痛のコントロールや，解離症状，転換症状などに用いられることがある。

5 芸術療法

芸術活動を通して心身の安定を図る方法で，絵画（描画）療法，音楽療法，箱庭療法，詩歌療法（俳句療法，連句療法），舞踏療法，写真療法，陶芸療法，心理劇などさまざまなものが含まれる。

6 心理劇

モレノ（Moreno, J. L.）が発展させたもので，葛藤を生じやすい状況をほかの人の協力を得ながら実際に患者に演じさせ，患者自身が役割を演じることを通して自己認識を深められるようにする技法である。

7 遊戯療法

言語能力が未発達で言語的交流が困難な子どもの場合に，表現や交流の手段として遊びを用いる治療技法である。遊びによる心身の緊張の緩和に加えて，治療者との人間関係を基礎に行われる創造的体験としての意味がある。

8 ゲシュタルト療法

精神分析家であった**パールズ**（Perls, F.）によって創始された治療法で，心理的および感覚的運動体験（psychological and sensory motor exercise）を通して欲求を意識化できるようにする。

9 森田療法

1920年ごろに森田正馬が創始した治療技法で，森田神経質などの神経症性障害の患者に用いられる。森田療法では，こうした患者は先天的に神経質な性格傾向（ヒポコンドリー性基調）を有し，何らかの誘因で身体や精神の変化に敏感になり，注意が集中し，さらに感覚が鋭敏になって精神交互作用と呼ばれる感覚と注意の交互作用状態が生じていると考える。そして，「かくあるべし」と考える理想の自己像と「かくある」認めにくい現実の自己像との間の葛藤（理想の矛盾）の結果として，症状へのとらわれが起きているとする。

治療としては，まず症状（気分）をあるがままに受け入れて，やるべきことを目的本意，行動本意に実行させ，それによってあっては困るという「死の恐怖」をよくありたいと思う「生の欲望」に転換させるようにする。その過程は以下の4期に分けられる。

第1期（絶対臥褥期）は，患者を隔離してすべての活動を禁じ，心身の疲弊をとるとともに，精神的煩悩を打ち砕くようにする。第2期（隔離療法期，軽作業期）には，隔離は続けるが臥褥の時間を7～8時間に制限して日中は戸外に出るようにさせ，日記を導入して心身の状態を知るように指導し，起床時や就寝前には古事記・万葉集を音読させて精神の自発活動を刺激する。そして，第3期（作業療法期，重作業期）には作業や読書を行わせ，第4期（日常生活訓練期）には，すべてのこだわりから開放されて社会に復帰できるように指導していく。森田療法の原法は40～60日間の入院治療で行われるが，最近では外来で行われることも多い。

10 内観療法

吉本伊信によって1930年代に創始された治療技法であり，患者が静かな部屋の一室に1週間ほど閉じこもって集中的内観を行う集中内観と，日常生活の中で1～2時間行う日常内観とがある。内観とは「自己の内心を観察する」という意味で，厳しい自己省察を通して道を究めようとする浄土真宗の「見調べ」を基本としている。内観では患者自身の力を重視し，深い関係のあった人との関係のなかで，「自分がしてもらったこと，仕返したこと，迷惑をかけたこと」を具体的に想起させる。

11 家族療法・夫婦療法

夫婦関係に問題がある場合や，小児期や思春期の患者の問題が家族関係の歪みから生じている場合など，夫婦や家族の問題が明らかな場合は夫婦療法や家族療法が行われる。

統合失調症の場合は，家族の感情表出（emotional expression；EE）のあり方が再発の頻度を左右するとされており，攻撃・拒絶・過干渉などの否定的な感情表出が強くみられる家族では再発の可能性が高くなるので家族への治療的介入を行う。最近

では，こうした精神疾患だけでなく，不妊治療や着床前診断，遺伝子治療などの先端医療でも家族を対象にした精神療法やカウンセリングが行われる。

12 集団精神療法（集団療法）

集団場面で行う精神療法の総称で，精神分析療法，来談者中心療法，認知療法，行動療法，前述したその他のさまざまな精神療法の立場から行うことができる。集団精神療法には，異なる問題をもった患者を対象とした不均一な集団と，同じ問題に悩む患者を対象にした均一な集団とがある。

均一な集団の場合は，集団への所属感や自分と同じ体験や気持ちを共有できるほかのメンバーとの間の治療的共感，示唆，介入，支持などの交流が重要になる。その例として，アルコール依存症者の断酒会，**アルコホーリクス・アノニマス**（Alcoholics Anonymous；**AA**）のほか，喫煙，肥満，物質（薬物）依存，摂食障害，賭博など衝動コントロールの問題を対象とするもの，うつ病性障害や社会恐怖などの精神医学的障害を対象とするもの，がんや心臓疾患など一般身体疾患に伴う心理的反応を対象とするものなどがある。

Ⅲ　精神障害リハビリテーション

A・総論

うつ病や統合失調症などの精神障害をもつ人では，薬物療法や精神療法などにより精神症状による苦痛が治まった場合でも，集中力や意欲が回復しなかったり，仕事や学業をこなし対人関係を維持していくための社会生活能力が回復しないことがある。とくに統合失調症では，認知機能障害のために社会生活にさまざまな困難を伴う場合が多い。こうした社会生活機能の改善に焦点を当て，障害をもつ人自身の意志を尊重しつつ障害からの回復を系統的に支援していく方法が**精神障害リハビリテーション**である。

精神障害の治療において，治療者は症状改善に注目しがちであるが，患者は症状よりも仕事や対人関係など生活面の障害の改善をより切実と感じることが多い。最近では治療効果を評価する指標として社会生活機能や本人の満足感，**生活の質**（quality of life；**QOL**）が重視されるようになっており，症状に注目した「治癒モデル」から，生活に注目する「回復モデル」への転換が提唱されている。すなわち，若干の精神症状は残っていたとしても，健康な部分を生かし，生活し，働き，学び，コミュニ

ティに参加することを目標にするのである^{*1}。

　精神障害リハビリテーションの総論として，①精神障害における生活面の障害（社会生活の機能レベルの低下など）とは何か，関連する要因にはどのようなものがあるかをあげ，②生活面の障害を改善するアプローチである精神障害リハビリテーションの概念を解説し，③わが国における精神障害リハビリテーションの実施施設や実施状況を振り返り，④精神障害リハビリテーションを実践していくうえで必要なチーム医療や地域生活支援等について述べる。

① リハビリテーションの概念

■ リハビリテーションの考え方は身体障害から始まった

　リハビリテーションという言葉は，中世ヨーロッパで教会から破門された人が破門を取り消されて名誉を回復する宗教的な意味で使われた。つまり，何らかの原因により人が望ましくない状態に陥った後，再び人間にふさわしい状態にすることを意味していた。第一次世界大戦で発生した多数の傷病兵の職業訓練が課題となるなかで，障害者のための医療や福祉の活動をリハビリテーションと呼ぶ動きが始まった。アメリカでは1920年に**職業リハビリテーション法**が制定され，1942年に全国リハビリテーション評議会により「リハビリテーションとは，障害を受けた者を彼のなしうる最大の身体的・精神的・社会的・職業的・経済的な能力を有するまでに回復させることである」という定義が採択された^{*2}。このように，狭い意味での治療では十分に対応されていなかった，「障害」と「能力の回復」に重点を置くリハビリテーションの考え方が明確にされてきた。

　世界保健機関（WHO）^{*3}は，1969年にリハビリテーションを次のように定義した。「障害についていう場合には，リハビリテーションとは，医学的，社会的，教育的，職業的な手段を巧みに組み合せて用い，その個人を，機能的な能力の可能な最高水準（highest possible level of functional ability）にまで訓練あるいは再訓練することである」。この定義ではリハビリテーションが訓練に狭く誤解される可能性もあるが，ここで取り上げている医学的，社会的，教育的，職業的の4領域は，今日でも**トータルリハビリテーション**を構成する領域となっている。

　わが国では，本格的なリハビリテーションの取り組みは1960年代から始まった。主な対象は脳卒中と脳性麻痺で，負荷が大きくなり過ぎないように配慮された**早期リハビリテーション**が導入され，早期離床（できるだけ早い時期から起きる），早期の歩行訓練，実際の生活場面での日常生活動作（activities of daily living；ADL）訓練

*1 西園昌久：SSTと精神療法（2）―治療関係性と効果．［連載］SST：技法と理論，そして展開⑦，精神療法，34（1）：93-99，2008．
*2 上田　敏：リハビリテーションを考える―障害者の全人間的復権．青木書店，1983，pp.10-11．
*3 WHO：医学的リハビリテーション専門委員会　第2次報告書．1969．

が実施されて成果を上げ，早期からの積極的リハビリテーションが普及し，今日では当然のこととして実施されるようになった[*1]。以前の安静第一のやり方では廃用性萎縮や拘縮が起きやすかったので，これらが生じないうちに，早期からリハビリテーションを始めることで機能低下を減らすことができたわけである。

2 わが国における精神障害リハビリテーションの発展経過

　わが国では，呉秀三がドイツ留学から帰国後，1901（明治34）年に当時の東京府立巣鴨病院（のちの松沢病院）院長に就任し，抑制器具類を焼却させて無拘束的処遇を導入し，作業療法やレクリエーション療法を実施したことが知られており，その後もさまざまな試みが行われてきたが，精神障害リハビリテーションが本格的に展開されたのは第二次世界大戦後で，抗精神病薬が普及した1960年代前半からであった[*2]。1987（昭和62）年に精神衛生法が精神保健法に改正され，精神障害者の人権擁護や社会復帰・社会参加の促進が謳われるようになり，1995（平成7）年には**精神保健及び精神障害者福祉に関する法律（精神保健福祉法）**に改正されるとともに**障害者基本法**が制定され，数値目標を定めた「障害者プラン―ノーマライゼーション7か年戦略」が発表された。こうしたなかで，1987年以降に欧米で発展してきた精神障害リハビリテーション技術である**社会生活技能訓練（SST）**や**家族心理教育**，**包括型地域生活支援**（assertive community treatment；**ACT**）などの**アウトリーチ**活動，**ケアマネジメント**などがわが国に導入され発展してきた。

　わが国の精神病床在院患者数は一般人口10,000人に対して約29人で，欧米の6〜10人と比べて格段に多く，入院偏重の状況にある[*3]。こうした状況を改善するため厚生労働省は，2004（平成16）年に「精神保健医療福祉の改革ビジョン」を公表し，精神医療体系と地域生活支援体系の再編などにより「入院医療中心から地域生活中心へ」の軸の転換を打ち出している。従来ならば入院していたような重度の患者も地域で支えていけるようにするために，精神障害リハビリテーションの役割が重要となる。

3 精神障害リハビリテーションの対象はどのような人か

　国際的な診断基準である「精神疾患の診断・統計マニュアル 第5版」（Diagnostic and Statistical Manual of Mental Disorders, 5th edition；**DSM-5**）[*4]では，統合失調症の診断基準として，特徴的症状，持続期間とともに，「社会的または職業的機能の低下」，つまり，仕事，対人関係，自己管理などの面で1つ以上の機能が病前に

＊1 上田　敏：リハビリテーション医学の世界―科学技術としての本質，その展開，そしてエトス．三輪書店，1992，pp.31-68.
＊2 蜂矢英彦：歴史．蜂矢英彦，岡上和雄監，精神障害リハビリテーション学．金剛出版，2000，pp.13-18.
＊3 OECD Health Data 2002.
＊4 American Psychiatric Association 著，日本精神神経学会日本語版用語監修，高橋三郎，大野　裕監訳，染矢俊幸，神庭重信，尾崎紀夫，他訳：DSM-5 精神疾患の診断・統計マニュアル．医学書院，2014.

図3-1 ● 統合失調症患者の臨床的および脳の病理的・生理的経過

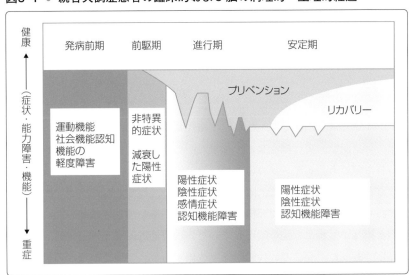

資料　Lieberman, J. A., Perkins, D., Belger, A.：The early stages of schizophrenia：speculations on pathogenesis, pathophysiology, and therapeutic approaches. Biol Psychiatry, 50（11）：884-897, 2001（一部改変）.

獲得していた水準より著しく低下していることを必須の条件としている。また，うつ病／大うつ病性障害の診断基準でも「臨床的に意味のある苦痛，または社会的，職業的，または他の重要な領域における機能の障害を引き起こしている」ことが必須の条件となっている。つまりこれらの診断基準を満たすということは，とりもなおさず社会的・職業的な機能が妨げられ，生活面の障害があることが確認されているわけである。

　これらの患者のなかでも，薬物療法等により速やかに社会生活に復帰できる患者もいるが，薬物療法のみでは回復が難しかったり，入院が長期化する人もいる。こうした人たちのなかには，精神症状が残るために生活面の障害が重くなったり，社会生活がうまくいかないために精神症状が改善しないという相互作用が生じることもある。統合失調症の場合には，社会生活のストレスが引き金となって再発が引き起こされることがある。**図3-1**は統合失調症の長期経過を図式的に示したものであるが，発病前期〜前駆期を経て発病し，進行期に再発を繰り返すと，症状・能力障害・社会的機能の水準がしだいに低下し重症化が進行する。その後，安定期に至りリカバリーに至ることもあるが，多くの場合は再発を経ることで重症化するので，再発防止が精神障害リハビリテーションにおいても重要な課題となる。

　統合失調症などの精神疾患をもつ人が，社会生活のうえでさまざまな困難を抱えていることは1980年代から明らかにされていた。臺 弘[*1]は，統合失調症をもつ人たち

＊1　臺　弘：生活療法の復権．精神医学，26（8）：803-814, 1984.

の生活障害を「**生活のしづらさ**」として5点にまとめた。すなわち，①食事，金銭管理や服装，服薬などの生活技術の不得手，②人付き合い，あいさつ，気配りなどの対人関係の問題，③生真面目さと要領の悪さが共存し習得が遅いなどの職業上の問題，④安定性に欠け持続性に乏しいこと，⑤現実離れや生きがいの喪失，動機づけの乏しさである。

　近年，統合失調症患者の生活障害の背景に認知機能障害があることが明らかになってきた[*1]。統合失調症患者では，基本的な神経認知機能である覚醒，ワーキングメモリ，2次的言語記憶，実行機能などに正常対照と比べて1標準偏差かそれ以上の低下が認められたのである。アメリカの**グリーン**（Green, M. F.）ら[*2]は，統合失調症患者におけるこれらの認知機能と，陽性・陰性症状や，機能的転帰，薬物療法などとの関連を検討した。その結果，認知機能には抗精神病薬や陽性症状との関連は少なく，認知機能と相互にもっとも強く関連していたのは機能的転帰（社会生活，職業，患者の満足等）であった。そこで社会的転帰を改善するうえで，認知機能障害の改善がますます重要と認識されるようになった。

４ 障害のとらえ方－ICIDH と ICF の考え方

　WHO は，1980年に「**国際障害分類**」（International Classification of Impairments, Disabilities and Handicaps；**ICIDH**）を発表した[*3]。これは障害の3つのレベルの階層構造を明らかにした点で画期的であった。すなわち，「疾患変調→機能・形態障害→能力障害→社会的不利」の図式で，「機能・形態障害」から「社会的不利」への矢印も記された。障害をこのようにレベル分けしたことにより，機能・形態障害があっても能力障害を解決できるし，仮に能力障害が残っても社会的不利を解決できる可能性が示された。しかし，「ICIDH はマイナス面だけをみている」「環境の影響が考慮されていない」などの批判もあった[*2]。

　そこで WHO から，2001年に「**国際生活機能分類**」（International Classification of Functioning, Disability and Health；**ICF**）が発表された[*4]。**図3-2**が ICF モデルであるが，図の中央に横並びで「**心身機能・身体構造**」「**活動**」「**参加**」が置かれている。これらの3者を含む包括概念が「**生活機能**」で，人が生きることの全体を表している。「身体構造」は身体の部分のことで，「心身機能」は例えば手足の動き，精神の働きなどの機能である。「活動」は生活上の目的をもつ一連の動作で，顔を洗った

＊1　P. D. ハーヴェイ，T. シャルマ著，丹羽真一，福田正人監訳：統合失調症の認知機能ハンドブック―生活機能の改善のために. 南江堂，2004, pp.11-19.

＊2　Green, M. F., Nuechterlein, K. H.：Should schizophrenia be treated as a neurocognitive disorder? Schizophr Bull, 25（2）：309-319, 1999.

＊3　上田　敏：ICF（国際生活機能分類）の理解と活用―人が「生きること」「生きることの困難（障害）」をどうとらえるか. きょうされん，2005, pp.5-31.

＊4　世界保健機関（WHO），障害者福祉研究会編：ICF 国際生活機能分類―国際障害分類改定版. 中央法規出版，2002, p.17.

図3-2 ● 国際生活機能分類（ICF）の生活機能構造モデル

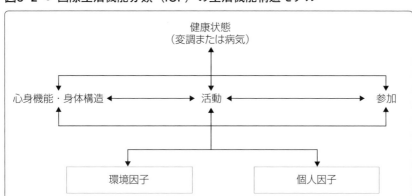

資料　世界保健機関（WHO），障害者福祉研究会編：ICF 国際生活機能分類―国際障害分類改訂版. 中央法規
　　　出版，2002, p.17.

り食事をしたりする日常生活行為（ADL）が含まれ，「できる活動」と「している活動」に区別される。「参加」はもっとも広い概念で，主婦としての役割や仕事場での役割，スポーツへの参加などが含まれる。プラスの要素を重視すること，生活機能を構成する要素の間に相互作用を認めること，環境因子と個人因子も含めた統合モデルであることが特色となっている。これらは精神障害リハビリテーションにも新たな視点を与えるものである。

5 精神障害リハビリテーションの概念

　リハビリテーションは，**上田敏**[1]によって「障害を持ちつつ生活する人々の人間らしく生きる権利の回復，すなわち，全人間的復権を理念とし生活の質（QOL）を高めるために医学・教育・職業・社会の4つの側面を統合したトータルリハビリテーションとして実施されるべきものである」と定義された。ここで障害は WHO の ICIDH に基づき，「**機能・形態障害**」「**能力障害**」「**社会的不利**」の3つのレベルに分けられた。

　蜂矢英彦[2, 3]は，こうした考え方が統合失調症をはじめとする精神障害にも適用でき，リハビリテーションに有効であることを提唱した。ただし，精神障害の場合には再発や病状変化が起きやすく，障害は疾患の経過に左右されてなかなか固定しない状態，すなわち「疾患と障害が共存している」状態にあることを指摘した。こうして精神障害における障害を明らかにすることにより，治療において精神症状の改善に固執

＊1　上田　敏：前掲書，1983.
＊2　蜂矢英彦：精神障害論試論―精神科リハビリテーションの現場からの一提言. 臨床精神医学，10（12）：
　　　1653-1661，1981.
＊3　蜂矢英彦：私の精神障害リハビリテーション論. 金剛出版，2016, pp.108-139.

するのでなく、生活面での障害（能力障害）や、社会生活を困難にしている環境（社会的不利）への働きかけを多元的に行う必要性が明確にされたのである。

精神障害リハビリテーションについて、アメリカの**アンソニー**（Anthony, W. A.）ら[1]は、その使命を「長期にわたり精神障害を抱える人の機能回復を助け、専門家による最小限の介入で、自らが選んだ環境でうまくいき、満足できるようにする」ことであり、こうした使命を果たすための主要な方法は「当事者が効果的に機能するために必要な特定の技能の育成と、当事者の現在の機能を維持・強化するために必要な支援の開発である」としている。アメリカの**コリガン**（Corrigan, P. W.）ら[2]は、「精神科リハビリテーションは精神障害をもつ人の個人目標の達成を支援する系統的な努力のことである。それは個人のストレングスと個人目標への挑戦の支援に関連した方向性と、彼らが住む地域への働きかけの方向性をもつ」と定義している。アンソニーとコリガンのいずれも本人の技能形成と、環境への働きかけの両方を取り上げている。それに対してイギリスの**ワッツ**（Watts, F. N.）ら[3]は、「リハビリテーションの成功の基準は、個人が可能なかぎり最高の適応を達成することであり、それは著しい生活能力の改善によるものであっても、そうでなくてもよい」とし、生活能力の改善によらず、環境改善によるものでもよいとした。いずれにせよ、環境の中での個人の視点から、その個人が望む目標が達成され満足度の高い状態が精神障害リハビリテーションの目標と考えてよいであろう。

⑥ 精神障害リハビリテーションに関連する重要な概念

リカバリー（回復）：アンソニー[4]らは、当事者中心のリハビリテーションの流れを踏まえてリカバリーの概念を提唱した。ここでいう回復は「精神障害によって被った破局的（catastrophic）な影響を乗り越えて、その人の人生の新たな意義と目的を見出していくことが含まれる」こと、「回復は本人の中で生ずるもので、本人が行う仕事である」ことが重要とされる。社会的役割機能や対人関係の回復を伴う客観的リカバリーと、必ずしも社会的役割等の改善は伴わないが主観的リカバリーにおいて本人の満足度の高い場合もある。

エンパワメント：対人支援の領域で、対象者が無力感を克服して自分の問題を受け止め自分の力で対処していくことができるようにする支援。その個人がもつ潜在力が

＊1 W. アンソニー、M. コーエン、M. ファルカス、他著、野中 猛、大橋秀行監訳：精神科リハビリテーション. 第2版、三輪書店、2012、pp.2-3.
＊2 Corrigan, P. W., Mueser, K. T., Gary R. B., et al.：Principles and Practice of Psychiatric Rehabilitation：An Empirilal Approach. The Guilford Press, New York, 2008.
＊3 Watts F. N., Bennet D. H.（eds.）：Theory and Practice of Psychiatric Rehabilitation. Wiley & Sons, 1983.（F. N. ワッツ、D. H. ベネット編、福島 裕監訳：精神科リハビリテーションの実際―①臨床編. 岩崎学術出版社、1991.）
＊4 Anthony, W. A., Liberman, R. P.：The practice of psychiatric rehabilitation：historical, conceptual, and research base. Schizophr Bull, 12（4）：542-559, 1986.

表3-8 ▶ 精神科リハビリテーションの基本原則

- 精神科リハビリテーションにとっての最大の焦点は，精神障害を抱える人の機能や能力を向上させることである。
- 精神科リハビリテーションの当事者にとってのメリットは，必要な環境の中における自らの行動が改善されることである。
- 支援のなかで依存を増やすことは，結果的には当事者の自立につながる。
- 当事者の技能と環境支援開発が精神科リハビリテーションの2大介入である開発である。
- 精神科リハビリテーションの焦点は，精神障害を抱える人の住居，教育，職業面でのアウトカムを改善することである。
- リハビリテーション当事者の積極的な参加と関与は，精神科リハビリテーションの土台である。
- 長期の薬物療法はリハビリテーション介入の要素として必要ではあるが，十分に補完するものではない。
- 精神科リハビリテーションは，さまざまな技術を駆使するという意味で臨機応変である。
- 希望は精神科リハビリテーションの構成要素として不可欠である。

資料　W.アンソニー，M.コーエン，M.ファルカス，他著，野中　猛，大橋秀行監訳：精神科リハビリテーション．第2版，三輪書店，2012，p.89.

発揮できて自己効力感が高まるような支援を指す。

　レジリエンス：捻れたゴムが元に戻るような復元力や回復力。困難な事態でもしなやかに対応していくことをいう。

　ノーマライゼーション：デンマークの**バンク-ミケルセン**（Bank-Mikkelsen, N. E.）が提唱した考え方で，障害がある人も，必要ならホームヘルパーの力を借りながらでも，社会の一員として普通の暮らしをすること。障害をもつ人も普通の暮らしをすることが権利であるという考えである。

　ストレングスモデル：カンザス大学の**ラップ**（Rapp, C. A.）がケースマネジメントの実践に基づいて導き出した考えで，個人の強みを活用してリカバリーを目指していく方法である。

② 心理社会的リハビリテーションの考え方

　アンソニー[1]による「精神科リハビリテーションの基本原則」を**表3-8**に示す。ここにあるように，当事者にとって切実な課題を取り上げ，希望を尊重してかかわるのであるが，とくに重要と思われるポイントを説明する。

　①障害をもつ本人の意志を尊重し，共同でリハビリテーションのプロセスを歩む姿勢を示す

　　本人の価値観や希望を尊重し，一緒に歩む姿勢を示すことにより信頼関係を築いて，一緒にリハビリテーション計画を立てる。現在の状態からすぐには難しい目標であっても否定せず，どうすればその実現に近づけるかを一緒に考える。

---

*1 W.アンソニー，M.コーエン，M.ファルカス，他著，野中　猛，大橋秀行監訳：前掲書，pp.89-103.

②生物–心理–社会モデルに沿って支援を計画して実施する

　本人の病状や状況を多元的に把握して支援していく。とくに現在の状態のアセスメントや，病状の変化があったときの要因を検討する際には，個人が置かれている状況の全体像を的確にとらえることが必要で，その際にこのモデルが役立つ。

③地域生活ならば住む家，仕事ならば職場に引き寄せて課題に取り組む

　欧米では「訓練して職場へ（train then place）」から，できるだけ早期に「現場での訓練（place then train）」という考え方に移行している。実際に活動が展開される現場に出向いて練習し，そこでの課題に取り組むことが重要である。

③ 精神障害への環境・社会の影響

　精神障害をもつ人は環境に適応する柔軟性が乏しく，環境の変化に対して不適応を生じやすい特徴がある。「過剰な刺激は再発を招き，少なすぎる刺激はひきこもりと遅さ，不活発さ，動機の欠如を増強させる」[*1]ので，リハビリテーションは注意深い評価に基づき計画的に進める必要がある。イギリスでは**ウィング**（Wing, J. K.）ら[*2]によって，地域生活から離れて刺激が乏しく保護的な入院環境で長期に生活することにより，自立して地域生活を行うことが困難になる**施設症**（institutionalism）を生ずることが明らかにされた。こうした弊害を避けるために，欧米では約30年前から**脱施設化**への取り組みが行われ，入院中心の医療から地域精神医療への転換が図られてきた。

④ リハビリテーション実施施設

　厚生労働省「平成26年患者調査」によると，精神疾患を有する総患者数は392.4万人で，うち入院患者は31.3万人である。入院患者のうち入院後1年以上経過している長期在院患者が約20万人を占める状況にある。今後，長期在院患者を減らし，すでに長期化している患者を地域に移行していくことが課題である。それぞれの患者の意向を尊重しながら，無理なく安全に地域移行を図ることを目的に，一人ひとりに寄り添いつつ，ニーズに対応した精神障害リハビリテーションを提供するため，デイケアや訪問サービスの体制を充実させていくこと，そのためにそれぞれの地域や医療機関で多職種チームを組み，協力して地域支援体制を築いていくことが必要になるであろう。

＊1　Wing, J. K., Brown, G. W.：Institutionalism and Schizophrenia：a comparative study of three mental hospitals 1960-1968. Cambridge University Press, Cambridge, 1970.
＊2　Wing, J. K.：Institutionalism in mental hospitals. Br J Soc Clin Psychol, 1：38-51, 1962.

B ・ 各　論

1　精神障害リハビリテーションの基本的な技術

1 精神障害リハビリテーションの専門家に求められる大切な技術

(1) 温かく支持的で適切なかかわりをもつ姿勢・技術

　ヒューマニズムに基づく温かな共感や，援助を受ける人の主体性・意志を尊重し，その人の「人生の回復」を援助する姿勢である。さらに，この理念を実行するためには，対人援助のための基本的な技術が必要である。例えば，相手の話を傾聴し，意見や気持ちを引き出すためのコミュニケーション技術や，相手の心の中で起こる葛藤や感情の変化を認識できる心理学的な知識と技術，さらに「相手と自分」の間で起こることや，相手によって専門家自身の中に引き起こされる感情や葛藤について理解し対処できる精神療法的な知識と技術などである。

(2) 対象者の状態や置かれている状況を把握し，援助のためのプランを作成し，その実行を評価するための技術

　「相手に何を援助することができるだろうか」という素朴な疑問から出発して，実効ある援助に結びつけるために必要な技術である。対象者自身がもっている力や問題点と周囲の環境，そして対象者と環境とのダイナミックな相互作用を視野に入れて行う必要がある。そして，専門家のアセスメントと援助を受ける人の希望をどう噛み合わせていくか，そのプロセスそのものが援助の始まりである。

(3) 必要な援助を実行するための技術

　「この点を改善すれば，もっと暮らしやすくなる」とターゲットが定まったときに，改善していくための具体的な援助である。リハビリテーションのさまざまなアプローチが有効であるためには，薬物療法などの治療や福祉制度とも協同する必要があることを，念頭に置きたい。

(4) ほかの専門家や社会資源と連携し，そのネットワークを形成・維持していく技術

　援助を受ける人と家族や近所の人や専門家との連携，さらに援助する人同士の連携，例えば家族と専門家，専門家同士などの連携を形成・維持するためのものである。**ケアマネジメント**の中心的な技術といってよい。

2 継続的に回復を支援していくための援助関係の確保

　1990年代にアメリカで行われた調査（National Comorbidity Survey）では，重い精神障害があっても過去1年間受療していなかった人の率は53％に及んだ。若年の人ではその率がより高かったほか，受療しなかった半数以上の人が，治療すべき問題はないと考えているか，援助は必要であるが自分なりに問題を解決したいと考えているか，治療は役立たないと考えていた。治療の初期にもっとも脱落が起こりやすいの

第3章

で，早期の治療関係の確立と治療維持への意識的なサポートが重要となる。

どのような領域に援助を希望するかを調査した研究では，患者は仲間との交流，異性との交際，心理的な苦痛をあげる一方で，専門家は精神病症状と日中の活動をあげ，両者に隔たりがあった。これらの報告はいずれも，専門家の側とのギャップから，支援から脱落しやすいことが示されている。再発防止などの医療の面からみた目標よりも，仕事や結婚などの社会生活に関する目標は，ずっと当事者の実感をもった協働のゴール設定がしやすく，支援関係を維持することに役立つ。

2 社会生活技能訓練（SST）

社会生活技能訓練（social skills training；SST）は，広く何らかの社会生活の困難をもっている者に対し，**社会生活技能（対人スキル，社会的スキル**などとも呼ばれる）の不十分さをその原因と想定して，学習理論を基盤にその（再）獲得を目標とする介入である。したがって対象は，統合失調症をはじめとするさまざまな精神障害や，発達障害，知的障害などであり，さらに今日では子どもの学校での適応支援や，触法者の矯正教育などに，広く普及してきている。

そのなかで統合失調症を対象とするものは，1970年代より認知行動療法の技術を用いた体系的なプログラムが形成され，介入研究が多数報告されてきた。統合失調症は，そもそも社会機能の低下がその本質的特徴であり，社会生活技能の不足がみられるが，ストレス-脆弱性モデルの中で，社会生活技能はストレスへの防御因子と位置づけられる。したがって不足する社会生活技能を同定して，SSTを用いてその学習を行うことで，社会機能を高めることが期待されている。また服薬を確実に持続するためのスキルなど，疾病管理にかかわるさまざまなスキルも，防御因子として重要であり，SSTを用いた**服薬自己管理モジュール，症状自己管理モジュール**などが開発されている。就労など，特定の社会的な活動のためのスキルを獲得するためにもSSTは用いられる。

SSTは統合失調症の人がもつ社会生活の困難さに対処するためのスキルの獲得が直接の目標であるが，数カ月の単位で行われる介入プログラムであり，人生とともに推移する長い経過をもつ統合失調症の時間軸からすれば，短期的な視座の下で行われるものである。しかしSSTをはじめとして，さまざまな心理社会的プログラムに共通しているのは，当面の困難の克服への介入を行いながらも，より長期的に社会生活を改善し，本人の自尊心や人生への満足感を回復することを目標としている。すなわち客観的には長期予後の改善であり，本人の視点からすれば**リカバリー**の獲得である。

3 認知行動療法

認知行動療法は，主に学習心理学に基づいて新たな適応的な行動の学習を促進する

行動療法から発展して，行動だけではなく認知内容にも介入を行うものである。行動療法の学問的変遷の中で，1960年代から行動の学習における認知過程や自己コントロールの役割が重視されるようになった。外に現れる行動だけではなく，主体である患者の内面が重視されるようになったのである。

統合失調症に対しては1970年代より SST が体系化され，それをもとに**行動療法的家族援助**（behavioral family management）が発展した。その後，精神病症状を標的とする認知行動療法が広く行われるようになった。幻覚や妄想を対象とした認知行動療法は，精神病症状は薬物療法によって治療するもので，面接では中立的立場でかかわるという精神医学の「常識」への挑戦といってよい。

精神病症状への認知行動療法は，幻覚や妄想そのものは病的な体験であるが，同時に個別の状況から発生する個人的な体験であり，それに対する反応には個々人の意味づけや心理的健康を守る適応的な側面があるという治療的な仮説が基本にある。幻聴については，幻聴が聞こえる（A）→それに対する認知（B）→認知に伴う感情や行動（C）という，認知療法の ABC 図式を適用し，そのうえで認知をより適応的なものに修正する試みを行うというものである。

統合失調症に限らず，認知療法に共通の技術として，日記などを用いた**セルフモニター**を実施する，医学的成因について情報提供する，症状の成り立ちや性状を検討し，症状のもたらす認知-行動-感情の関係を共有する，誤った推論や信念について，反する証拠を探すなど一緒に検証し，認知を修正できるよう援助する，対処方法を協同で探しその習得を援助する，本人が行う宿題を重視する，などがある。これらはまさに，支援する側とされる側の共同作業の進め方やそのツールを指し示したものである。

例えば薬物療法を継続することは，再発防止率を高めるもっとも有効な手段であるが，不用意な，または理解不足からくる服薬中断による再燃や再入院が長らく大きな問題であった。統合失調症では，本質的に自己の病状を理解することに困難がある。その克服のために，薬物療法について本人にもわかりやすく情報を提供し，服薬行動についての学習を促進し，薬物の効果についてのセルフモニターや副作用についての対処法を促し，また専門家と連携するコミュニケーション技術の学習を援助することが行われるようになってきた。

④ 家族支援

家族は本人にとってもっとも直接的な影響を与える環境である。そのため，家族が本人に対してどのようなかかわりをもつかは，本人の精神障害の経過にさまざまな影響を与える。それと同時に，家族自身が本人の精神障害に伴う変化に戸惑ったり，苦しんでいることが多い。例えば幻聴に基づく奇妙な行動や確認行為などにどう対応してよいかわからず混乱したり，精神障害への偏見から家族も惨めな気持ちになってい

たりする。とくに母親は，「自分の育て方が悪かった」と自分を責めることが多く，抑うつ的になりやすい。さらには，慢性障害であるところから，経済的負担も計りしれない。このように家族にも支援が必要である。

家族支援の方法として，統合失調症などを中心に，**家族心理教育**が再発防止と家族の負担感の軽減に有用であることがわかってきている。心理教育の基本的な枠組みは，①統合失調症は生物学的疾患であり，家族関係が病因とは考えない，しかし，家族の本人への対応の仕方は再発の可能性と関連している，②したがって，再発の予防を目的に，統合失調症についての知識の提供と，脆弱性に対してストレスとなる可能性のある対応を改める援助をする，③家族を治療協力者として位置づけるとともに，援助を通して家族の負担の軽減を図る，という3点である。回復が進んで家族に余裕が生まれてくると，家族会への参加など，**セルフヘルプグループ**が役立つ。

家族心理教育が，統合失調症の再発を減少もしくは遅延する効果をもっていることについては，すでに多くの研究報告がある。欧米でもアジアでも，効果を立証した研究が報告されている。コクランライブラリにおいても，再発を減少させる効果を示した体系的レビューがある。これまでの研究の蓄積によって，国際的な統合失調症の治療ガイドラインはいずれも，家族心理教育プログラムを行うことを推奨している。

実施形態については，障害者本人を含む単家族や複合家族グループ，障害者のみのグループ，家族のみのグループなどさまざまなかたちで行われており，それぞれ特色がある。

⑤ 心理教育

心理教育（psychoeducation）は，「慢性的な困難を抱えており，しかもその困難がしばしばスティグマの対象となりやすい人たちとその家族」を対象とする援助として考えられるようになっている。このように対象が広がったために，心理教育の目的も再発防止という医学的概念にとどまらず，主体的でよりよい質の生活を営めるよう援助するという心理的健康を重視する側面や，生活の質を高め，社会の中での新たな役割を見出していくことを援助するという社会的健康を援助する側面が重視されるようになっている。

実施方法については，もともと統合失調症の再発防止を目的としたプログラムとして行われていたときから，正しい知識や情報を心理面への十分な配慮をしながら伝える情報提供の要素と，病気や障害の結果もたらされる諸問題・諸困難に対する対処方法を取得してもらう対処能力形成の要素とがあり，どちらを重視するのかはプログラムによって違いがある。このように心理教育が広がりをみせている背景には，「消費者重視」の姿勢が医療でも求められるようになっていることや，社会生活の改善が重要な援助の目的と考えられるようになっていることなど，価値観の転換があることがあげられるだろう。

精神障害をもちつつ主体的に生きていくうえで，障害がもたらす影響を知ることは，重要である。これは人生の旅に出るときに役立つ「地図」を提供することに比肩する。それも本人や家族が見やすいように，その時々の立っている位置によって適切な地図を示したり，用途によって目標が見やすいような工夫を施すことが，専門家にはできる。初期のころ，孤立感や恐怖感に襲われてたたずむとき，また回復の兆しが見えないまま先を焦って絶望的になるとき，そして慢性期の諦めや失望のときに，見通しの利く地図は重要な助け手である。心理教育は知識提供とともに，支援する側とされる側とが一緒の地平に立って，見えてくる外在化された困難に対処していこうとする治療構造をもっている。

⑥ ケアマネジメント・包括型地域生活支援

地域での生活を支える技術としては，ケアマネジメントが重要である。ケアマネジメントは，利用者の立場に立ってサービスの計画と調整を行う業務であるが，事例のアセスメント，サービスの調整とモニター，訪問指導，入院部門との連携などが共通項である。どの機能に力点を置くかによっていくつかのモデルがある。アメリカのカンザス州などでの成果を受けて，ケアマネジメントは各国で取り入れられるようになり，わが国では制度として，またさまざまな医療・福祉サービスを統合する技術としても活用されるようになってきている。

もっとも包括的なケアマネジメントとしては，**包括型地域生活支援（ACT）**が知られている。アメリカにおいては，1977年より国立精神保健研究所（National Institute of Mental Health；NIMH）のプロジェクトとして国内の全州で研究的な地域生活支援プログラムが開始された。このプログラムの目標は，これまでのシステムでは十分ケアできなかった重度の慢性精神障害者に焦点を当てることと，地域主導の精神保健システムを確立することである。ウィスコンシン州などでの研究結果から，従来の入院およびその後のアフターケア群と比較して，病院の利用頻度の減少，就労による収入の増加，生活の満足度と自己価値観の増大，精神症状の減少がみられた。サービスを受けた障害者自身の満足度も一貫して高かった。また多様なサービスを提供できるプログラムのほうがよい効果を上げていた。すなわち，訪問などの積極的な働きかけと日常生活の場での援助があること，個別化されたプログラムであること，24時間の危機介入サービスをはじめ医療サービスがあること，ケアマネジメントサービスがあることである。また期間限定型の援助ではなくて，継続的な地域での支援システムが重要である。

わが国の精神医療は，入院偏重の状況にあることが問題となっており，地域でのリハビリテーション技術を開発していくことが求められている。地域ケアプログラムには以下の4点が含まれていることが必要とされる。

①**ケアマネジメント**：ケアマネジャーは「サービスの仲介と連携」のみではなく，

現場での援助を行うほうがより効果的とされている。

②**住居プログラム**：障害者の自立生活の能力に応じた段階的な住居が必要である。当事者の生活の満足度は住居によって規定される部分が大きく、また多くの人たちが通常の住居での生活を望んでいることが、わが国の調査でもわかっている。

③**危機介入プログラム**：慢性精神障害者はしばしば適応の幅がたいへん狭くなっており、些細な生活の変化やストレスが引き金となって再発を引き起こすため、危機介入体制（それも夜間・休日）が必須である。

④**日中の活動援助**：生活の質を高めるうえで、日中の活動は重要であり、わが国ではデイケア、福祉事務所、地域活動支援センターなどがその役割を担っている。

7 援助付き雇用

イギリスでは作業（work）のもつ治療的な機能が早くから注目され、1950年代から産業療法（industorial therapy）や作業所（sheltered workshop）の設置が行われていた。産業療法では段階モデルが採られ、障害の改善の程度に応じて豊富な種類と難易度の仕事を提供することの重要性が強調されてきたが、病院内での作業が退院後の雇用には直結しないという問題点が報告された。その理由として、退院後の成功は作業能力だけでは予測できないこと、就労の能力と地域で生活する能力、精神症状や対人技能との相関は高くなく、それぞれに独立した機能が含まれていることなどが知られている。

アメリカでは慢性精神障害者への就労支援（**職業リハビリテーション**）が1990年代より大幅に変化してきている。それは、訓練した後に就労させる方式から、実際の職場で訓練を行う方式への変化であり、一般の労働者と同じ職場で、一定の給与を受け取りながら就労支援を受ける**援助付き雇用**（supported employment）が成果を上げ、わが国でも取り入れられるようになった。これまでの研究で、従来の職業リハビリテーションに比べて、援助付き雇用のほうが一般就労に至る率が高く、賃金や就労時間も有意に多いことが示されている。援助付き雇用のなかでも**IPS**（individual placement and support）が、重度の精神障害をもつ人にとってもっとも効果があると報告されている。IPSモデルは、医療・リハビリテーションと就労支援を統合した支援を行うことがその大きな特長の一つである。

重い精神障害の人ではその障害（disability）のために、就労にあたってさまざまなハンディがあることは事実である。効果研究で示された援助付き雇用の有用性は、そうしたハンディを主に人的資源によって補うやり方であり、環境を整えることで障害をもつ人でも働くことを可能にする援助である。就労してからのSSTや認知機能リハビリテーションなどは、こうした障害を改善し、代償するための支援である。

8 　作業療法・レクリエーション療法・運動療法などの集団活動

　身体的な活動を用い，社会生活を模した集団で行うことが多いリハビリテーションとして，これまで広く行われてきたのが，スポーツ・料理などの身体活動，音楽などの芸術活動，ゲームなどのレクリエーション，作業療法などである。学習中心のものから，精神療法に近いもの，遊び体験に近いものまでさまざまで，どれが適切であるかは，疾患からの回復の時期により異なり，また個々人の興味も考慮する。意欲をなくしている人が生き生き取り組めるメニューが大切だからである。

　こうしたプログラムは概ね集団で運営され，参加者同士の相互交流や治療者と参加者との関係性によって，その成否が左右される。参加者の自発性や，楽しめる雰囲気が基盤にあって初めて生きた体験学習が可能になるからであり，そうした集団を維持する技術が要請される。

　治療的な集団に望まれる点としては，①ストレスの制限があり温かく受容的な雰囲気であること，②楽しめる集団であること，③スタッフはあくまで支え手であり参加者の自発性が促される場であること，④多彩な社会的役割が用意されていて乏しい対人技能の人でも居場所が見つけられるとともに新たなスキルの学習にも挑戦できること，⑤治療的介入の構造が明確で限界設定が行われていること，などの諸点があげられる。とくに安全な場であることの保障は重要である。

　仲間体験を通して，精神障害やそれに伴うさまざまなハンディの受容を育む集団アプローチやセルフヘルプの体験は，筆者の臨床経験のなかでも障害の受け止め方の形成に有用であると感じている。また，心理教育や認知行動療法もしばしば集団で行われ，そのために集団であることによるさまざまな治療的要因が活用できることになる。

9 　リカバリーの支援

　リカバリーを支援しようとするとき，どのような「場」でそれが行われるのか，ということは本質的な問題である。例えば閉鎖的な治療環境で，支援する側とされる側との間に明確なヒエラルキーが存在するような場においては，リカバリーの考え方は空念仏になってしまうだろう。「場」の条件は3つある。①主体的な生活の場が確保されていること，②本人が自分の力で選んでいくことを保証する人生の選択肢が豊富に準備されていること，③仲間集団があり，リカバリーのモデルの存在にふれることができること。わが国で優れた精神障害リハビリテーションの実践が行われているところをみると，こうした「場」の条件が満たされており，またそれを満たすべく支援する側の努力が行われている。

　地域であっても，支援される側とする側とからなる集団がある。仲間同士の集団もある。お互いが対等な立ち位置の中で，回復を育むことが必要である。地域ケアの安

心感からそうした治療構造に無頓着でいると，若い職員が年配の障害者を注意することに，何の抵抗も感じないようなことが起こり得る。

　リカバリー支援に役立つ技術としては，これまでに述べてきたほかに，自ら意思決定することを援助する技術が必要である。当事者の主体の中でリカバリーが生まれるといっても，当初から本人に何か目標があるわけではないし，むしろ挫折感と絶望に打ちひしがれていたり，願望の中に逃避してしまっていることも多い。生き生きした目標をもつためには，長期的にかかわっていく伴走者—仲間や家族や個人治療者—が重要だと考えている。具体的には，どのようなストレスによって精神症状が悪化または改善するか，スキルと価値観などを把握し，家族や関係者の状況もつかんで，支援の道筋をチームと共に創る。

10　人生を支援する

　伴走者として人生を視野に入れたかかわりをしていくときに，個別の生活支援の目標の下，積極的に関係性を維持し，なるべく生活に近い場で可能ならば生活の直接的支援も行うことが有用である。ことに就労や，恋愛・結婚・子育て，一人暮らしなど，長い準備が必要な課題をもっている人にとってはそうであるし，リカバリーというさらに長い時間経過のなかで起こってくる出来事についてはなおさらである。

　生活のしやすさだけでなく，内面的な困難や生きがいの創出にもかかわることが精神障害のサポートでは必要である。リカバリーの過程には伴走者が必要であり（向谷地生良，パーソナルコミュニケーション），困難を乗り越え普遍的な価値を内在化するためには，人間の脳は人という表象が必要（福田正人，パーソナルコミュニケーション）である。「苦しいときには，『あの人がいてくれる』と思うと乗り越えられる」のである。近年は多職種チームによる支援が強調されるが，多くの専門家による支援のなかで，一貫して支え，過去の挫折からの回復や障害をもちつつ生きていく内面にかかわる役目の人が必要である。「顔を見るとほっとする，たくさん話したいことがある」という関係性である。

　そのうえで具体的には，当事者の大切な生活の目標である，就労，恋愛・結婚，一人暮らしを支援する知識・技術・ネットワークや同僚などの仲間を心がけて涵養していくことが重要である。当事者が発症していく思春期の段階にとどまり，社会的な成長が障害にぶつかっているなかで，再び成長し，自己の価値や生き方を再発見していくことがリカバリーにつながる。その際には，当事者自身の揺るぎない価値観の芽生えや，内発的な動機（外からほめられたり報酬を得たりすることではなく，本人の中からの喜びなどによって起こる動機）が重要である。統合失調症などの重い精神障害では，薬物療法抵抗性のさまざまな精神症状や陰性症状，社会機能への大きな影響など，まだ精神医療では十分手が届かない障害があり，そのほかの精神障害でも同様の課題があるなかで，どうしたら希望を育むことができるかが，支援者には問われている。

1) 大森哲郎編著：よくわかる精神科治療薬の考え方，使い方．3版，中外医学社，2015.
2) 日本うつ病学会監，気分障害の治療ガイドライン作成委員会編：大うつ病性障害・双極性障害治療ガイドライン．医学書院，2013.
3) 日本神経精神薬理学会編：統合失調症薬物治療ガイドライン．医学書院，2016.
4) 相澤欽一：精神障害者雇用支援ハンドブック—現場で使える．金剛出版，2007.
5) 浅井久栄：精神科デイケアにおける就労支援—実行委員会方式と SST の統合．安西信雄編著，地域ケア時代の精神科デイケア実践ガイド，金剛出版，2006.
6) 後藤雅博編：家族教室のすすめ方—心理教育的アプローチによる家族援助の実際．金剛出版，1998.
7) 蜂矢英彦，岡上和雄監：精神障害リハビリテーション学．金剛出版，2000（オンデマンド版，2014）.
8) 長谷川寿一監，笠井清登，藤井直敬，福田正人，他編：思春期学．東京大学出版会，2015.
9) 初瀬記史：精神障害者の生活状況や医療ニーズについての報告—大規模な地域家族会参加者への自記式アンケート調査から．日本社会精神医学会雑誌，25：8-18, 2016.
10) 池淵恵美：我が国における就労支援モデルの構築．精神科臨床サービス，12（4）：436-448, 2012.
11) 池淵恵美：精神障碍者の恋愛・結婚・子育てをめぐる障壁．精神科臨床サービス，13（3）：268-291, 2013.
12) 池淵恵美，村井俊哉，笠井清登，他：座談会 統合失調症治療の未来—人生もこころも脳もリカバリー．心の科学，(180)：2-21, 2015.
13) R. P. リバーマン編，安西信雄，池淵恵美監訳：リバーマン実践的精神科リハビリテーション．創造出版，1993（新装版，2005）.
14) R. P. リバーマン著，西園昌久総監修，池淵恵美監訳：精神障害と回復—リバーマンのリハビリテーション・マニュアル．星和書店，2011.
15) 夏苅郁子：心病む母が遺してくれたもの—精神科医の回復への道のり．日本評論社，2012.

第 **4** 章

病院精神医療と地域精神医療

この章で学ぶこと

- (Ⅰ) 病院精神医療の現状と課題
- (Ⅱ) 精神科病院におけるチーム医療と精神保健福祉士の役割
- (Ⅲ) 精神科救急医療
- (Ⅳ) 地域精神医療の展開
- (Ⅴ) 精神医療と福祉の連携

諸外国がすでに地域医療への移行をほぼ完了しているのに対し，わが国では，いまだに入院による医療が大きな部分を占めており，地域精神医療への移行が十分に進展していないのが実情である。

　わが国にはもともと，人口に比して多数の精神病床があり，その結果，精神科病院は急性期の治療と長期慢性患者のための療養施設という2つの機能を併せもつこととなった。とはいえ，症状や日常生活機能が比較的安定している人たちについては，地域への移行を促進し，地域社会の中で生活しながら回復への道をたどれるようにすべきであり，今後このような人たちを支援する受け皿を整備していく必要がある。

I　病院精神医療の現状と課題

A・外来医療

1　外来患者数の増加

　外来患者数は，1999（平成11）年に約170万人であったのに対し，2005（平成17）年には約268万人，2014（平成26）年には約361万人にまで増加している。入院患者数を加えれば，精神科医療機関を受診している精神疾患の患者数は約392万人に達する。外来患者数の伸びの内容をみると，気分（感情）障害を原因として受診している患者が倍増しており，また認知症関連疾患についても，1999年には約94,000人であったものが，2014年には約60万1,000人とほぼ6倍強に増加している（**図4-1**）。

　このように外来患者数の急速な伸びには，**気分（感情）障害患者**の増加と**認知症高齢者**の増加が大きく影響しているが，加えて適応障害等の神経症圏患者の増加や，退院して地域での生活に移行した統合失調症患者の受診増の影響も小さくない。また，これらの通院患者の増加には，精神科診療所が2003（平成15）年に約2,280カ所であったものが，2007（平成19）年には約2,930カ所，2012（平成24）年には約3,740カ所と徐々に増加していることも影響していると思われる。

2　精神科デイケア利用者数の増加

　精神科デイケア施設は，2007年では全国で2,485カ所（重度認知症疾患デイケアを除く）あり，その実利用者数は約90,200人，2012年には3,031カ所，実利用者数は約11万7,100人，過去5年間で1.3倍に伸びている計算である。そのうち66.6%は統合失調症圏の患者であることから，地域精神医療のなかでデイケアへの通所が重要な機能を果たしていることがわかる。しかし，その利用期間については長期間に及ぶ例が少

図4-1 ● 外来患者数の増加

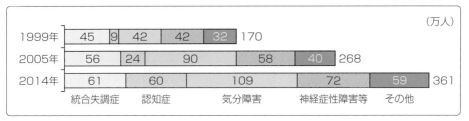

	(万人)
1999年	45　9　42　42　32　170
2005年	56　24　90　58　40　268
2014年	61　60　109　72　59　361
	統合失調症　認知症　気分障害　神経症性障害等　その他

注）2014年の精神疾患患者数：392万人

なくなく，2016年の診療報酬改定では，利用1年超えの場合は週5回を限度とし週3日を超えての算定は一定の要件を満たすことが必要になった。

③ 訪問看護の利用

　精神科訪問看護を実施している施設は，2007年には全国で約1,230カ所，2012年には約1,460カ所にのぼり，その実利用者数も過去5年間に約1.5倍と利用者数は徐々に増加している。利用者の約70％は統合失調症圏の患者であり，**精神科訪問看護**が地域で生活している精神障害者の医療と生活支援に重要な役割を果たしていることがわかる。また，精神障害者の地域生活については，**居宅介護事業（ホームヘルプサービス）**を併用することにより，いっそうその効果を高めることができることから，今後も引き続き事業所の増設が期待される。

B ● 入院医療

① 精神病床入院患者の状況

　2013（平成25）年度6月30日調査の結果をみると，全国には，精神病床を有する医療機関が1,616施設あり，このうち83.7％が民間の精神科病院である。精神病床数は33万4,975床であるが，入院患者数は29万7,436人である。病床数・入院患者数ともに諸外国に比較して圧倒的に多い。しかし，この入院患者には認知症高齢者も多数含まれているため，認知症高齢者（約61,000人）を除いた患者数は約23万7,000人となる。

　在院患者のうち65歳以上の高齢者は53.0％を占め，認知症高齢者を除いても32.6％となる。在院期間をみると，1年未満が35.5％，5年以上在院は35.4％にも及んでいる。入院の長期化と入院患者の高齢化が進んでいることを示すものである。

　また，入院患者全体に占める統合失調症圏の患者は57.2％（**図4-2**），統合失調症圏で65歳以上の患者は69,365人で，入院患者全体のうち23.4％である。在院期間10年以上64,272人のうち65歳以上は33,283人で，入院患者全体の11.2％となっている。長期入院患者の主力は統合失調症患者であり，とくに1975（昭和50）年前後に入院した人

図4-2 ● 入院患者の状況

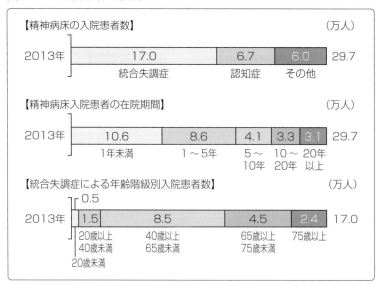

【精神病床の入院患者数】 （万人）

2013年 | 17.0 | 6.7 | 6.0 | 29.7
統合失調症　　　　認知症　　その他

【精神病床入院患者の在院期間】 （万人）

2013年 | 10.6 | 8.6 | 4.1 | 3.3 | 3.1 | 29.7
1年未満　　　　1～5年　　5～　　10～　20年
　　　　　　　　　　　　10年　　20年　以上

【統合失調症による年齢階級別入院患者数】 （万人）

0.5
2013年 | 1.5 | 8.5 | 4.5 | 2.4 | 17.0
20歳以上　　40歳以上　　　65歳以上　　75歳以上
40歳未満　　65歳未満　　　75歳未満
20歳未満

たちが長期在院に至っている。これらの人たちは**歴史的長期在院者**と呼ばれ，わが国の入院患者の特徴とされている。しかしこれらの人たちの多くは，病院内で作業療法等のリハビリテーションに励んできたが，地域にその受け皿がないために退院にまでは結びつかなかった人たちである。

② 「受け入れ条件が整えば退院可能」な人たち

2008（平成20）年2月に実施された「精神病床の利用状況に関する調査」報告によれば，全体の33.6％（精神病床入院患者の総数に換算すると約10万6,000人）が「受け入れ条件が整えば退院可能」とされた（**表4-1**）。認知症高齢者を除いても，32.5％にあたる約83,000人が退院可能と判定されたわけであるが，ではなぜ，このように多数の人たちが退院可能とされながら実際には退院に結びつかなかったのだろうか。

その理由を，長期入院患者の主役ともいうべき統合失調症患者について年齢を追って分析してみると，**図4-3**に示すように，退院可能群では精神症状だけでなく，**日常生活動作**（activities of daily living；**ADL**）や**操作的日常生活動作**（instrumental activities of daily living；**IADL**）が大きく影響していることがわかる。さらに，**図4-4**はADLの状況を年齢別にみたものであるが，65歳以上ではADL低下が大きな影響を及ぼしているものの，50～64歳ではその影響が低いことがみてとれる。さらにIADLをみると（**図4-5**），「食事の用意」「家事一般」「金銭管理」「薬の管理」などが患者の日常生活に大きな影響を及ぼしていることがわかる。

このような事実から，統合失調症患者を退院に結びつけるためには，前述のIADLに該当する項目を地域においても濃密に支援する仕組みが必要である。また，「受け

表4-1 ▶ 入院の状況

	全 体		F0		F20	
	患者数	割合	患者数	割合	患者数	割合
生命の危険は少ないが入院治療を要する	10,822	62.6	1,901	55.9	6,712	67.1
生命の危険がある	500	2.9	173	5.1	228	2.3
受け入れ条件が整えば退院可能*	5,810	33.6	1,294	38.1	2,989	29.9
検査入院	10	0.1	3	0.1	1	0.0
その他	146	0.8	27	0.8	66	0.7
計	17,288	100.0	3,398	100.0	9,996	100.0

＊全体で33.6%，認知症等「症状性を含む器質性精神障害」（F0）を除けば32.5%.
注）上表患者数は，本調査に回答のあった施設における患者数であって，わが国における精神病床入院患者の総数ではない.
資料　厚生労働省：精神病床の利用状況に関する調査（速報）. 2008, p.6.

図4-3 ● 統合失調症患者の状態と退院可能性

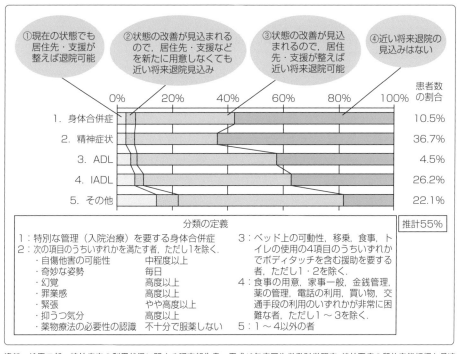

資料　松原三郎：精神病床の利用状況に関する調査報告書. 平成19年度厚生労働科学研究 精神医療の質的実態把握と最適化に関する総合研究分担研究，日本精神科病院協会，2008.

入れ条件が整えば退院可能」な人たちの退院を促進するためには，支援の整った居住施設だけでなく，日中の活動においても生活支援が濃密に行われるようなシステムの整備が不可欠である。

図4-4 ● 統合失調症入院患者の ADL の支援レベル（年齢別）

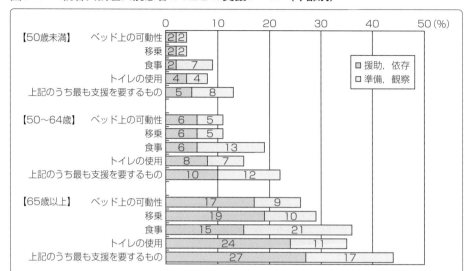

資料　厚生労働省：精神病床の利用状況調査結果報告（詳細）．2008, p.13.

図4-5 ● 統合失調症入院患者の IADL の困難度（年齢別）

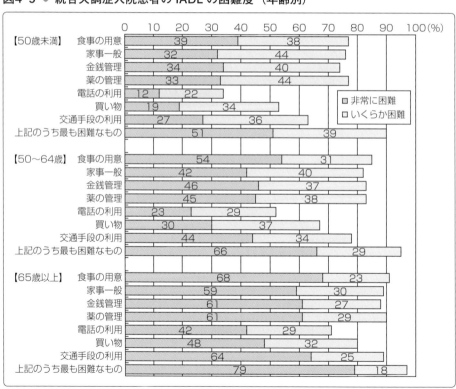

資料　図4-4に同じ，p.15.

図4-6 ● 「退院可能性」と入院期間との関係

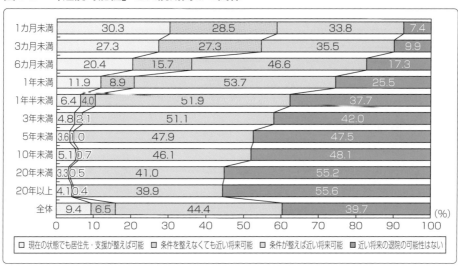

1カ月未満	30.3	28.5	33.8	7.4	
3カ月未満	27.3	27.3	35.5	9.9	
6カ月未満	20.4	15.7	46.6	17.3	
1年未満	11.9	8.9	53.7	25.5	
1年半未満	6.4	4.0	51.9	37.7	
3年未満	4.8	2.1	51.1	42.0	
5年未満	3.6	1.0	47.9	47.5	
10年未満	5.1	0.7	46.1	48.1	
20年未満	3.3	0.5	41.0	55.2	
20年以上	4.1	0.4	39.9	55.6	
全体	9.4	6.5	44.4	39.7	(%)

□ 現在の状態でも居住先・支援が整えば可能　■ 条件を整えなくても近い将来可能　■ 条件が整えば近い将来可能　■ 近い将来の退院の可能性はない

注）F0 認知症等症状性を含む器質性精神障害を除く．

図4-7 ● 「近い将来退院の可能性はない」統合失調症患者の退院できない理由

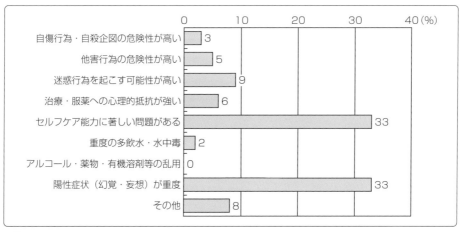

	(%)
自傷行為・自殺企図の危険性が高い	3
他害行為の危険性が高い	5
迷惑行為を起こす可能性が高い	9
治療・服薬への心理的抵抗が強い	6
セルフケア能力に著しい問題がある	33
重度の多飲水・水中毒	2
アルコール・薬物・有機溶剤等の乱用	0
陽性症状（幻覚・妄想）が重度	33
その他	8

資料　図4-4に同じ，p.46.

③ 近い将来退院が見込めない人たち

　図4-6には，「近い将来退院が見込めない」人たちが，長期入院に至っていることが示されている。全体では39.7％にも及んでいるが，この人たちは，長期間の治療によって退院の可能性が十分見込まれる群である。にもかかわらず退院できない理由としては，**図4-7**に示すように，「陽性症状が重度」と「セルフケア能力に著しい問題がある」の2つがあげられる。しかしながら，新規抗精神病薬の使用や多職種チームによるアプローチを徹底することで，この数もかなり減少させ得るものと考える。一

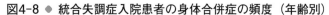

図4-8 ● 統合失調症入院患者の身体合併症の頻度（年齢別）

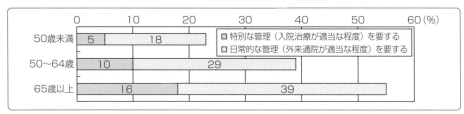

資料　図4-4に同じ，p.16（一部抜粋）.

方，このような対策を講じてもなお，退院を見込めない「**重度かつ慢性**」の人たちの存在が否定できないというのが実情である。

4 高齢化と合併症の問題

　図4-8は，統合失調症入院患者における身体合併症発生の頻度を示したものである。すでに高齢化し，なおかつ身体合併症をもった人たちに地域への退院を勧めることは困難な場合が多い。

　介護保険で要介護度が4以上であれば，介護保険施設への移動が可能であるが，多くは精神病床での治療が必要な場合が多く，これらのことからも，高齢で合併症をもつ人たち専用の受け入れ施設を用意する必要がある。

C • 在宅医療

1 精神障害者の在宅医療

　精神障害は他の障害と異なり，常に病態と障害が並行して存在していることから，医療と生活支援とが協働するかたちで提供されなければならない。医療は医療保険で賄われるが，その他の生活支援や就労に関する部分は，ほとんどが障害者総合支援法に基づくサービスによって賄われている。しかし，提供されるサービスが医療保険に該当する部分とそれ以外とに分かれていることは，一体化したサービスを提供するうえで不都合な点が多く，わが国において包括型地域生活支援が思うように広がらない大きな要因ともなっている。

　さらに，医療による治療だけでなく，生活支援や就労支援そのものも，当事者にとっては回復にかかわる大きな要素であり，精神障害者にとっては医療と福祉の境目のないサービスの提供が求められる。

2 在宅療養支援診療所

　診療所または病床数が200床未満の病院では，患者が通院することなく，在宅のま

ま365日24時間にわたり診療等の対応ができるのであれば，診療報酬として**在宅総合診療料**の算定が可能となる。この**在宅療養支援診療所**は，2012年7月1日現在，全国で13,758カ所（全診療所の13.7%）の届け出があるが，そのほとんどが在宅高齢者を対象としたもので，精神科を標榜している診療所はきわめて少ない。

　しかしながら，もし在宅の精神障害者に対して，在宅のまま，訪問診療，訪問看護，さらには，居宅介護などのサービスを多職種チームで総合的に提供することができれば，当事者の住む場所で，当事者のニーズに応じた治療と生活支援を適切に提供することが可能となるはずである。

3　ケアマネジメント型支援と ACT 型支援

　現在，多くの精神科医療機関が，在宅精神障害者に医療と生活支援を提供するに際し，自ら当事者のニーズに沿うかたちで外来診療，デイケア利用，訪問看護，さらには居宅介護等をマネジメントするという方法を採用している。この方法を円滑に進めるには，当然ながらケアプランを調整するケアマネジャーの存在が重要になる。

　これに対し，前述した在宅療養支援診療所では，当事者が外来通院やデイケアを利用することなく，在宅のままで医療と生活支援の両方を受けることが可能となる。のみならず，作業療法士による在宅生活円滑化の訓練や，就労にまで及ぶ幅広い支援が同時に提供されることになる。しかしそのためには，訪問支援を行う医師や看護師をはじめ，介護士，作業療法士，薬剤師，さらには栄養士なども加え，包括的に支援していくことが不可欠となる。これが**包括型地域生活支援プログラム**（assertive community treatment；**ACT**）と呼ばれるもので，今後いっそうの発展が期待されるシステムである。

4　障害者総合支援法に基づくサービスの利用

　障害者総合支援法（旧・障害者自立支援法）に基づく個々のサービス利用者のうち，精神障害者がどれくらいいるのか，その数を切り分けるのは現状では困難である。2006（平成18）年には，宿泊型施設は約2,100施設あり，このうちの73%が共同生活援助（グループホーム）であった。また，その利用者数についても20,000人を超えていないものと推定されるが，障害者自立支援法の施行後は，精神症状や日常生活能力が比較的安定している人たちに対する就労支援が大きな伸びを示しており，その点では大いに評価できる。

　翻って就労への道をたどることは，精神障害者にとって，回復治療そのものであるといっても言い過ぎではない。他方，障害福祉サービスを利用するためには，**障害支援区分**の認定が必要となるが，退院を目指す精神障害者の場合，退院直後に比較的濃密な支援が必要となるにもかかわらず，障害支援区分認定が低く抑えられるために十分な支援が得られないという実態がある。こうした点からも，退院を促進するために

医療保険による支援をこれまで以上に充実させる必要があろう。

Ⅱ 精神科病院におけるチーム医療と精神保健福祉士の役割

A • チーム医療の基本的な考え方

2010（平成22）年にまとめられた「**チーム医療の推進に関する検討会報告書**」[*1]によれば，チーム医療とは，「医療に従事する多種多様な医療スタッフが，各々の高い専門性を前提に，目的と情報を共有し，業務を分担しつつも互いに連携・補完し合い，患者の状況に的確に対応した医療を提供すること」であり，その効果は，①医療・生活の質の向上，②医療従事者の負担軽減，③医療安全の向上である，と整理されている。その推進のためには，①各医療スタッフの専門性の向上，②各医療スタッフの役割の拡大，③医療スタッフ間の連携・補完の推進，という方向でさまざまな取り組みを進める必要がいわれている。

一方，精神医療においては，先進諸国の精神科医療機関では入院治療期間の短縮化に大きく寄与し，入院・通院・リハビリテーション等も含めた精神障害者の治療・援助の質を向上させた大きな要因の一つとして，多職種によるチーム医療があげられている。欧米に比べはるかに長い入院期間が積年の課題となっていたわが国の精神医療においても，近年ようやく集中的に治療やリハビリテーションを行い，短期間で退院させる入院医療に変貌を遂げようとしており，そのなかにあっては**多職種チーム**の関与が必須であり，メンバー各々の専門性にのっとったかかわりが有機的に連携することが求められている。

「病気を治療するだけでない，当事者の生活全体を支える全人的サービス」を提供するのが多職種チームであり[*2]，「精神科チーム医療は，『各スタッフが共通理解のもとで治療目標を立て，情報を共有し，各々の専門性を相互補完しながら協働して全人的アプローチをすること』と定義し，そのために『疾患と障害を併せ持つ病者に，医療・看護・援助・福祉等をバランス良く効率的に提供すること』が精神科チーム医療の目的である」[*3]など，精神科チーム医療では生活支援や全人的アプローチが強調さ

＊1 厚生労働省：チーム医療の推進について（チーム医療の推進に関する検討会 報告書）．2010.
　　http://www.mhlw.go.jp/shingi/2010/03/dl/s0319-9a.pdf
＊2 こころの健康政策構想会議：こころの健康政策構想会議 提言書―当事者・家族・国民のニーズに添った精神保健医療改革の実現に向けた提言．2010.
　　http://www.cocoroseisaku.org/pdf/cocoro0625.pdf
＊3 日本精神科病院協会看護・コメディカル委員会：精神科チーム医療の提案―中間報告．日本精神科病院協会雑誌，29（12）：1150-1157，2010.

れている。

　複雑で高度なニーズを抱えた人々に対するサービスは，精神医療に限らず，疾病治療からリハビリテーションへ，リハビリテーションも病院から施設を経て地域へと，社会生活に軸足を置いた支援へと移行しつつある。多面的で総合的な"人"の生活を支援するためには，多職種によるチームアプローチが欠かせないゆえんである。

Ⓑ・ 精神保健福祉士の業務の法的根拠

　精神保健福祉士の業務の根拠法は，主として1997（平成9）年に制定された**精神保健福祉士法**である。

　同法第2条によって，精神保健福祉士の業務は以下のように規定されている。「精神障害者の保健及び福祉に関する専門的知識及び技術をもって，精神科病院その他の医療施設において精神障害の医療を受け，又は精神障害者の社会復帰の促進を図ることを目的とする施設を利用している者の地域相談支援（障害者の日常生活及び社会生活を総合的に支援するための法律（平成17年法律第123号）第5条第16項に規定する地域相談支援をいう。第41条第1項において同じ。）の利用に関する相談その他の社会復帰に関する相談に応じ，助言，指導，日常生活への適応のために必要な訓練その他の援助を行うこと」。その業務の遂行にあたっては，同法第41条第1項によって「その担当する者に対し，保健医療サービス，障害者の日常生活及び社会生活を総合的に支援するための法律第5条第1項に規定する障害福祉サービス，地域相談支援に関するサービスその他のサービスが密接な連携の下で総合的かつ適切に提供されるよう，これらのサービスを提供する者その他の関係者等との連携を保たなければならない」とされている。2012（平成24）年の同法改正によって連携対象が医療関係者だけでなく障害福祉サービスや地域の援助事業者にも拡大され，さまざまなサービスが適切に提供されるための連携の要としての役割が法的に明記されている。

　また2014（平成26）年4月より施行された**改正精神保健及び精神障害者福祉に関する法律（精神保健福祉法）**では，同法第38条において精神科病院の管理者に「当該施設において医療を受ける精神障害者の社会復帰の促進を図るため，当該施設の医師，看護師その他の医療従事者による有機的な連携の確保に配慮しつつ，その者の相談に応じ，必要に応じて一般相談支援事業を行う者（中略）との連絡調整を行うように努め」ることを求めており，医療保護入院者の退院後の生活環境に関する相談および指導を行う者（精神保健福祉士等）の設置や**地域援助事業者**（入院者本人や家族からの相談に応じ必要な情報提供などを行う相談支援事業者等）との連携，退院促進のための体制整備が義務づけられた。

　退院後生活環境相談員は，精神保健福祉士だけの業務独占にはならなかったが，ほぼ80％が精神保健福祉士によって担われているとされており，「入院医療中心から地

域生活中心へ」という精神医療の大きな転換期にあって，精神保健福祉士が多職種チームにおいて院内連携にとどまらず，地域連携の担い手として大きな役割期待を背負っているといえよう。

　その際に着目しておくべきことは，精神保健福祉士は他のコメディカルスタッフと違い医療職ではなく，医師の指示の下に業務を行うことを法的に義務づけられていないということである。個々の精神障害者に対し業務を展開するときは，その主治医に，「**指導**」を受けなければならない（精神保健福祉士法第41条第2項）と規定されているが，精神科医療チームにあって唯一の福祉職であることの存在意義を自覚し，本人主体・自己決定の尊重・権利擁護を旨として多職種チームにおける役割と責任を果たすべきであろう。

C ● 精神保健福祉士の数的動向

　2022（平成28）年3月末現在，精神保健福祉士の登録者数は97,339人である。資格ができた2000（平成12）年には4,169人で，この22年の間に約23倍という驚異的な伸びを示しているが，現場従事者の概況は，施設種別や監督官庁ごとに調査・報告されている数字で把握するしかなく，実際にどれだけの数の精神保健福祉士が精神保健福祉士の資格を生かして働いているか全容はわからない状況である。2012年の**精神保健福祉資料（630調査）**では，病院に勤務する精神保健福祉士は7,797人（精神科病院に限れば5,593人，非常勤含む，以下同じ），診療所が1,759人，通所サービス系が4,290人，入所サービス系が1,811人となっている。なお2014年の630調査（暫定）では，精神科病院に働く精神保健福祉士は8,488人となっており，近年最大の伸び幅であったが，退院後生活環境相談員の配置など精神保健福祉法改正の影響と思われる。

　ちなみに，公益社団法人日本精神保健福祉士協会の構成員データによれば，2016年8月末現在10,536人のうち，病院・診療所に勤務する精神保健福祉士は4,529人で，全体の43％を占める。2004（平成16）年には53％を占めていたことを思えば，精神保健福祉士の軸足はまだまだ入院を中心とする医療機関にあるものの，今後は緩やかに地域の医療機関や福祉の現場で働く方向にシフトされていくことが想定される。

D ● 精神科チーム医療推進における精神保健福祉士の役割

　精神医療の改革が叫ばれて久しい。2014年の精神保健福祉法改正後に立ち上げられた**長期入院精神障害者の地域移行に向けた具体的方策に係る検討会**の取りまとめでは，精神医療の質を一般医療と同等に，精神病床を適正化して不必要になる病床を削減するという病院の構造改革が精神医療の将来像として提示された。法制度は整備さ

れつつあるとはいえ，実際の現場にはまだその影響が強く出ているとは言い難い。精神病床については，早急に精神科特例を廃止し，一般病床と同等またはそれ以上の人員配置体制を確保するとともに，国の責任において財政的裏づけを伴う計画的な精神病床の削減と地域精神保健医療福祉体制の構築を図る必要があろう。

多職種によるチーム医療と地域連携の目標は，早期退院を目指し，地域生活中心の精神保健医療福祉の実現にある。現在の社会的入院の解消と新たな社会的入院を生み出さないために，院内のチームであっても地域生活を視野に入れた多職種による多様なサービスの提供と地域支援のチームに連動していく仕組みが必要になる。

2014年の精神保健福祉法改正によって**相談支援専門員**や**介護支援専門員**，**障害福祉サービス事業所**などの地域援助事業者が病院に入ることのできる仕組みはつくられたが，あくまで病院管理者の恣意的判断に任されている。病院が地域に対して開かれた存在となり，地域の支援者と積極的な連携が図られるために，病院の精神保健福祉士が門戸開放の先駆けとならねばならない。

多職種チームにあって病院の精神保健福祉士は，入院・外来にかかわらず精神障害者本人の意思決定支援と望む暮らしの実現に向けたマネジメントやコーディネート，環境調整等の役割を果たすことが求められている。

E 今後の精神医療における病院精神保健福祉士の役割

精神科急性期治療病棟や精神科救急病棟においては，入院期間が3カ月未満でなければ診療報酬上のマイナスとなる逆の意味のインセンティブもあり，一般医療に近い医師・看護師の配置と退院支援に携わるコメディカル職種配置が規定されている。

これらの病棟では，短期間での退院支援に一定程度の効果はあるが，担当する精神保健福祉士等は入院時から退院時までのかかわりが精一杯で，退院後の支援までは時間的余裕がないというのが現状である。その結果，再発・再入院を繰り返す**回転ドア現象**を引き起こす事例もまれではない。また，3カ月を経ずして再入院する場合は，急性期の算定が取れないとして人員配置の劣悪な療養病棟に入院させたり，自院での入院を引き受けないという本末転倒な現象も起こっている。再発・再入院を繰り返す，あるいは3カ月以内に退院できなかった，いわばもっともケアが必要な事例が人員配置の手薄な病棟に転棟や再入院せざるを得ないという矛盾を，今の急性期病棟のありようは抱えている。地域連携を含む丁寧な退院支援のためにも，精神保健福祉士をはじめとするコメディカルスタッフのさらなる職員配置が必要である。また多職種チームによる充実したケアが途切れないよう，転棟先の病棟にも相当の人員配置が望まれる。

一方，療養病棟や精神一般病棟では，これまで診療報酬上の施設基準に精神保健福

祉士の配置がないことから，兼務や病院独自の努力により配置されていた。2014年度の診療報酬改定で療養病棟における**精神保健福祉士配置加算**，2016年度は地域移行機能強化病棟における複数配置等，精神保健福祉士が地域移行の実質的な担い手として診療報酬に組み込まれたことは大きい。入院長期化に伴い家族調整や居住資源調整，体験機会の確保，経済的支援など退院支援に必要なソーシャルワーク業務は増えるとともに，本人の意欲喚起や自己決定支援に時間を要する。すべての病棟において精神保健福祉士等が病棟専従化され，多職種チームがそれぞれの専門性による観察やアセスメント等のかかわりをすることによってタイムリーな介入機会が得られる。急性期にも増して長期入院の病棟には多職種チームのかかわりが必要であろう。

　また今後は病床機能と併せ，外来機能の充実強化も不可欠である。再発・再入院を予防するためにも入院と外来，病院と地域をつなぎ，地域生活維持や支援に資する精神医療展開のために，アウトリーチおよび諸制度の利用支援や就労，社会参加支援，家族支援，多機関連携を担う精神保健福祉士の外来専従や外来多職種チームの配置が必要であり，可能とする診療報酬評価が求められる。

Ｆ　精神医療のチームアプローチ実現のために必要なこと

１ 施設基準の配置人員に規定する

　病棟という箱にチーム構成員としての専門職種が存在していることは重要である。

２ 業務に関する標準化とスキルアップ

　各職種の専門性の向上とともに，多職種が同じテーブルを囲み，相互専門性の理解と協働方法やポイントを学ぶ研修など，人材育成の仕組みと研修実施が必要と考える。また，医療機関や法人ごとの研修にのみ任せず，障害者総合支援法における各種研修のような業務に関する必須研修を国主体で多様な団体委託等により実施することが望ましい。

３ チームアプローチにとって有効なツールの開発と評価検証方法の確立

　入院時から，多職種チームが協働して計画的に退院支援に携われるよう，各職種の記録様式（方式）とともにクリティカルパスのようなチームで共有するツールが必要である。

４ 病院全体の治療の質を高める

　チーム医療推進のためには，病院全体の治療の質を高めることとセットで考えることが重要である。チーム医療に対して，各職種が専門性を相互に理解できる土壌が必

要となる。また，人材育成の重要性が理解され，研鑽機会が保障されていることも大切である。さらに，機関や分野領域内にとどまらず，その境界を横断的に動き，円滑な連携や調整を担う人材を確保し，それを評価する仕組みが必要であろう。

5 地域連携の推進

まず，すべての入院患者を対象に，必要に応じて地域の支援者が病院と協働して退院支援に関与できる仕組みが必要である。また，社会的入院者への退院支援は，病院の精神保健福祉士による支援だけでは限界があり，院内多職種チームによるかかわりと地域の支援者が介入できる仕組みが必要とされる。加えて，精神保健福祉相談員等公的機関の職員が，一定期間ごとに入院の適切性だけではなく，連携実態についても評価および関与する仕組みの構築も必要となろう。

G ● 浅香山病院における精神保健福祉士の役割

病院精神保健福祉士のチーム医療における役割を，「救急・急性期」「地域移行」「認知症」の3分野に分けた，浅香山病院の取り組みを紹介する。

1 精神科救急病棟・急性期病棟における精神保健福祉士の役割と課題

具体的な役割については，**図4-9**，**図4-10**を参照されたい。

救急・急性期においての精神保健福祉士のかかわりは，治療ステージによっても患者個人の特性，社会的背景によっても個々に介入ポイントは違うだろうが，それを的確に判断し，支援計画を組み立てること，そのために院内におけるさまざまな職種や部署は言うに及ばず，退院後の生活を見越したうえで地域の援助者をチームに巻き込むことが必要であろう。

課題としては，以下の4点があげられる。

①気分（感情）障害や認知症，薬物依存や発達障害など対象疾患の拡大と精神医療への社会的要請が多様化しつつある現状に，現場では人員配置や知識・技術，社会資源等も含めて追いついていない状況がある。

②3カ月以内という時間的制約や在宅復帰率が，ともすれば本人の思いや家族の意向より優先され，精神保健福祉士のかかわりが「期限内に退院ありき」で，それが目的化されてしまう。

③入院治療のみで完結する人は少ない。急性期の治療は再発・再入院を予防し，地域生活の質を保障することを視野に入れる。それをチームの共通目標とし，多職種に理解を促すための有効な手立てが必要である。

④本来ならば入院から退院後，地域生活の支援までの連続したかかわりが精神保健

図4-9 ● 医療機関における精神保健福祉士の役割

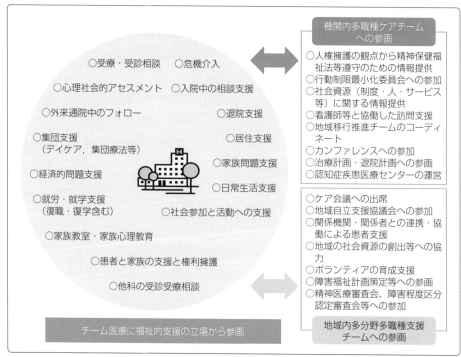

資料　柏木一恵：精神科チーム医療と精神保健福祉士の役割．第5回チーム医療推進方策検討ワーキンググループ　ヒアリング資料，2011．

福祉士の志向するところであるが，自らの時間や力量に限界があることを自覚し，地域につなぐためのさまざまな工夫が必要である。

② 社会的入院の解消，地域移行・地域定着の取り組み

　浅香山病院では，1975（昭和50）年前後より社会的入院，長期入院の課題に精神保健福祉士を中心に取り組んできた歴史がある。しかし昨今，高齢化，障害の重度化，退院意欲の欠如など地域移行の壁は高くなる一方であり，2008（平成20）年度の診療報酬改定時に病院内外の多職種チームによる地域移行プロジェクトチームが結成された（**図4-11**）。

■ 地域移行プロジェクトの取り組み

　プロジェクトのメンバーは，医師，看護師，病院精神保健福祉士，地域活動支援センター精神保健福祉士，臨床心理士，作業療法士，デイケアスタッフ，医療事務員で構成され，月1回の会議を開催する。時に堺市の行政職員や基幹型相談支援センターなどの外部メンバーも参加する。

　各病棟（主として療養病棟）から1年以上長期入院者のリストをあげてもらい，共

図4-10 ● 精神科入院医療の流れと精神保健福祉士の役割

精神科救急病棟においては，①新規入院者数が病棟全体の入院患者数の40%以上，②非自発的入院の件数が病棟全体の60%以上，③在宅復帰率が40%（算定料1なら60%）以上，④措置・緊急措置・応急入院の件数が圏域で年間30件以上，など，救急病棟の算定基準（上記は一部抜粋）を満たす必要がある．そのためには多職種が連携のうえ，各職種が専門性を生かして業務に取り組む必要がある．精神保健福祉士は，地域生活が破綻し今後の生活に課題を抱えている患者に対し，これまでの生活状況を整理し今後につながる道筋をつけることを主な役割としている．

		急性期	休息期	回復期	
医 師	入院	治療の導入・各種検査 診断・当面の治療方針の決定	薬物療法・精神療法	薬物療法・精神療法	退院
			本人・家族への経過説明と指導	（外来主治医への紹介）	
看護師		安心できる療養環境の提供 症状観察 セルフケア援助	症状観察 対人関係の支援 服薬管理 セルフケアの援助	対人関係の支援 服薬の自主管理・治療継続への意識づけ 退院前訪問看護 SST・グループワーク	
精神保健福祉士		＜アセスメント＞ 本人・家族への導入面談 生活歴等の聴取 患者の課題・ニーズの把握 経済的問題の把握と対応 家族との関係性の把握 社会資源の利用状況の把握	＜本人・家族面談＞ 社会資源の情報提供と支援 （ニーズに合わせた活用準備） 退院後の課題整理 今後の不安などへのフォロー 家族への情報提供と心理的支援 退院前訪問看護	＜退院準備＞ 退院後の地域支援とのつなぎ 地域支援者を含めたカンファレンス 社会資源の活用支援（具体的手続き等） 治療環境の調整 退院前訪問看護 家族心理教育・家族教室の運営	
臨床心理士		心理検査・診断補助	入院に伴う不安・不満のフォロー	検査結果のフィードバック 外来でのカウンセリングの検討	
			パントリー（ゆとりの時空間での健康なコミュニケーションの保障）		
作業療法士			病棟OT・病棟内個別OT	個人OT　　　グループOT	
薬剤師			（個別服薬指導）	（個別服薬指導）	
事務員		救急算定要件の確認		退院時算定要件の確認 データ分析	

チームカンファレンス
医師・看護師・精神保健福祉士・作業療法士・臨床心理士等が参加
各専門職の情報の共有
退院までの課題整理
各職種の視点での意見交換
↓
治療方針の決定および修正
各職種での役割分担

心理教育（集団精神療法）
テキストを用いた勉強会形式　患者3～4名とスタッフ3～4名
臨床心理士・精神保健福祉士・看護師・薬剤師・医師
＜各回のテーマ＞
1）病気の経過と回復までのプロセス　　2）薬の作用と副作用
3）再発予防とストレス　　4）社会資源の利用とリカバリー
＜効果＞
正しい知識や情報の提供
病気や治療，今後の生活への不安を話せる機会を保障
他者の体験を聞くという患者同士やスタッフとの相互交流の機会
↓
正しい病気の理解とともに，病感や自覚症状を明らかにして治療継続・再発予防につなげることを重視

SST：社会生活技能訓練（social skills training），OT：作業療法士（occupational therapist）　　　資料　図4-9に同じ．

通シートを作って退院までの課題，進み具合を報告．年間の退院動向などをまとめている。

①地域移行支援候補者フェイスシート作成

②支援状況一覧作成

③定期報告書作成

④退院促進支援事業実績報告・活用呼びかけ

⑤地域移行関連の情報提供

図4-11 ● 精神障害者地域移行・地域定着支援事業

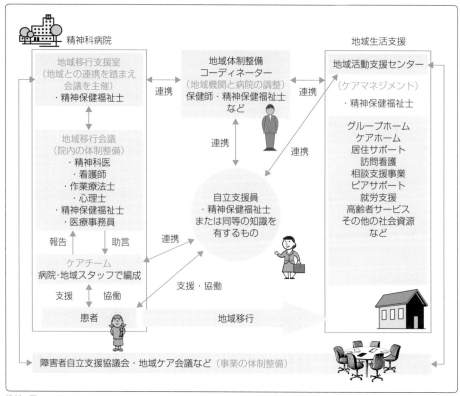

資料　図4-9に同じ.

⑥事例報告・検討

⑦院内研修

⑧茶話会・交流会の開催

チーム全体が共通認識をもって地域移行支援に取り組む場となっている。

❷ 地域移行支援室の精神保健福祉士の役割

　地域移行支援室の精神保健福祉士（兼務）が退院調整ナースと共に各病棟の退院促進を支援する。地域移行に関する組織間ネットワーキング窓口・地域移行プロジェクト事務局・地域移行小委員会による会議の準備を行う。

❸ 地域移行プロジェクトの課題

　地域移行プロジェクトについては，以下のような課題がある。

①退院に向けて入院期間による課題の違いの整理・分析が必要である。

②長期入院者の自然減が進むと，療養病棟の稼働率が低下し，積極的な退院促進への阻害要件となる。これに対する戦略をどうするか。

③プロジェクトメンバーだけでなく，病棟全体のモチベーションをどう高めるか（研修の工夫や地域移行成功例の分析など）。

④ケア会議のもち方や対象者のアセスメントツールを工夫して，多職種，関係機関との連携の強化を図る。

⑤対象者の高齢化，ADL・IADL能力の低下に対応した地域移行・地域定着支援の工夫（介護連携の強化）。

⑥精神保健福祉法改正により医療保護入院者については，地域移行推進のため地域援助事業者との連携が規定されたものの，任意入院者等には地域の支援者がかかわる根拠が希薄。病院や地域事情に委ねられてしまう限界をどうするか。

⑦地域移行支援・地域定着支援の個別給付化は実現したものの，病院と相談支援専門員等の連携が進まない地域もある。理由は，圏域内資源不足や病院内支援者の地域資源活用能力，連携意識の希薄さ，報酬体系などがあげられる。

⑧退院前の丁寧な地域移行や地域定着支援を提供することが困難な事例については支援が途切れてしまうことがあり，精神保健福祉センターや保健所等公的機関の精神保健福祉相談員等が支援調整や連携体制構築に関与する仕組みが望まれる。

3 認知症疾患治療病棟における精神保健福祉士の役割

認知症病棟における精神保健福祉士の具体的役割は**図4-12**を参照されたい。

認知症病棟だけではなく，認知症にかかわる精神保健福祉士の役割は，本人や家族の不安な思いや厳しい現実を受け止め，適切な人・適切な機関につなぐ，虐待や症状の急変などを的確に判断し緊急対応する，制度やサービスなどの情報を提供し権利侵害から守る，保健福祉・介護関係者やかかりつけ医への研修を通じて認知症に対する理解を深める，地域包括支援センター等の地域のさまざまな機関と連携し，地域の福祉力を底上げするなどがあげられよう。

当院では**認知症連携クリニカルパス**を利用し，多職種チームの役割を明確化し，時間軸で整理することによって各職種の動き，現状，目標の確認を行っている。またカンファレンスを定期的に開催することにより思いの共有の場を確保し，多職種で多面的な評価により改善点をチェックしている。

課題としては，以下の4点があげられる。

①認知症者の入院理由としては，施設での不適切なケアや在宅では家族の介護疲れ（ケアの質・量ともの問題），身体合併症を原因とする一般病院からの排除，金銭管理困難や経済的虐待などの社会的な事情，が列挙される。いずれも地域資源の貧困等が招く相対的なもので，認知症の普及啓発，地域連携や資源の開発が精神保健福祉士の課題といえよう。

②入院の長期化がある。国策に逆行して，入院期間が家族の都合，施設の都合，病院の都合で左右されてしまう。また経済的事情により退院先が限定されてしま

図4-12 ● 認知症医療の流れと精神保健福祉士の役割

	外来・入院前		急性期	休息期	回復期		退院後
医師	鑑別診断 外来治療，入院の可否		治療の導入・各種検査 診断・当面の治療方針の決定	薬物療法・精神療法 家族への経過説明と指導 退院後の方向性について	薬物療法・精神療法 （外来主治医への紹介）		外来診察
看護師	入院前病棟オリエンテーション アナムネの聴取	若年認知症本人・家族グループ「ラフラフ」　入院	安心できる療養環境の提供 症状観察 回想法（1クール2カ月程度）	退院後の方向性について	看護サマリーの作成	退院	
精神保健福祉士	＜アセスメント＞ 専門福祉相談 ・受診・入院相談 ・介護・福祉サービスの案内，調整 ・成年後見制度 ・若年認知症相談 ・権利擁護事業 など		＜アセスメント＞ 家族への導入面談 生活歴等の聴取 患者の課題・ニーズの把握 経済的問題の把握と対応 家族との関係性の把握 社会資源の利用状況の把握 回想法（1クール2カ月程度）	＜家族面談＞ 退院後の方向性について 社会資源の情報提供と支援 （ニーズに合わせた活用準備） 退院後の課題整理 今後の不安などへのフォロー 家族への情報提供と心理的支援	＜退院準備＞ 退院後の地域支援とのつなぎ 関係機関を含めたカンファレンス 社会資源の活用支援 （具体的手続き等） 治療環境の調整		＜退院後の支援＞ 社会資源利用 関係機関連携・調整 家族相談 その他相談
臨床心理士	心理検査・診断補助		回想法（1クール2カ月程度）				
作業療法士			生活機能回復訓練（平日毎日） 活動を通してADLの評価，身体状況の確認				

若年認知症グループ	チームカンファレンス	家族教室
スタッフ：医師・看護師・精神保健福祉士・作業療法士・臨床心理士など 目的：家庭以外の居場所の確保，本人・家族同士の交流，もっている力を発揮する機会，介護保険サービスへのスムーズな導入のため 対象者：既存の介護保険サービス利用をしていない方	医師・看護師・精神保健福祉士・作業療法士・臨床心理士等が参加 各専門職の情報の共有 退院までの課題整理 各職種の視点での意見交換 ↓ 治療方針の決定および修正 各職種での役割分担	入院中の患者の家族が参加 ○医師・看護師・精神保健福祉士・作業療法士が講義形式で行う． 内容は疾病の理解，介護について，介護保険サービスなどの社会資源について． ○講義後，スタッフと家族とで懇談会を実施． →正しい知識や情報の提供を行い，家族同士がこれまで抱えていた不安を話し合うことで，患者を理解し，不安の軽減を図ることができる．

資料　図4-9に同じ.

う。低所得者層の受け皿はきわめて少ない現実がある。

③精神科病院の認知症治療は限定的なものであること，病院は生活の場ではないということをチームが共有すること，退院に向けて集中的なケアをシームレスに地域の資源につなぐこと，地域で生きてきた本人の暮らしを他職種に生き生きと語れるようなかかわりが精神保健福祉士のチームにおける役割である。

④疾患の特性から自らの意思や感情を表現することが困難な人も存在する。本人不在が当たり前とならないよう，本人の意向，本人主体を常にチームに働きかける

必要がある。

H ● チーム医療における精神保健福祉士の役割と課題

精神科チーム医療における精神保健福祉士の役割と課題をまとめると，以下のようになる。

①長期入院患者の地域移行を実現するために，院内多職種チームと協働し，入院中から地域の生活支援チームと連携し，地域への円滑な移行と定着を目指す。

②新たな社会的入院を生み出さないために，急性期入院者の早期退院を目指すチームの一員として関与する。

③効果的な退院支援に向けてのシステムづくりを進める。
- チームの目標の共有化を図る
- 入院時アセスメントは退院支援アセスメントと理解する
- 情報を共有するためのツールの工夫（マニュアルの統一，ホワイトボードの活用，アセスメントシートの工夫）
- カンファレンスの工夫

④再発・再入院の予防，早期受診・早期入院の必要に応じ，院内・外の外来支援チーム，アウトリーチチームにかかわり，地域の関係機関や支援者との連携の要となる。

⑤認知症者支援のための院内多職種チームへの参画と，地域医療と介護のネットワーク構築に関与する。

⑥院内多職種チームから地域支援チーム（逆もあり）へのシームレスなかかわりを可能にする体制づくりとコーディネーターの責任を負う。

⑦他職種への理解と地域資源への後方支援：他職種との業務分担や他職種の役割を理解し，院内チームの力を底上げできるようなかかわりを視野に入れる。地域の人的ネットワークを把握し，充実させることが重要である。地域では地域のスタッフが最前線を担うことを認識し，後方支援に徹底する。

⑧ソーシャルワーカーとしての役割：精神保健福祉法，障害者総合福祉法，介護保険法，年金・医療等の社会保障制度などに精通し，あるべき社会資源を最大限活用また発掘し，地域資源の開発にも関与する。

良質な医療の提供にチーム医療は不可欠の条件であり，地域生活をサポートするには医療，保健，福祉その他の専門職が重層的，有機的に連携・協働することが必須となる。病院精神保健福祉士はどこに配属されても，院内多職種チームによるかかわりを，地域の支援チームにつなげていく役割を担い，本人の意思，本人のニーズを中心とした連携というソーシャルワーク本来の機能を具体化していくことが求められる。

Ⅲ　精神科救急医療

A　精神科救急医療の任務と対象

1　精神科救急医療の任務

精神科救急医療の任務は，以下の3点に集約される。

①精神疾患に起因する不幸な事態（自殺や重大な他害行為）を未然に防止する。

②重症の救急患者に十分な医療を提供し，疾病の慢性化と長期在院を防止する。

③迅速な危機介入により，精神医療利用者の在宅ケアを支援すること。

国と地方自治体，それに精神科医療機関には，これらの任務を，いつでも（24時間365日），どこででも（地域差なく）遂行できる体制の構築が要請されている。ただし，夜間・休日の体制整備が緊要のため，以下，制度的な記述については，とくに断りのないかぎり，夜間・休日に限定したものとする。2010（平成22）年の精神保健福祉法改正では，第19条の11に都道府県による精神科救急医療体制の整備が努力義務として明記されたが，この条文でも夜間・休日に限定されている。

2　精神科救急医療の対象

精神科救急ケースは，誰が救急と認識するか，受診の意志がどれくらいあるか，それに，受診後にどのような処遇形態が選択されたかによって，以下のように分類される。

1　救急の認識主体による分類（受診前）

利用者本人が自分を急病と認識する場合を**個人内救急**，同居家族が認識する場合を**家族内救急**，救急的事態が家庭外に及び，第三者が救急と認識する場合を**社会的救急**と分類することがある。

2　救急受診の意志による分類（受診時）

利用者が自ら希望して受診する場合をもっとも**柔らかい（ソフトな）救急**，受診を拒絶する場合をもっとも**硬い（ハードな）救急**と呼ぶことがある。その両極間にさまざまな「硬さ」が連続的に並ぶことになる。

3　受診後の処遇形態による分類（受診後）

受診後に帰宅できる場合を**1次救急ケース**と呼ぶのは身体救急と同様である。精神

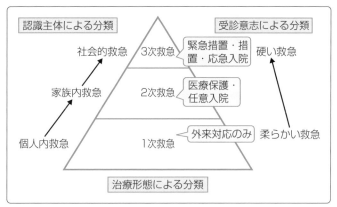

図4-13 ● 精神科救急ケースの分類

認識主体による分類 ｜ 受診意志による分類

社会的救急　3次救急　緊急措置・措置・応急入院　硬い救急

家族内救急　2次救急　医療保護・任意入院

個人内救急　1次救急　外来対応のみ　柔らかい救急

治療形態による分類

科救急で**2次救急ケース**と呼ぶのは，任意入院もしくは医療保護入院を要する場合である。この2つの入院形態は，受診意志の面では異なるが，前者は患者本人の同意，後者は家族等の同意による病院との契約入院という点で共通する。精神科**3次救急ケース**とは，こうした医療契約の成立が困難な場合の入院形態，すなわち措置入院，緊急措置入院，応急入院の3形式による入院が必要な救急ケースである。

　ただし，市町村長同意による医療保護入院は契約入院とはいえない。また，入院形態の選択基準には地域差と個人差がある。このため，入院形態による分類は，あくまでも便宜的なものである。

　以上の3つの軸による定義・分類は，**図4-13**に示すように，それぞれに対応関係がある。

B ● 精神科救急医療システムの現状

1 精神科救急医療の構造─ミクロ救急とマクロ救急

1 精神科ミクロ救急システム

　時間外診療をはじめとする精神科救急医療サービスは，地域医療に責任をもつ医療機関であれば，頻度の差はあれ，どこにおいても日常的に提供されている。医師は，医師法第19条によって，時間外といえども，求めがあれば診療に応ずる義務（診療応需義務）を負う。このように，個々の医療機関が自発的に行う救急診療を**精神科ミクロ救急医療**，その総体をミクロ救急システムと呼ぶことがある。これが精神科救急医療の基本単位である。

　ミクロ救急の対象は，一般に，自院に通院する在宅患者が主体であり，入院率は2割程度で，大半が任意入院である。しかし，時には緊急措置入院などの3次救急ケースを引き受けることもある。すなわち，ミクロ救急といっても，個別の病院単位で行

われる救急診療という意味でミクロなだけであって，診療対象が軽症とは限らない。

　ミクロ救急のメリットは，通院患者にとっては，何といっても気軽に受診できることであろう。なじみの職員が当直勤務であれば，電話対応のみで危機介入の効果を上げることも可能であり，これが重大事象を未然に防止することもある。

　一方，ミクロ救急の弱点は，病院の個別事情（救急用のベッドに空きがない，当直医が精神保健指定医でないなど）のために，提供できるサービス内容が日によって変わるという不安定性である。この弱点を補完するのが，マクロ救急システムである。

2 精神科マクロ救急システム

　マクロ救急システムとは，複数の医療機関が広域単位で救急診療を分担する体制のことで，わが国では，1995（平成7）年に開始された**精神科救急医療体制整備事業**（以下，精神科救急事業ないし本事業）に同じである。わが国の精神科救急医療は，ミクロ救急を全国共通の縦糸とし，マクロ救急事業を都道府県で異なる横糸として織りなされているシステムといえよう。次に，精神科救急事業の現状を示す。

② 精神科救急医療体制整備事業の現状

　精神科救急事業は，都道府県をいくつかのブロック（精神科救急医療圏）に分け，各ブロックに救急診療と入院に応じられる病院を確保しようとするものであり，空床確保などのために，国と都道府県が折半して運営補助金を支給している。以下に，本事業の概要と実績を示し，課題を指摘する。

1 精神科救急事業の構成要素

　本事業は，以下のような機関や施設によって構成されている。

（1）受診前相談事業

①精神科救急医療情報センター

　全県単位で精神科関連の電話相談を受け付け，救急ケースのトリアージ（選別）と救急医療施設への紹介を行う窓口である。公立病院や精神保健福祉センターなどに設置され，精神保健福祉士などの専門職が常時対応できることが求められている。2012（平成24）年10月現在，40自治体に設置され，国から運営補助金を給付されている。

②精神医療相談事業

　精神科利用者の地域生活支援を目的として，24時間365日，救急以外にも広く精神科関連の相談を受け付ける窓口で，2010年より国庫補助事業となった。都道府県に複数箇所設置が可能である。2012年10月現在，29自治体に設置されているが，精神科救

急医療情報センターの役割と重複している窓口もある[*1]。

（2）精神科救急医療施設

　精神科救急医療圏単位で救急外来と入院治療を担当する病院。全国でおよそ1,100病院（措置入院指定病院のほぼすべて）が，知事によって精神科救急医療施設に指定されており，以下の3タイプに下位分類される。

　①常時対応施設：精神科1次救急から3次救急までの全ケースに24時間対応できる施設。診療報酬上の精神科救急入院料（後述）を認可された病院（2016年1月現在，全国で130施設）のうち，精神科救急事業の中で基幹的病院として機能している病院が，このタイプとなる。

　②合併症対応施設：重篤な身体疾患を合併した精神科救急ケースに24時間対応できる施設。精神科救急入院料合併症型（後述）の施設基準を満たす総合病院精神科（2015年1月現在，全国で9施設）が，このタイプの機能を担う。

　③病院群輪番施設：上記2タイプ以外の精神科救急医療施設。

（3）精神科初期救急医療施設

　精神科1次救急のみを担う施設。全国に5,000施設以上と推計される精神科診療所の有志にその機能が期待されているが，実績は東京都など一部の地域に限られている。

（4）精神科救急医療体制連絡調整委員会

　本事業にかかわる医療機関や行政機関によって定期的に開催される会議。都道府県ないし政令指定都市が招集し，本事業の円滑な運営に資することとされている。

2 精神科救急事業の運用実績

　2014年度の精神科救急事業の実績を都道府県別に示す[*2]。

（1）受診前相談件数

　2014年度，精神科救急医療情報センター（以下，情報センター）および精神医療相談窓口への相談件数は，図4-14および図4-15に示すとおりである。地域差が大きいが，自治体によっては保健所や精神保健福祉センターの電話相談を含むなど，データの報告基準が不統一のため，実態を反映した数字とは言い難い。相談件数の地域差と同様に，相談窓口の機能にもばらつきが大きいと推測される。

（2）受診件数

　図4-16に示すように，精神科救急事業の利用件数は年間約40,000件で推移してい

＊1　埼玉県立精神保健福祉センター：厚生労働省平成24年度障害者総合福祉推進事業「精神医療相談窓口および精神科救急情報センターの実施体制に関する調査」．2013.
＊2　平田豊明，杉山直也，他：自治体病院協議会傘下の精神科病院における重症患者の調査研究．平成27年度厚生労働科学研究費補助金障害者対策総合研究事業「精神障害者の重症度判定及び重症患者の治療体制等に関する研究」．2016.

図4-14 ● 精神科救急医療情報センター相談件数（2014年度）

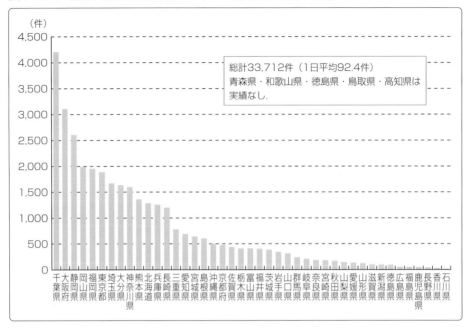

図4-15 ● 精神科医療相談件数（2014年度）

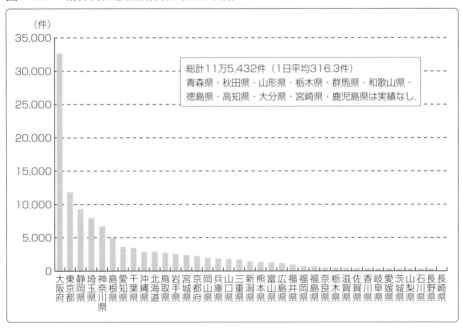

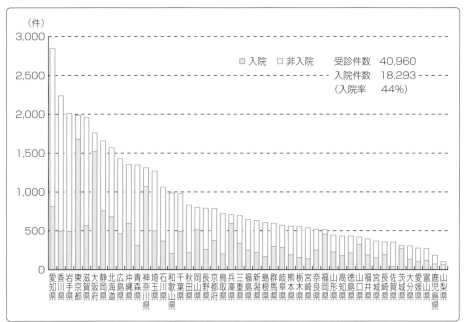

図4-16 ● 精神科救急事業・受診件数（2014年度）

る。このうち，およそ３分の１は自院通院中，すなわちミクロ救急としての機能で，情報センターを経由しないで受診するケースも数多いことがわかる。また，人口密度で両極に位置する自治体で受診件数の多い傾向がみられる。大都市中心部には精神病床が少なく，林立する精神科クリニックは夜間・休日に機能しないため，夜間・休日の大都市中心部は，人口過疎地域と同様，精神医療過疎地域となりやすい。ともに，夜間・休日にミクロ救急が機能しないため，マクロ救急事業に頼らざるを得ないともいえる。

（3）入院件数

　受診ケースの約４割が入院となり，微増傾向にある。入院形態では医療保護入院が約５割と最多で，任意入院がこれに次ぎ，緊急措置入院，措置入院，応急入院を合わせた３次救急は入院全体のおよそ４分の１を占める（**図4-17**）。ただし，３次救急は，東京都，大阪府，神奈川県の３大都市圏でほぼ半数を占めるなど，寡占的状況にある。

（4）人口に対する受診件数と入院率の相関

　人口10,000人に対する受診件数を横軸，入院率を縦軸にとった座標平面に各都道府県の精神科救急事業をプロットすると，**図4-18**に示したように，強い負の相関を示す。この図の右下に位置する地域には人口過疎地区が含まれ，病状的には幅広い救急ケースを診療していると推測される。一方，左上に位置する地域は，大都市圏を含む自治体が多く，入院を要する重症ケースに受診者が絞り込まれている。

図4-17 ● 精神科救急事業・入院件数（2014年度）

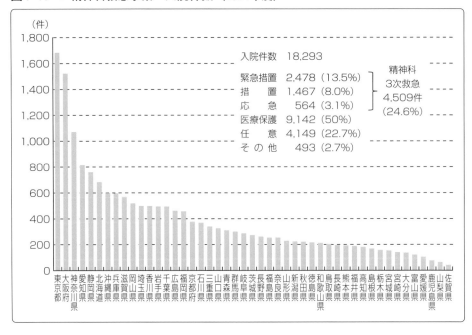

図4-18 ● 人口万対受診件数と入院率の相関（2014年度）

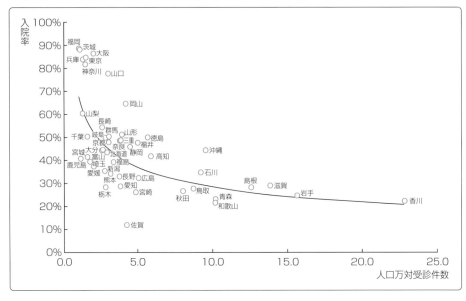

3 精神科救急事業の課題

　精神科救急事業は，利用者側からみても提供者側からみても，さまざまな課題を抱えている。

　利用者側からみると，まず，大多数の自治体で情報センターの電話番号が一般県民

に広報されていないことが問題である。電話相談できたとしても，重症ケースに診療対象を絞る地域では，入院不要と判断されれば翌日まで待たされる。精神科救急医療圏が広い地域では，遠隔地の当番病院を受診しなくてはならないこともある。さらに，当番病院の医療の水準にはばらつきが大きい。したがって，職員の手薄な遠隔地の病院で入院治療を受けたようなケースでは，退院後の医療中断リスクが高くなってしまう。

一方，医療提供側からみての問題もある。例えば，通院患者の時間外診療を何の情報もなしに当番病院に一任（丸投げ）する病院が生じることがある。夜間・休日に稼働する精神科医療施設の少ない地域では，特定の病院に救急ケースが集中して，医療スタッフの疲弊を招くことがある。また，重篤な身体疾患を伴う精神科ケースは，身体科医療から敬遠されがちである。近年，総合病院で精神科のベッドと医師が急減している現状もあって，**心身複合救急ケース**の処遇は，喫緊の課題となっている[1]。

以上の諸課題を解決する処方の一つが，次項に示す**精神科急性型包括病棟群**である。

3 精神科急性型包括病棟群の現状

わが国において精神科救急医療を中心的に担うのは，全国に400カ所ほど認可されている精神科急性型包括病棟群，すなわち**精神科救急入院料病棟**と**精神科急性期治療病棟**である。後者は，1996年，精神科急性期医療に特化してつくられた千葉県精神科医療センターをモデルとして，診療報酬上に新設された包括的（定額）入院医療費を給付される病院である。これをグレードアップさせたのが2002年に新設された精神科救急入院料病棟で，精神科としては高水準の医療費が給付される代わりに，スタッフ密度や施設整備，病棟運用などの面で厳しい基準を満たすことを求められている。低規格・低料金の精神科入院医療の分野に高規格・高給付の領域が切り開かれたともいえる。

2008年には，精神科救急入院料が日額28,000円から34,000円へと大幅に増額されるとともに，合併症型が新設され，総合病院にも精神科急性型病棟の設置が可能となった。こうした精神科急性型包括病棟群は，マクロ救急事業においても中核的な機能を担うとともに，高い病床回転（精神科救急入院料病棟の平均在棟日数は50日ほど）によって，わが国の精神科平均在院日数を短縮することに貢献し，精神科全体の医療水準を引き上げる牽引車の役割を演じている。

精神科急性型包括病棟群のうち，精神科救急入院料を認可された施設は，2016年1月末現在,130カ所にのぼるが，未設置県が6県あるなど，その分布は均等ではない。

＊1 日本精神科救急学会：今後の精神科救急医療に向けた提言. 精神科救急, 16, 2013.
　　http://www.jaep.jp/topics/teigen.pdf

図4-19 ● 救急医療サービスの提供形態

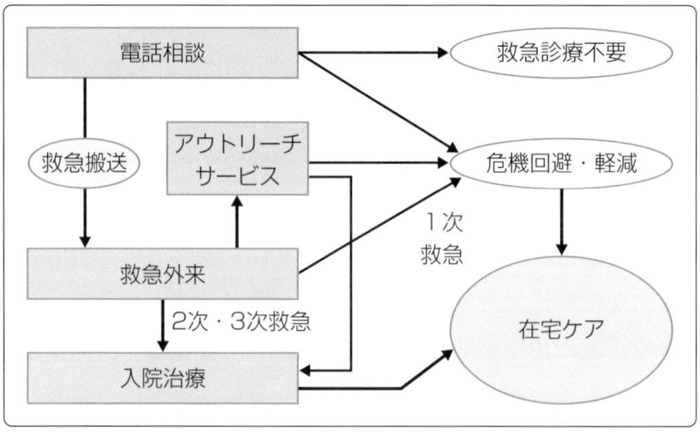

C • 精神科救急医療の実務と精神保健福祉士の役割

　在宅患者がいるかぎり，救急医療と無縁な精神科臨床はあり得ない。**図4-19**に示したように，精神科救急医療サービスの提供形態には，いくつかのかたちがある。どのような医療機関でも，日常臨床の中で，いずれかのかたちで救急医療に参与しているはずである。

　以下に，図4-19に沿い精神科救急医療の実務と精神保健福祉士の役割について述べる。

1 電話相談

　精神科救急医療は，電話相談（クライシスコール）から始まる。ミクロ救急はもとより，マクロ救急事業の情報センターにおいても，多様な電話相談に応ずる中心スタッフは精神保健福祉士である。日本精神科救急学会の『精神科救急医療ガイドライン2015年版』[*1]には，情報センターが兼ね備えるべき条件のほか，具体的な対応の指針が示されているが，ミクロ救急も含めて，電話相談のエッセンスを抽出すれば，「**見立て**」「**仕分け**」「**手当て**」に集約されよう。10分ほどの限られた時間内にこれらの作業をどれくらい遂行できるか，電話相談スタッフの手腕が問われることとなる[*2]。

＊1 日本精神科救急学会監，平田豊明，杉山直也編：精神科救急医療ガイドライン2015年版. 日本精神科救急学会，2015. http://www.jaep.jp/gl/2015_all.pdf
＊2 平田豊明，分島 徹責任編集：精神科救急医療の現在（いま）. 松下正明総編集，専門医のための精神科臨床リュミエール13, 中山書店，2010.

1　見立て（情報収集とストーリー構成）

　情報センターでは，専用の電話相談カードが用意され，必要十分な情報が短時間で収集できるチェックリストになっていることが多い。相談者が混乱している場合は，「それは○○ということですね」と能動的に介入しながら，電話の向こう側でどのようなことが起こっているのかを想像し，登場人物やストーリーを手短に組み立てることが，スタッフには求められる。

2　仕分け（緊急度の評価とトリアージ）

　次に，多様な電話相談の中から緊急度の高いケースを**トリアージ（選別）**する必要がある。緊急度の評価は，身体的評価を最優先し，身体科受診の必要があれば，当直医などと協議して身体救急医療施設などに連絡をとる。次に司法的評価（違法性薬物使用の有無や他害行為の確認など）を行い，場合により司法機関の関与を促す。最終的には精神科的評価によって，即時の精神科受診や措置入院手続の要否を判断する。

3　手当て（応急対応）

　緊急度が高いケースでは，救急受診や搬送に必要な「次の一手」を的確に指示しなくてはならない。自殺が切迫していると判断された場合，相談者の身元を聴き出し，警察や救急隊に通報するなどの非常手段を講じている情報センターもある。緊急度が高くないと評価されたケースでも，相手のニードを能動的に把握し，積極的に情報提供すべきである。それが重大事象を予防することもある。そのためには，地域内で利用可能な医療資源や社会資源を熟知しておく必要がある[*1]。

［2］　救急外来

　在宅患者の時間外診療は，向精神薬が普及し始めた1950年代後半から行われてきた精神科救急医療の原型であり，現在でも，在宅ケアを支援するために欠かせない診療活動である。病状再燃が小規模のうちに診療すれば，入院を要しない1次救急ですむことも多いが，対応が数時間遅れただけで，2次・3次救急ケースとなることも珍しくない。その敏感にして予測困難な変動性が，精神科ケースの特徴でもある。

　救急外来で精神保健福祉士に求められる役割は，救急ケースがもっている社会的資産に関する情報の収集と評価である。ここでいう社会的資産とは，住居や家族などの有形資産と，教育歴，資格，職業，家事能力，人的ネットワークなど無形資産の総体である。患者がかつてもっていた社会的資産の最高水準はどれくらいであったか，疾患によってどれくらいが失われたか，そして，今後どんな社会保障制度で補塡できるか，精神保健福祉士は，生活者としての患者を支援する立場から，これらを迅速に評

---

*1　埼玉県立精神保健福祉センター：前掲書.

価しなくてはならない。

③ アウトリーチサービス

1970年代まで，精神科で往診といえば，「入院迎え」に等しい時代があり，その反動で，その後往診が敬遠される時代が長く続いた。しかし，近年，訪問看護活動が盛んになるにつれて，精神科救急医療の領域でも，**アウトリーチサービス（訪問診療）**の有用性が認識されるようになってきた。

精神科救急医療におけるアウトリーチの利点はいくつもある。まず，救急ケースの発生現場で得られる情報量が，診察室で得られるよりもはるかに多い。何が当面の問題になっているかが一目でわかる（例えば，経済的困窮や育児の困難など）。したがって，応急的に対処すべきことがおのずと見える（例えば，水分の補給など）。介入のタイミングが早ければ，病院まで連れて行かなくとも応急処置ができる。病院での診療が必要な場合にも安全な搬送が可能であり，家族の負担を軽減することもできる。

一方，アウトリーチサービスでは，病院内ならば活用できる救急対応手段（スタッフを集める，安静な空間を用意するなど）が使えない。こういう場面こそ，精神保健福祉士の出番である。創意工夫をこらして，生活現場での危機介入をリードすべきである。

④ 救急搬送

救急搬送は，狭義の医療サービスではないが，精神科救急医療システムの重要な構成要素である。とくに受診意志の乏しい硬い救急ケースでは，重要なテーマであり続けてきた。以下に，救急搬送の現状を解説する[*1]。

■ 家族による搬送

救急ケースの搬送は，措置入院の対象でないかぎり，大多数を家族に任せているのが現状である。精神保健福祉法（以下，単に「法」と記した場合はこの法律を指す）は，医療を受けさせる義務（法第22条第1項）をはじめ，いくつかの義務を保護者としての家族に課していたが，2013（平成25）年6月の法改正により，保護者制度そのものが廃止された。

■ 救急隊による搬送

全国に800以上ある消防本部のなかには，身体合併症のある場合を除いて精神科救急ケースを搬送しないことを原則としている本部もあるが，法的根拠はない。受診拒

----

*1 平田豊明，分島 徹責任編集：前掲書.

否ケースなど搬送に困難がある場合には，警察官の救急車への同乗を要請することもできる。

③ 警察による搬送

　警察官職務執行法（警職法）第３条は，措置入院に該当するような精神科ケースを保護した場合は，精神科医療機関等へ搬送することを義務づけている。また，第５条は，保健所や救急隊等からの要請（臨場要請）があれば，精神科ケースの搬送に協力することができると規定している。しかし，2002年に後述の移送制度が新設されて以来，警察庁は，精神科ケースの搬送責任は行政機関（具体的には保健所）にあるとする立場をとっている。ただし，現場の警察官は，職業的使命感から概ね搬送には協力的である。

④ 行政による搬送

　法第34条は，医療保護入院に相当する精神科ケース（措置入院の要件はないが任意入院が困難な要入院ケース）の医療機関への搬送を行政機関に義務づけている。措置入院が決定したケースの搬送も，法第29条の２の２によって，行政機関に義務づけられている。運用実績では，措置入院関連の移送が大多数を占める。これら２つの**移送制度**は，精神保健指定医の診察などを条件とした患者の同意を要しない搬送である。このほか，法第47条による相談指導等の一環として，精神保健福祉士をはじめとする保健所職員が精神科ケースに対して医療機関への受診を促し，同行することもできる（**受診援助**）。しかし，強制力はない。精神科救急ケースの搬送に際して，措置入院手続をとるか，移送制度を適用するか，それとも受診援助にとどめるかは，医療機関などとも協議のうえケースごとに選択されている。

⑤ 民間業者による搬送

　民間救急車などと称して，看護師資格などをもつスタッフらによる精神科ケースの救急搬送を有料で請け負う企業がある。かつては，こうした民間業者による搬送の問題点（行動制限や高額料金など）が指摘され，移送制度の立法動機ともなった。しかし，現在でも県境を越えるような長距離の搬送などに際しては，民間救急車が利用されており，その運用実態は明らかではない。

⑥ 医療機関による搬送

　先に述べたような歴史的背景もあって，精神科医療機関による救急搬送，とくに治療関係のないケースの搬送は，ほとんど実施されていないのが現状である。しかし，精神保健指定医が診察し，医療スタッフが搬送に同行することを前提とすれば，法的・医学的な安全性の面で他の搬送手段よりも優れていることは明らかである。今後

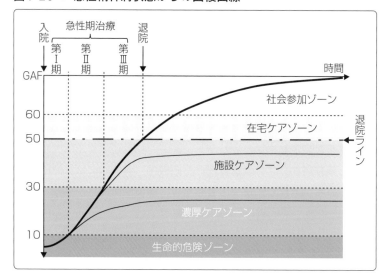

図4-20 ● 急性精神病状態からの回復曲線

は，アウトリーチサービス（あるいは移動救急サービス）の文脈で，医療機関による救急搬送の活用が再検討されるべきであろう[*1, 2]。

5 入院治療

　冒頭に記したように，精神科救急医療は，重症患者の慢性化と長期在院の防止を重要なミッション（任務）としている。急性期の入院治療は，精神科救急医療の責任守備範囲に含まれる重要なテーマなのである。ただし，入院治療が精神科救急医療サービスの提供手段といえるためには，入院を単なる社会的隔離の手段としてはならない。そのためには，入院期間が有期限であることはもとより，質の高い医療が提供され，治療プロセスが一定の構造をもつことが前提条件となる。

　本節の最後に，精神科における急性期入院治療のプロセスと精神保健福祉士の役割を概説する。

■ 急性精神病状態からの回復曲線

　急性期入院治療の対象の代表は，統合失調症をはじめとする精神病圏の急性状態である。重症の気分（感情）障害や薬物性精神病などもこれに準ずる。**図4-20**に，重症の急性精神病状態で入院となったケースが回復していく過程をモデル化した。横軸は時間，縦軸は病状（global assessment of functioning；**GAF，概括的機能評価**）スコアを表す。**GAFスコア**は，わが国で広く用いられている簡易病状尺度である

＊1　日本精神科救急学会：前掲書.
＊2　平田豊明，分島　徹責任編集：前掲書.

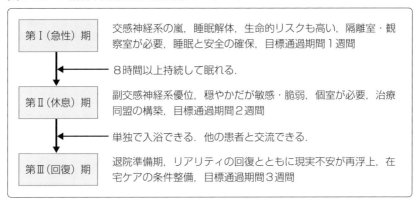

図4-21 ● 精神科急性期入院治療のステージ

第Ⅰ(急性)期	交感神経系の嵐,睡眠解体,生命的リスクも高い,隔離室・観察室が必要,睡眠と安全の確保,目標通過期間1週間

8時間以上持続して眠れる.

第Ⅱ(休息)期	副交感神経系優位,穏やかだが敏感・脆弱,個室が必要,治療同盟の構築,目標通過期間2週間

単独で入浴できる.他の患者と交流できる.

第Ⅲ(回復)期	退院準備期,リアリティの回復とともに現実不安が再浮上,在宅ケアの条件整備,目標通過期間3週間

が,その数値が入院や退院を決定するものではないことを断っておく。病状の目安の一つにすぎない。

　図4-20では,治療が開始されなければ不幸な事態を招くリスクが高いGAFスコア10点以下の重症ケースを出発点に想定している。適切に治療がなされれば,次項で述べる3つのステージを経て,患者の病状は回復曲線を描き,社会的条件にもよるが,およそ50点を超えれば病状的には退院が可能となる。3カ月以内に退院に到達できれば,その入院を危機介入的な急性期治療と評価することができる。しかし,入院初期の治療が不十分ないし不適切な場合には,回復が遅れ,慢性患者として病院内に取り残す結果を招くことがある。急性期における治療のありようは,重症ケースの予後を決定するもっとも重要な因子といえる[*1]。

2 精神科急性期治療のステージ

　精神科急性期治療のプロセスは,**図4-21**に示すように,それぞれに特有の病態や治療目標によって特徴づけられる3つのステージを区分することができる。

(1) 第Ⅰ期(急性期)

　この時期の患者の病態を一言で表現すれば,交感神経系の嵐の渦中にある人である。大半の患者は,睡眠や摂食,排泄という第1次自律性が崩壊し,放置されれば,自殺や事故,餓死,凍死など生命リスクも高い人々である。したがって,第Ⅰ期の治療目標は,端的に睡眠の確保と安全の確保である。また,迅速にこの時期を通過させなければ脳へのダメージが大きくなることから,1週間を通過の目標とする。こうした目標を達成するためには,必要十分な薬物療法,安全性に配慮された病室構造や設備,手厚い看護スタッフの配置などが不可欠の条件となる。

　第Ⅰ期における精神保健福祉士の役割は,救急外来と同様,**社会的資産評価**のため

＊1　平田豊明:精神科救急医療のコアと近未来.精神科治療学,30(2):223-228,2015.

の情報収集が主体であるが，加えて家族の動揺や負担を軽減し，患者が治療に専念できるための環境を整える作業が求められる。例えば，家族に対しては入院医療費の相談，法定の手続きや福祉制度利用への援助がなされ，身寄りのない単身者の場合は福祉事務所，措置入院ケースでは保健所，来日外国人ケースでは大使館や出入国管理事務所，身元不明者ならば警察署など，関連機関との連絡調整が手際よく遂行されなくてはならない。

　2013年度の精神保健福祉法改正に伴って，医療保護入院に際しては病院管理者に退院促進を図ることが義務づけられた。その柱の一つに，退院後の生活環境に関する相談および指導を行う者（**退院後生活環境相談員**）の設置が規定され，精神保健福祉士がその任にあたることとなった。実質的に，すべての精神科病院に精神保健福祉士の配置を義務づける条文といえる。

(2) 第Ⅱ期（休息期）

　夜間に8時間以上まとまって睡眠がとれれば，第Ⅰ期をクリアし，第Ⅱ期に進むことができる。この時期は，第Ⅰ期との対比で，副交感神経系優位の休息期と表現することができる。患者は一転してよく眠り，よく食べる。担当スタッフとも友好的に会話することができるようになるが，いまだ刺激に弱く壊れやすい。したがって，この時期には，明るく清潔な個室が院内再発の防止と回復促進のうえで不可欠の物理条件となる。第Ⅱ期の治療目標は，入浴や更衣など**セルフケア**（あるいは**第2次自律性**）の再建と医療の受容である。

　第Ⅱ期は，医療への信頼感を構築する絶好機でもある。精神保健福祉士も，患者との対話を通じて，生活上の心配事や家族を含む対人関係上の軋轢などを聴取し，他のスタッフに伝達する作業が求められる。この時期，医療に救われたという実感を患者にもってもらうことが，心理教育を効果的なものとし，在宅ケアを継続する基盤を形成するのである。

(3) 第Ⅲ期（回復期）

　複数の患者と雑談ができるようになれば，治療ステージは，最終段階を迎えることができる。第Ⅲ期の治療目標は，**在宅ケア**の条件整備である。病状の改善や服薬継続の受容といった患者側の条件に加えて，経済的困難の軽減，居住環境の改善，在宅サービスの活用など，社会的条件が整備される必要がある。2013年度の精神保健福祉法改正では，退院促進の一環として，精神科病院管理者に地域援助事業者との連携も義務づけられた。こうした在宅ケアのための社会的条件の整備は，精神保健福祉士がリードしなくてはならない。

　そのためには，退院準備のための外泊などに同行して，退院後にどんな生活が待ち受けているのかを把握し，他のスタッフに伝達しなくてはならない。これらの作業は，遅れると入院期間が延長し，不十分だと退院後の再発・再入院のリスクを高めることとなる。精神科救急医療の入り口（電話相談）で問われた精神保健福祉士の手腕

は，出口（退院準備）でも問われるのである。

　精神保健福祉士は，医療と福祉，病院と社会を架橋する専門職であり，組織の中ではさまざまな職種や部署をつなぐ総合職でもある。すなわち，専門性と柔軟性の双方を要求される職種である。また，ケースワークの身上は，フットワークとネットワークである。担当ケースの生活現場に足を運び，生活を支える社会資源を足で開拓するのが任務である。

　精神科救急ケースは，人が社会的ネットワークを失い，孤立した地点で発生する。介入が遅れれば，自他の生命を危険に曝す事態を招くことすらある。そのような危機的状況に立たされた人々を救助し，多職種・多機関が協働して社会的ネットワークを再建することが精神科救急医療の任務である。このように考えるならば，精神科救急医療における精神保健福祉士の存在意義はおのずと明らかであろう。

Ⅳ　地域精神医療の展開

　わが国の近代精神医療は，100年を超す歴史を刻んできたが，1935（昭和10）年当時の日本における精神障害者の処遇は，公立精神科病院に入院している者が2,424人，民間精神科病院に入院している者が16,755人，一般病院の精神科病室に入院している者が1,364人となっており，そのほか監置室なる施設にいる者が7,139人，このうち私宅監置室，いわゆる座敷牢は7,044あったとされている（**表4-2**）。当時，**呉秀三**は報告書の中で，「我邦十何万ノ精神病者ハ実ニ此病ヲ受ケタルノ不幸ノ外ニ，此邦ニ生マレタルノ不幸ヲ重ヌルモノト云フベシ」と述べている。

　この**私宅監置**がなくなったのが，第二次世界大戦後の1950（昭和25）年であり，**精神衛生法**の制定によるところであった。1960年代になって民間の精神科病院が全国各地に開設されるようになり，それが，その後のわが国の精神医療をよくも悪くも特徴づけることとなった（**図4-22**）。これを第1のエポックといってよい。

　精神科病院が増えたことはよいとして，その中身に問題があることを指摘したのが，WHOの**クラーク**（Clark, H.）博士である。1960年代に博士は二度来日し，日本各地の精神科病院を視察し，また日本の厚生行政を検証し，1968（昭和43）年**クラーク勧告**を行っている。博士が説いたのは，リハビリテーションの必要性であり，精神科病院への統合失調症患者の長期収容が無欲状態を惹起していることの指摘である。これが第2のエポックといってよく，その後，薬物療法の発展と相まって，わが国においても精神医療が地域ケアへと流れていくきっかけとなった。

　日本において社会復帰施設が建設されるようになったのは，1980年代の終わりに第

表4-2 ▶ 1935（昭和10）年当時の精神障害者処遇

1935（昭和10）年当時の精神障害者処遇			施　設　数		定　　員	
精神科病院	公　立	精 神 病 院 法	6	〉9	2,140	〉2,424
		そ　の　他	3		284	
	私　立	代 用 病 院	48	〉133	9,123	〉16,755
		そ　の　他	85		7,632	
一般病院付属精神科病室		医 療 機 関	20	〉27	1,237	〉1,364
		その他一般病院	7		127	
収容所保養所		収 容 所	22	〉67	423	〉1,497
		保 養 所	45		1,074	
監置室		公 設 監 置 室	95		7,139	
		私 宅 監 置 室	7,044			

資料　菅　修：本邦ニ於ケル精神病者並ビニ之ニ近接セル精神異常者ニ関スル調査．精神神経学雑誌，41，1937．

図4-22 ◆ わが国における精神科病床数増加の推移

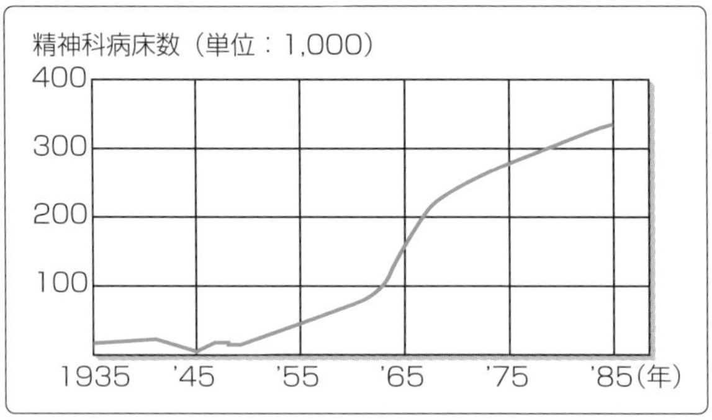

3のエポックが訪れてからである。1970年代にはわが国の精神科病院をめぐって相次いでスキャンダルが発覚し、国際的にも大きな批判を浴びるようになった。政府は、そのために、精神衛生法を約37年振りに大改正し、名称も**精神保健法**と改めるとともに、この法律の主たる目的を、「国民が精神障害者の社会復帰を支援することである」と明記した。そしてさらに、政府が補助金を公布する法定の社会復帰施設をつくることができるようになった。その後1995（平成7）年の法改正で福祉の視点も盛り込まれ、名称も**精神保健及び精神障害者福祉に関する法律（精神保健福祉法）**と改称されて、今日に至っている。

　地域精神医療の源流を遡れば、遠く18世紀フランスの**ピネル**（Pinel, P.）が精神障害者を鉄鎖から解放したところに行き着く。しかし、有効な治療法のない時代には地域精神医療と今日呼ぶような動向はなく、20世紀初頭のアメリカで出版された**ビアーズ**（Beers, C. W.）の『**わが魂にあうまで**』の登場によって、初めて真の地域精神

医療への道が開かれたといってよい[*1]。州立精神科病院の悲惨で非人間的な処遇の実態が暴かれ，やがて精神障害者の権利に対する公権の責任論への世論形成がなされた。1955年にMental Health Study Actが成立し，この法に基づきJoint Commission on Mental Illness and Healthが結成され，1961年に勧告が出された。その勧告には次の5項目が含まれていた。①急性大適応障害者に対する即時的対応は地域で提供されること，②大精神障害は精神保健活動の中核的課題でありかつ終わりなき仕事であること，③人口50,000人ごとに十分にスタッフを配置し常時対応できる精神科クリニックがあること，④1,000床未満で地域サービスに適したところにある現在よりも小規模の州立精神科病院を大精神障害者に役立つようにすること，⑤地域におけるアフターケアとリハビリテーションを拡大すること，などである[*2]。この勧告を尊重したケネディ大統領は，1963年に有名な「**精神疾患及び知的障害者に関する大統領特別教書**」を出した。脱施設化政策がとられ，州立精神科病院は縮小され，精神障害者は街に出て暮らすようになった。しかし，ストリートピープルを大量につくり出すことにもなった。

地域精神医療を理論的に発展させた**カプラン**（Caplan, G.）は，**予防精神医学**を提唱し，第1次予防では地域での環境の改善を図りコンサルテーションや危機介入によって精神障害者の発生を予防すること，第2次予防では精神障害者の早期発見と早期治療をすること，第3次予防では慢性患者の社会復帰訓練を行うとしている。注目すべきは，精神保健の専門家だけでなく，家族・教師・企業関係者・警察官・裁判官等の地域住民の手によってそれらの活動を推し進めようというものであった。また，重要なこととして，精神科医の地域責任性を地域精神医療の前提条件として指摘した。

イギリスにおける地域精神医療の開始は，1955年に保健省が年次報告で，精神科病院は現代の治療の場としてはふさわしくないことを公式に表明し，地域サービスの発展，一般病院の拡充と精神科病院の改善を提言したときといえる。1957年には初めて精神病床の削減に言及した。1959年に**Mental Health Act**（**精神衛生法**）が成立し，精神障害者のリハビリテーション，アフターケアを精神保健に関する地方当局の役割として具体的に位置づけた。すなわち，①居住施設あるいは宿泊施設の提供とそこに居住する者のケア，②訓練あるいは職業センターの維持，③法的または強制入院患者の護送・入院患者家族の家庭訪問・退院患者家族の調整・退院後患者の指導等にあたるMental Welfare Officer（精神福祉担当官）の任命である。こうした流れの中で病床削減を図り，各医療地区の地区総合病院は急性期治療をはじめとした十分な

---

*1 江畑敬介：C. ビーアズとアメリカの精神衛生運動の歴史—訳者あとがきにかえて. C. W. ビーアズ著，江畑敬介訳，わが魂にあうまで，星和書店，1980.
*2 Mosher, L. R., Burti, L.：The Context of Public Mental Health, Community Mental Health. WW Norton, New York/London, 1989.

精神科サービスを行い，社会サービス部門における適切な地域サービス，各人口区ごとに多職種によるチームを含む連携のとれたサービスの提供に基づく総合的サービスを目指して施策を展開した[*1]。

　その他の国のシステムとしては，フランスの人口70,000人を単位とする精神医療区（セクター）制度がある。公立基幹精神科病院が短期決着型の急性期治療を行い，基幹病院とは別の外来部門およびアフターケア施設（治療アパート・保護寮）が配備されている。また，カナダでは，バンクーバーが地域精神医療のモデル地区としてよく知られている。WHOでもモデルとされているが，**カミング**（Comming, J.）を中心として，ブリティッシュコロンビア大学の**林宗義**らの努力によって構築されたシステムである。**大バンクーバー精神保健サービスシステム**（第3セクター）のコミュニティケアチーム（地区受持制で8チームが担当）が長期入院後の退院患者や地域の慢性統合失調症患者等をきめ細かくケアしているが，居住施設も整備している。地域ケアの施設としては，危機介入施設，短期居住施設，長期ホステル，ボーディングホームやナーシングホームなどの多彩な居住施設を整備している（人口万対10.9床）が，量的には十分とはいえない[*2]。

　このように地域精神医療への取り組みは，各国の歴史や文化的背景によっても多少異なるが，精神障害者のサービスは患者の住む地域の中で行われるべきであり，専門家のみによるのではなく，地域住民も参加したかたちでのサポート体制をとる必要があるとの認識が世界のコンセンサスとなっている。

A ● 地域移行の促進

　わが国の障害者施策は1981（昭和56）年の「国際障害者年」と「国連・障害者の10年」を経て，1993（平成5）年度より10年間にわたる「**障害者対策に関する新長期計画**」等に基づく施策の推進により進展が図られてきた。1993年11月に障害者基本法が成立し，それまで置き去りにされていた精神障害者も知的障害者・身体障害者と同等に障害者として位置づけられた。これを受け1996（平成8）年度から2002（平成14）年度の7カ年にわたる「**障害者プラン―ノーマライゼーション7か年戦略**」が，ノーマライゼーション理念の下に重点施策実施計画として策定された。精神障害者対策に関してもさまざまな社会資源を含むインフラ整備など具体的な数値目標が掲げられたが，計画の終了年度内に目標は達成されていない。翌2003（平成15）年度より新たに策定されたのが「**新障害者基本計画**」（2003年度から2012［平成24］年度までの10年

---

*1 石原幸夫，篠崎英夫：地域精神医学．佐藤壱三，宮本忠雄編，社会精神医学と精神衛生II，現代精神医学大系，第23巻B，中山書店，1979，pp.83-117.
*2 浅井邦彦：日本の精神科医療の過去・現在・未来―諸外国と比較して．日本の精神科医療―国際的視点から（精神医学レビュー，No.29），1998，pp.5-26.

間）で，その前半の5年が「**新障害者プラン**」と称される「**重点施策実施5か年計画**」である。

　WHOで進められてきた「**国際障害分類**」(International Classification of Impairments, Disabilities and Handicaps；**ICIDH**) は，2002年に改定版の日本語訳が出され，「**国際生活機能分類**」(International Classification of Functioning, Disability and Health；**ICF**) として提示された。この変更は，①従来「機能・形態障害」「能力障害」「社会的不利」の3レベルで障害を分け，陰性面のみに注目していたあり方を変更して，前向きあるいは中立的な表現に直したこと，②改定前は1次元的で一方向の流れとしていたのに対し，改定後は，各次元や要素が相互に関連していることを示すため，2次元的で双方向に結ばれたモデルが示されたこと，③障害の発生には，個人のもつ特徴だけでなく環境の影響が大きいことの認識に立って**環境因子**の分類が加えられたこと，などの特徴がある。社会参加といった陽性面に焦点を当てるICFは，わが国の「新障害者プラン」にも反映されている。

　わが国における法定の社会復帰施設は以下に示すように，①精神障害者生活訓練施設（援護寮），②精神障害者福祉ホーム（A型，B型），③精神障害者授産施設（通所型，入所型），④精神障害者福祉工場，⑤精神障害者地域生活支援センター，の5種類に分類されていた。また，精神障害者居宅生活支援事業として，①居宅介護等事業（ホームヘルプサービス），②短期入所事業（ショートステイ），③地域生活援助事業（グループホーム），の3つのサービスがあった。

　「障害者プラン」では，これらについて数値目標を掲げて整備を図ってきたところであるが，その達成率は，グループホームを除くと低く，「新障害者プラン」に積み残されてしまった。その基本的考え方は，「**共生社会**」の実現を目的として，①障害のある人たちが活動し，社会に参加する力の向上を図るとともに，②福祉サービスの整備やバリアフリー化の推進など，自立に向けた地域基盤の整備等に取り組むものである。

　わが国において社会復帰施設の設置・運営の中心になったのは，民間の精神科病院である。これらの病院は日本精神科病院協会（以下，日精協）を組織し，日本の精神医療を主導してきた。日精協には，2015年7月現在で1,207のメンバーがいるが，これらの病院が運営している「障害者自立支援法に定める施設」は，居宅介護（ホームヘルプ）82病院，生活介護事業21病院／801施設，生活訓練（通所型）124病院，生活訓練（宿泊型）132病院，就労移行支援87病院，就労継続支援A型17病院，就労継続支援B型181病院，グループホーム（包括型）528病院／1,255施設，短期入所（ショートステイ）99病院，相談支援事業・指定特定296病院／指定一般242病院，移動支援事業22病院，地域活動支援センター198病院，福祉ホーム28病院，となっている。会員病院の運営する入所型施設は徐々に増加している。

　また，1970年代より試みられていた**精神科デイケア**も，1990年代になって急速に普

図4-23 ● 精神科デイケアの開設年と設置主体別開設数

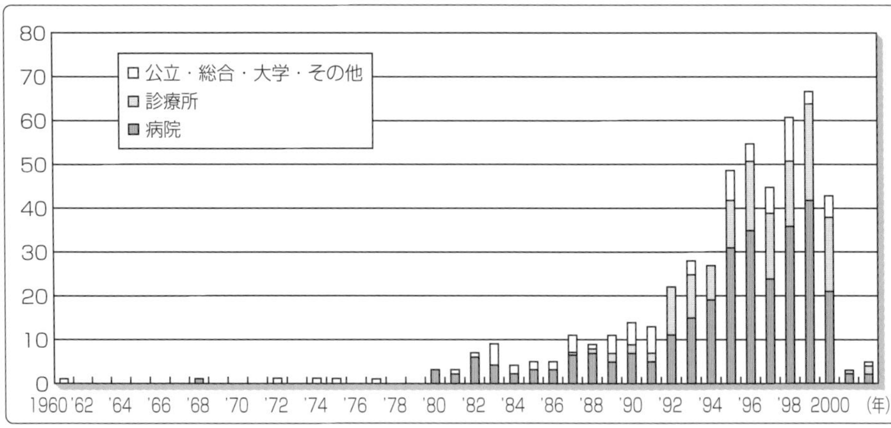

凡例:
- 公立・総合・大学・その他
- 診療所
- 病院

資料 窪田 彰：診療所デイケアの課題と展望. デイケア実践研究, 5 (1), 2001 (一部改変).

及し, 病院のみならずクリニックでも増加してきた。**図4-23**は, 日本における精神科デイケア開設数の年次推移を示したものであるが, これをみると, 1994 (平成6) 年に急速に増えている。これを病院および診療所別にみると, デイケア治療は, 精神科専門病院でもっとも盛んに行われ, クリニックでも普及はしてきたが, 公立の施設できわめて少ないのが特徴である。日精協会員病院における精神科デイケア施設と精神科作業療法の届出状況をみると, 2015年7月には, 作業療法は1,126病院, デイケア施設は, 大規模644施設, 小規模299施設, ショートケアは, 大規模501施設, 小規模263施設, ナイトケアは114施設, デイ・ナイトケアは314施設, 重度認知症患者デイケアは144施設が届出を行っている。なお, わが国においては, デイケアも作業療法も医療保険より診療報酬が支払われるため, 規定の基準を満たし, 届出を行い承認される必要がある。

　もう1つの地域リハビリテーション実践の場は, **精神障害者小規模作業所**である。その第1号は, 1976 (昭和51) 年に小平市にできた「あさやけ作業所」である。これは, **秋元波留夫**らの尽力によるもので, ほぼ30年間に全国で1,500カ所にも達している。**図4-24**はその年次推移を示したものである[*1]。しかしながらこれらは, 精神保健福祉法によらない無認可の小規模作業所であり, それぞれ1カ所平均15人の利用者がいるとすると, 全体で22,500人しか受け入れられていないことになる。現在, 地域に働く場を必要とする精神障害者は10万人を超すと推計されることから, これでは少な過ぎると秋元は指摘し, わが国の精神保健施策の貧困を嘆いている。1999 (平成11) 年の法改正により, 無認可小規模作業所を法定の**小規模通所授産施設**に変更できるよ

---

*1 秋元波留夫, 仙波恒雄, 天野直二：二十一世紀日本の精神医療—過去・現在・未来を見据えて. SEC出版, 2003.

図4-24 ● 精神障害者小規模作業所の設置数の推移

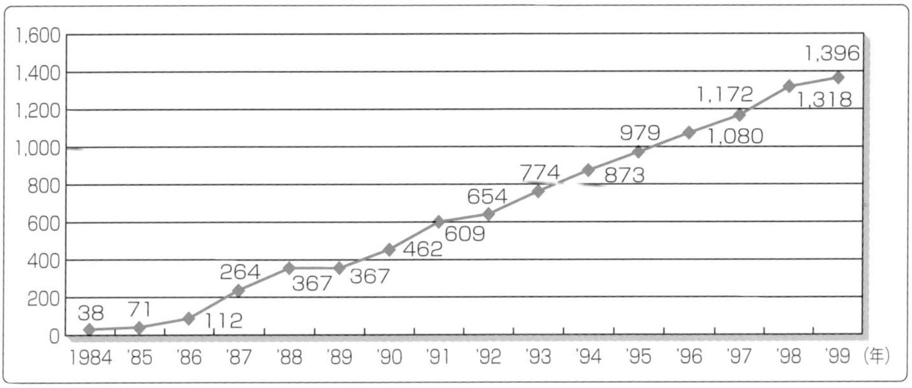

資料　全国精神障害者家族会連合会：作業所全国連絡会調査（各年8月現在，1999年は1月現在）．

うになったが，2011年10月1日の時点で，精神障害者小規模通所授産施設は44施設（定員834人）にすぎなかった。精神障害者授産施設は，入所型が10施設（定員254人），通所型が66施設（定員1,504人）とこれらも十分普及していなかった。精神障害者福祉工場も2施設（定員59人）と少ない状況にあった。2014（平成24）年以降は施設類型が変更になり，上記の施設はそれぞれ他施設へ移行した。

　1987（昭和62）年に社会復帰施設が法定化されて20数年を経過しているにもかかわらず，社会復帰施設の整備状況と，国の施策上の整備目標が乖離していたのはなぜなのか。その理由の1つ目は補助金制度の仕組みにあり，国・都道府県がそれぞれに予算を組み，また運営主体である法人もそれぞれ負担する仕組みであったからであろう。また理由の2つ目は，長らく収容主義に慣れてしまった精神科病院が，こうした施設の必要性を認識できていない点にある。さらにこれらにも増して普及を阻害している大きな要因は，国民の中にまだ根強く残る心の障壁ともいうべきもので，今まで目に見えなかった大きな障壁が存在することである。精神障害者を自分たちの生活圏から排除しようという，いわゆる**スティグマ**（stigma）である。精神障害者社会復帰施設等を建設しようとすると地域住民の無理解による反対運動が起こり，建設が進まない。沖縄県・平和病院の精神障害者社会復帰施設建設反対運動の際の立て看板には「平和な上江津区を脅かす」と書いてある。なかには「ここで患者に追われたら子どもはどこへ逃げますか？」といった看過し得ない表現もある。結局，平和病院は粘り強い交渉の末，これらの施設の実現に漕ぎ着けている。ただし，この病院では，施設が広大な敷地の中に配置されており，真の意味での**脱施設化**の実現には至っていない。一般の人々が住む市街地につくることはかなわなかったのである。1960年代に建築され30年以上を経た精神科病院がリニューアルの時期にきて建て替えをしようと思っても，住民の反対署名運動が起こるなど，誤解・偏見・差別意識はなお根強

表4-3 ▶ 統合失調症の6つの特徴

1. 統合失調症とは，直接の原因がないのに考えや気持ちがまとまりにくくなり，そのために本人が困難や苦痛を感じたり，回復のために治療や援助を必要とする状態を指します．実際には，いくつかの異なった病気の集まりであろうといわれています．失調というのは，一時的に調子を崩したという意味で，回復の可能性を示します．
2. 根本的な原因はまだわかっていませんが，何らかの脳の機能異常と心理社会的なストレスなどの相互作用が関係すると考えられています．
3. 日本全国で67万人の患者さんが治療を受けておられます．また，一生の間にこうした状態になる率は，およそ100人に1人とされています．
4. まとまりきれない心の内容が，現実とは異なった形を取り，幻覚や妄想となることがあります．これは脳内の情報伝達物質がバランスを失ったためで，その多くは薬が効きます．幻覚や妄想は，他の病気にも見られるものです．
5. 薬や心理社会的な介入による新しい治療法が普及し，社会参加をめざしたリハビリテーションも進歩しました．早期に適切な治療を行うことによって，今では多くの患者さんが回復し，社会参加しています．ただ，一部には疲れやすさや神経の敏感さが残ることもあります．
6. どうやって社会参加を支援していくのかということが，これからの課題です．そのためには心ない偏見を無くしていくことが重要です．

資料 日本精神神経学会精神分裂病の呼称変更委員会作成：統合失調症の一般向け説明. 2002.

い[*1]。**仙波恒雄**は，こうした住民や行政の対応を，"総論賛成各論反対の社会性"と喝破した[*2]。

2002年，第12回**世界精神医学会**（World Psychiatric Association；**WPA**）総会が横浜で開催された。併行して第99回**日本精神神経学会**が開かれていたが，この期間に日本では記念すべき大きな変化が起こった。長期間にわたって使用してきた「精神分裂病」の呼称を改め，「統合失調症」と表現しようという日本精神神経学会の提案である。早速，ほとんどのマスメディアはこの趣旨に賛成し，なかには普及への手助けの動きをするところも出てきた。厚生労働省もすべての公文書で統合失調症の使用を認めた。この変更の理由は，①今やこの疾患も回復可能であるにもかかわらず精神の分裂といった回復不能の印象を与えていること，②治療者側も病名告知がしづらく現状での告知率は20％と低いこと，③そして何よりもこの呼称には偏見・差別や侮蔑が付いて回ることである。**表4-3**に，日本精神神経学会の見解としてまとめた統合失調症のもつ6つの特徴を示す。一般市民に理解してもらうために，日本精神神経学会のホームページ上での掲載等情報として発信しているものである。

またWHOは，精神障害者に対する差別が世界的な問題であるとの認識の下に，1996年から**アンチスティグマキャンペーン**を行っている。日本精神神経学会も，日本における統合失調症への呼称変更の動向を世界に発信し続けている。さらに，痴呆に

＊1 秋元波留夫，仙波恒雄，天野直二：前掲書.
＊2 関 健：ミサトピア小倉病院新築事情―こうしてつくる精神科病院 I 開設者の立場から. 病院経営新事情，251：3-11, 2002.

ついても当事者から呼称変更の要望が出てきたことから，厚生労働省は，「痴呆」に替わる用語に関する検討会（座長・高久史麿日本医学会会長）を立ち上げ，2004（平成16）年11月に名称変更の道筋が示され，同年12月以降「認知症」と呼称されることとなった。また，「癲癇」の呼称にも同様の問題がつきまとっている。

　さて，2014年10月時点の日本における総病床数は168万床，そのうち精神病床は33万8,000床となっている。また，１日平均在院患者数は，精神病床は29万5,800人，全精神病床数に対して87％の利用率となっている。また平均在院日数は281日である。これに対し一般病床は66万9,700人の利用があり，率にして75％，平均在院日数は16.8日である。人口10万人当たりの精神病床数は266.1と他国に比べて多いと指摘されており，また平均在院日数も長い。これは医療制度の違いによるところであり，**浅井邦彦**は，諸外国におけるナーシングホーム等を入院病床に加えた数字を比較すると，それほど大きな差はないとしている[*1]。

　一方，入院病床の多さが，入院外医療すなわち地域ケアが発展しない原因となっていることも事実である。

　わが国で精神科領域が地域ケアにドラスティックに転換していかない理由を，仙波恒雄は次のような見解にまとめている[*2]。

①地域社会の未成熟

　　総論賛成・各論反対の社会性（偏見），精神科病院の孤立性支援の欠如。

②入居型施設の著しい不足と利用のしづらさ

　　現在の利用年限・対象者の条件，他の障害者福祉に比べ希薄な職員配置と低い運営費補助。

③病床転換を図る経済的インセンティブの欠如

　　精神科医療費がきわめて低く責任ある運営が困難，外国施設並みの価額の保障がない，社会復帰施設運営が自立的に可能な補助費体系の欠落，施設運営に病院運営資金を導入せざるを得ないこと。

④地域転換政策の欠如

　　民間病院が８割を担う精神科医療体制である現状に鑑み，病床削減を進めるにあたり残存病床の診療報酬を底上げして原資とする保障の必要性。

B ● 集中的包括的な地域生活支援体制の構築に向けて

　以下に，地域精神医療に関連する最近の潮流を整理しておく。

[*1] 浅井邦彦：理事会企画シンポジウム―我が国の福祉体系と精神医療. 病院・地域精神医学, 44（1）：16-24, 2001.
[*2] 関　健：前掲書.

1　市町村・都道府県障害福祉計画

　国の基本指針は，2006（平成18）年6月26日告示で示され，これに即して市町村・都道府県が作成する。市町村の役割は，①障害福祉サービス，相談支援および地域生活支援事業の提供体制の確保にかかる目標に関する事項，②各年度における指定障害福祉サービス，指定地域相談支援または指定計画相談支援の種類ごとの必要な量の見込み，③地域生活支援事業の種類ごとの実施に関する事項，等となっている。都道府県の役割は，①障害福祉サービス，相談支援および地域生活支援事業の提供体制の確保にかかる目標に関する事項，②区域ごとの各年度の指定障害福祉サービス，指定地域相談支援または指定計画相談支援の種類ごとの必要な量の見込み，③各年度の指定障害者支援施設の入所定員総数，④地域生活支援事業の種類ごとの実施に関する事項，等となっている。

　第5期障害福祉計画では，「これからの精神保健医療福祉のあり方に関する検討会報告書」において打ち出された「精神障害にも対応した地域包括ケアシステムの構築」（**図4-25**）の理念を踏まえ，①圏域ごとの保健、医療及び福祉関係者による協議の場の設置、②市町村ごとの保健、医療及び福祉関係者による協議の場の設置、③精神病床における1年以上長期入院患者の減少、④精神病床における早期退院率の上昇を目標値として定めることが示された。

2　障害者自立支援法から障害者総合支援法へ

　障害者の地域生活と就労を進め，自立を支援する観点から，障害者基本法の基本理念にのっとり，これまで障害種別ごとに異なる法律に基づき自立支援の観点からなされてきた福祉サービス，公費負担医療について，共通の制度の下で一元的に提供する仕組みを創設することとし，自立支援給付の対象者，内容，手続き等，地域生活支援事業，サービス整備のための計画の作成，費用の負担等を定めるとともに，精神保健福祉法等の関係法令について所要の改正が行われた。従来の社会復帰施設等は，5年間の移行措置期間を経て，新体系の下に移行することとなった（**図4-26**）。

　自立支援給付（障害福祉サービス）は，介護給付と訓練等給付に大別され，それぞれに日中活動の場と住まいの場が設定されている。訓練等給付の障害者就労移行支援事業の仕組みもつくられた。また，市町村または都道府県が実施主体となる**地域生活支援事業**があり，ケアマネジメントによるサービスの提供が行われる。従来の通院医療費公費負担制度は自立支援給付として**自立支援医療**を支えることとなった。しかしながら，原則1割の利用者負担の問題や，従来社会復帰施設の整備が進まなかったのと同様に，サービスの整備が進まないなどの問題が少なからず出てきているのも事実である。

　従来，身体・知的・精神の3障害に対する施策は，関連性もなくばらばらに策定さ

図4-25 ● 精神障害にも対応した地域包括ケアシステム

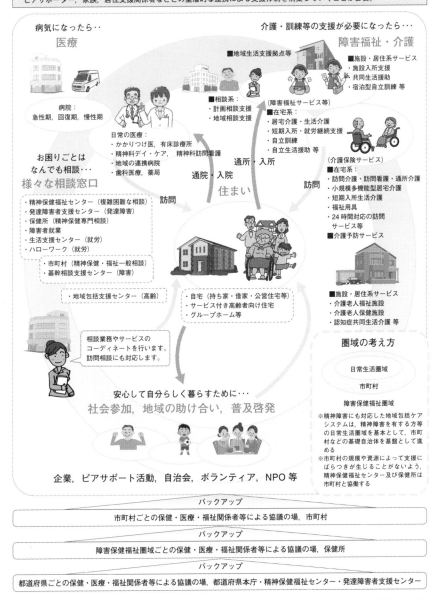

精神障害にも対応した地域包括ケアシステムの構築（イメージ）

○精神障害の有無や程度にかかわらず，誰もが安心して自分らしく暮らすことができるよう，医療，障害福祉・介護，住まい，社会参加（就労など），地域の助け合い，普及啓発（教育など）が包括的に確保された精神障害にも対応した地域包括ケアシステムの構築を目指す必要があり，同システムは地域共生社会の実現に向かっていく上では欠かせないものである。
○このような精神障害にも対応した地域包括ケアシステムの構築にあたっては，計画的に地域の基盤を整備するとともに，市町村や障害福祉・介護事業者が，精神障害の有無や程度によらず地域生活に関する相談に対応できるよう，市町村ごとの保健・医療・福祉関係者等による協議の場を通じて，精神科医療機関，その他の医療機関，地域援助事業者，当事者・ピアサポーター，家族，居住支援関係者などとの重層的な連携による支援体制を構築していくことが必要。

資料　厚生省「精神障害にも対応した地域包括ケアシステムの構築に係る検討会」報告書：誰もが安心して自分らしく暮らすことができる地域共生社会の実現を目指して，2021，p.5.
https://www.mhlw.go.jp/stf/shingi2/0000152029_00003.html

図4-26 ● 施設体系・事業体系の見直し

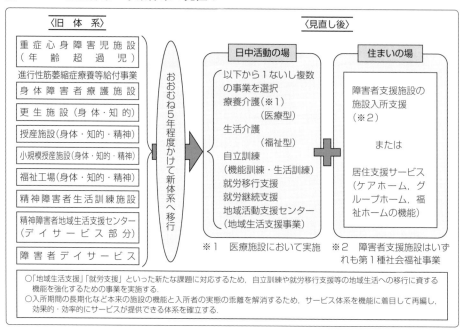

資料 厚生労働省.

れ，費用弁償も異なっていた．国の予算措置も３障害で異なり，他の２障害に比べて精神障害者支援にあてる予算，ことに福祉予算は著しく少なかった．こうしたなか，障害者自立支援法の成立により，３障害横並びのサービス体系が整えられ，**日中活動の場**と**住まいの場**とに整理されることとなった．これに伴い従来の社会復帰施設は，2013（平成25）年までに新体系に移行しなくてはならなくなり，居住施設はケアホーム，グループホーム，福祉ホームの３類型に整理され，精神障害者生活訓練施設（援護寮）は廃止されることとなった．また，日中活動の場も図4-26にみるようなかたちに整理された．

　通院医療に関しても公費負担から自立支援医療となり，**応益負担**の考え方が取り入れられた．これにより当事者の自己負担が増え，通院の中断ひいては症状の悪化が懸念された．１カ月の自己負担上限が5,000円とされ多少の安心感がもたらされたが，応益負担の考え方に対する不満は強く，当事者団体は廃止を求めて政府と対峙し，時の与党は廃止を約束させられた．政権が交代してもこの法律の廃止の方向性は変わらず，内容を見直し新たな名称の法律が2012年６月20日に成立した．**障害者の日常生活及び社会生活を総合的に支援するための法律（障害者総合支援法）**であり，2013年４月より施行された（一部は2014年４月施行）．新法に基づく給付・事業については，**図4-27**に示されている．

　この法律の特徴は，2011年７月に成立した「改正障害者基本法」を踏まえ，①障害

図4-27 ●　障害者総合支援法に基づく給付・事業

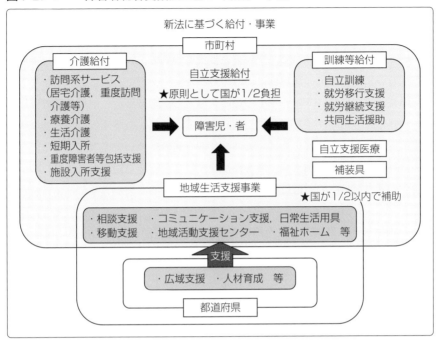

資料　厚生労働省：地域社会における共生の実現に向けて新たな障害保健福祉施策を講ずるための関係法律の整備に関する法律について．2012.

者（児）の範囲を広げ，発達障害や難病等が加わったこと，②基本理念「法に基づく日常生活・社会生活の支援が，共生社会を実現するため，社会参加の機会の確保及び地域社会における共生，社会的障壁の除去に資するよう，総合的かつ計画的に行われる」が掲げられたこと，③従来の障害程度区分を障害支援区分に改めたこと，④障害者に対する支援として，重度訪問介護の対象拡大（重度肢体不自由者等），共同生活介護（ケアホーム）の共同生活援助（グループホーム）への一元化，地域移行支援の対象拡大，地域生活支援事業の追加等，⑤サービス基盤の計画的整備として，障害福祉計画の定期的な検証，市町村障害福祉計画策定にあたっての障害者等のニーズの把握の努力義務化，自立支援協議会の名称を協議会に改め（弾力化）当事者や家族の参画の明確化を図ったこと，等である。

　法施行後3年を経た2015年12月14日に，社会保障審議会障害者部会は，見直しについて報告書をまとめた。

　見直しの骨子は，①新たな地域生活の展開，②障害者のニーズに対するよりきめ細かな対応，③質の高いサービスを持続的に利用できる環境整備，を3つの柱としてまとめられた。内容は多岐にわたっており，①常時介護を要する障害者等に対する支援について，②障害者等の移動の支援について，③障害者の就労支援について，④障害支援区分の認定を含めた支給決定の在り方について，⑤障害者の意思決定支援・成年

後見制度の利用促進の在り方について，⑥手話通訳等を行う者の派遣その他の聴覚，言語機能，音声機能その他の障害のため意思疎通を図ることに支障がある障害者等に対する支援の在り方について，⑦精神障害者に対する支援について，⑧高齢の障害者に対する支援の在り方について，⑨障害児支援について，⑩その他の障害福祉サービスの在り方等について，の10項目にまとめられた。

　精神障害者支援については，本人の意向を尊重し，地域移行・地域生活の支援の取り組みを強化するため，①ピアサポート，②医療と連携した短期入所，③地域生活を支援する拠点とサービス等をあげ，具体的な取り組みについて言及している。また，人材の資質向上を図り，例えば，障害福祉サービスで十分な対応ができていない高次脳機能障害者（児）への対応について調査研究を進める必要があることに言及している。

　また，2016年4月に施行された**障害を理由とする差別の解消の推進に関する法律（障害者差別解消法）**にも言及し，政府全体で同法の円滑な施行が図られるよう，関係省庁と連携して取り組みを進めていくべきであるとしている（**図4-28**）。

3 精神障害者ケアガイドライン

　障害者ケアガイドラインは3障害横並びで策定されることが決まっていたが，**精神障害者ケアガイドライン**策定の具体的作業は，障害者ケアマネジメント体制整備検討委員会精神障害者部会の手に委ねられた。1998（平成10）年3月に一応のまとめをみたが，2001（平成13）年3月には，精神障害者ケアガイドラインの見直しに関する中間報告書が作成され[*1]，2002年度に始まる精神障害者訪問介護[*2]，2003年度から始まる精神障害者ケアマネジメント事業への一応の指針が出された[*3]。

　具体的サービスの提供にはケアマネジメント手法が用いられ，その方法が示されている。今日わが国における障害者ケアマネジメントは，障害者ケアマネジメント体制整備検討委員会により，「障害者の地域における生活を支援するために，ケアマネジメントを希望する者の意向を踏まえて，福祉・保健・医療のほか，教育・就労などの幅広いニーズと，公私にわたるさまざまな地域の社会資源の間に立って，複数のサービスを適切に結びつけ調整を図るとともに，総合的かつ継続的なサービスの供給を確保し，さらには社会資源の改善および開発を推進する援助方法である」と定義されている。

　その後ケアガイドラインの見直しが，以下の視点に立って行われた。①医療の位置

---

*1 障害者ケアマネジメント体制整備検討委員会精神障害者部会：精神障害者ケアガイドラインの見直しに関する中間報告書．2001.
*2 精神障害者訪問介護（ホームヘルプサービス）評価検討委員会：精神障害者訪問介護（ホームヘルプサービス）評価検討委員会中間報告書．2001.
*3 障害者ケアマネジメント体制整備検討委員会：障害者ケアマネジメントの普及に関する報告書．2001.

図4-28 ● 障害者差別解消法の概要

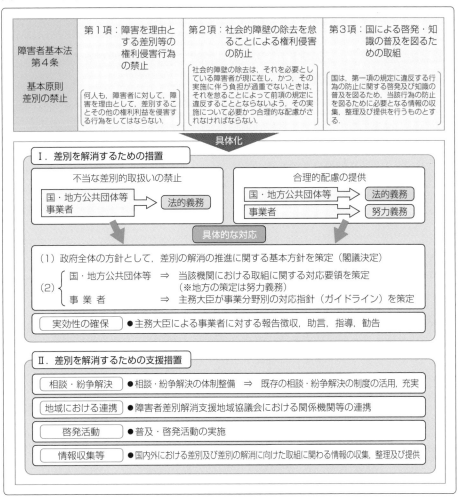

障害者基本法 第4条 基本原則 差別の禁止	第1項：障害を理由とする差別等の権利侵害行為の禁止 何人も、障害者に対して、障害を理由として、差別することその他の権利利益を侵害する行為をしてはならない。	第2項：社会的障壁の除去を怠ることによる権利侵害の防止 社会的障壁の除去は、それを必要としている障害者が現に在し、かつ、その実施に伴う負担が過重でないときは、それを怠ることによって前項の規定に違反することとならないよう、その実施について必要かつ合理的な配慮がされなければならない。	第3項：国による啓発・知識の普及を図るための取組 国は、第一項の規定に違反する行為の防止に関する啓発及び知識の普及を図るため、当該行為の防止を図るために必要となる情報の収集、整理及び提供を行うものとする。

具体化

Ⅰ．差別を解消するための措置

不当な差別的取扱いの禁止

国・地方公共団体等 事業者 → 法的義務

合理的配慮の提供

国・地方公共団体等 → 法的義務
事業者 → 努力義務

具体的な対応

（1）政府全体の方針として、差別の解消の推進に関する基本方針を策定（閣議決定）

（2）
国・地方公共団体等 ⇒ 当該機関における取組に関する対応要領を策定（※地方の策定は努力義務）
事 業 者 ⇒ 主務大臣が事業分野別の対応指針（ガイドライン）を策定

実効性の確保 ●主務大臣による事業者に対する報告徴収、助言、指導、勧告

Ⅱ．差別を解消するための支援措置

相談・紛争解決 ●相談・紛争解決の体制整備 ⇒ 既存の相談・紛争解決の制度の活用、充実

地域における連携 ●障害者差別解消支援地域協議会における関係機関等の連携

啓発活動 ●普及・啓発活動の実施

情報収集等 ●国内外における差別及び差別の解消に向けた取組に関わる情報の収集、整理及び提供

資料　内閣府：障害を理由とする差別の解消の推進に関する法律（平成25年法律第65号）の概要．2016．

づけについては、必要なサービスを医療と福祉に大別すれば、その比率はさまざまであっても常に両方合わせて提供される必要がある。ケアマネジメントにおいても常に必要な医療が確保されていることが必要である。②主治医の位置づけについては、多くの場合、利用者は主治医から医療を提供されているので、ケアマネジメント中でも継続的に医療が提供される。ケアマネジメント従事者は早い時期に医療機関と相談し、医療の必要性について意見を求め、その指示に従う。また、申請時には医師の意見書を必要とする。ケア計画作成時には、必要に応じて主治医と連絡をとり検討する。ケア計画ができたら主治医に連絡し承諾を得る。③ケア会議には主治医と利用者の参加が望ましいが、主治医が参加不可の場合には代わりに病院のPSW等の代理参加を可とする。④定期報告については、一定の期間を経て利用者と話し合い、ケアマネジメント従事者は主治医に経過を報告する。これは医療との良好な連携を図るうえ

で重要である。なお，医療機関も実施機関として利用できることとなった。また，ケアマネジメントとは「利用者のニーズに対応してサービスを有効にするための一手法である」ことが確認された。

精神障害者ケアマネジメントの実施に際しては，その障害特性を踏まえ，以下3つの重要事項に留意する必要がある。

①精神障害者は障害と疾病を併せもった状態であることを認識すべきである。

②再燃・再発予防と安定した社会生活維持のために医療の継続が必須である。

③主治医からの十分な情報とケアマネジメント実施経過および結果の主治医へのフィードバックが不可欠である。

また，ケアマネジメントを行う相談窓口としては，精神障害者地域生活支援センターやその他の社会復帰施設および病医院等の精神科医療機関も位置づけられることとなった。

4 精神障害者アウトリーチ推進事業

精神障害者の地域移行施策として，国は2003年から退院支援に向けた事業を行ってきた。地域に向けた支援（**退院支援**）と，入院を防ぎ地域に根づく支援（**地域定着支援**）を併せ行うことが重要である。アウトリーチ（訪問）による支援により，「入院」というかたちに頼らず，まずは「地域で生活する」ことを前提とすべきという点について，関係者が共通認識をもつ必要がある。将来は一般制度化（診療報酬等で評価）を目指すため，全国25カ所でモデル事業を行い，評価指標や事業効果について検証が行われることとなった。

精神病床削減の大号令の下に退院促進事業を行ってきたが，退院後いかに再入院を防ぎ，地域に定着するか，また，入院していない者であっても，いかに入院につながらないようにするかが課題となっている。本事業の対象となるのは，未治療の者や治療中断している者等（治療契約等が交わされていない者）に対し，専門職がチームを組んで，必要に応じて訪問を行う**アウトリーチ**により，保健・医療・福祉サービスを包括的に提供し，丁寧な支援を実施して在宅生活の継続を可能にする。後述するACTが本来なら入院を必要とする重症者を対象に，原則として利用者と治療契約を交わし，医師，看護師，作業療法士，精神保健福祉士等の多職種による訪問形態で，診療報酬の対象サービスを活用して行われるのに対し，より軽症で治療契約が交わされていない者を対象としている。

本事業はアウトリーチチームの設置と病床削減計画を併せ実施することとされ，民間の精神科病院において実施することをイメージしており，**図4-29**にあるように，パターンAとパターンBとがある。また，想定されるチーム設置形態も，**図4-30**にみるAとBとがある。この事業は2011年度の単年度事業として位置づけられている。

精神疾患でやむなく長期療養を強いられている人々は，何よりも安心を求めている

図4-29 ● アウトリーチの実施パターン

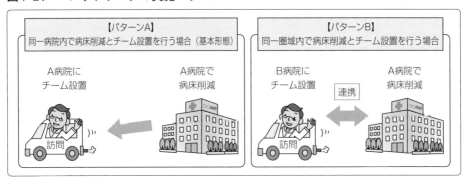

図4-30 ● 想定されるチーム設置形態

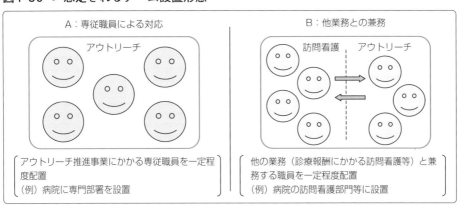

のである。社会を拒否する態度の裏には，社会に対する恐怖感が潜んでいる。その克服には，患者自身が変わるか，社会が変わるかのどちらかである。精神障害者にとって今の社会は確かに住みにくく，精神障害者に対する誤解や偏見・差別はいまだ解消されていない。精神障害者の治療やケアもまだまだ十分とはいえない。病院以外の安心できる生活の場も少ない。活動の場となればもっと少ない。こうした課題を抱えながらあえて地域移行を進めるとするならば，障害者自身のもつ生活能力を評価し，地域生活に必要な要件，ことに利用可能な地域の社会資源の活用に結びつける**ケアマネジメントツール**の開発が必須となる。関健らは，2007（平成19）年度厚生労働省「障害者自立支援調査研究プロジェクト研究」の一環として，「地域精神科医療等との連携を通じた地域生活支援モデル―多職種共同チームによる精神障害者の地域包括マネジメントモデル」をテーマとして研究を行った。成果として，ケアマネジメントツール「**くらしとかつどう／LIFE & ACTS**」を作成し，精神医療に携わる多方面の方々の利用を促そうと企図した（**図4-31**）。

　既存評価ツールとしては，①概括的機能評価（global assessment of functioning；GAF），②障害程度区分認定調査（精神症状，能力障害，生活障害評価の3区分での

図4-31 ● 地域生活移行生活技能評価ツール（くらしとかつどう／LIFE & ACTS）

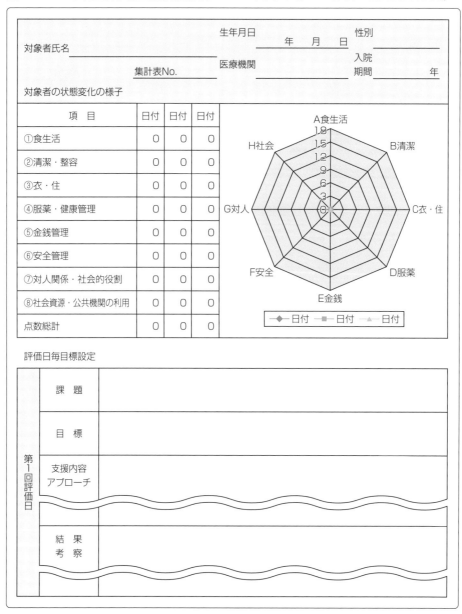

評価／精神保健福祉手帳，自立支援医療医師意見書に採用），③医療観察法通院医療共通評価項目，④日精協版「しゃかいふっき」等があり，これらとのクロス評価を行い，妥当性を検討したうえで図4-30に示す評価表を作成した。生活課題別大項目としては，①食生活，②清潔・整容，③衣・住，④服薬・健康管理，⑤金銭管理，⑥安全管理，⑦対人関係・社会的役割，⑧社会資源・公共機関の利用の8項目があり，これにそれぞれ下位項目6項目の評価項目（**表4-4**）を加え，計48項目を評価し，点数化

表4-4 ▶ くらしとかつどう／LIFE & ACTS　評価項

【食生活】	【清潔・整容】
・提供された食事を摂取することができる ・1日2食以上の食事ができる ・お惣菜など（調理の必要のないもの）を買ってくることができる ・ご飯を炊くことができる ・食品の安全性がわかる（賞味・消費期限・見た目等） ・簡単な調理（湯沸かしやレンジ使用）ができる	・習慣的に，歯磨き（歯の手入れ）ができる ・習慣的に整容（洗顔整髪，髭剃り・爪切り）ができる ・美容院・理髪店へ行くことができる ・入浴（洗髪・洗身）・シャワーの使用ができる ・うがいや手洗いができる ・身づくろいができる
【衣・住】	【服薬・健康管理】
・季節に合わせた服装に着替えることができる ・衣類の整理整頓ができる ・衣類の洗濯をすることができる ・季節家電（扇風機・コタツ等）を使うことができる ・必要に応じて住まいの整理整頓ができる ・ゴミの分別等処理ができる	・定期的な通院をすることができる ・自身の不調に気づき，受診できる ・薬を適切に管理・服薬することができる ・軽いケガ等の応急処置ができる ・体調不良時に静養することができる ・十分な睡眠がとれる
【金銭管理】	【安全管理】
・金融機関でお金の出し入れができる ・自分の収入額を把握できる ・1カ月の出費を大まかに理解できる ・計画的に物品購入することができる ・自己を豊かにできるよう（余暇活動等）に使途できる ・貯蓄や節約ができる	・タバコ・暖房・ガス等の火の安全な使用ができる ・戸締りができる ・交通規則を守ることができる ・貴重品（印鑑・通帳・現金・カード等）管理ができる ・玄関先や電話等での不必要な勧誘を断ることができる ・災害時に安全な場所に避難することができる
【対人関係・社会的役割】	【社会資源・公共機関の利用】
・あいさつができる ・知人・友人をつくり，その関係を維持できる ・困りごとなどを相談することができる ・周囲を配慮した生活ができる（近隣に迷惑をかけない） ・町会・地区での当番・役割を行うことができる ・生活域の行事・催事（例：選挙の投票等）に参加できる	・電話を使用することができる ・電話・情報端末等で生活を左右されない ・役所・機関からの連絡・通知に対処できる ・公共交通機関を利用して外出できる ・必要物品を買うことができる ・余暇利用（美術館・映画等鑑賞・旅行等）ができる

してチャートに表現する。低い評価項目のものに対し重点的に社会資源を投入し，地域生活の実現を図るのに役立てる。これを退院前，社会復帰施設退所前等に用いて地域生活を経験させ，一定期間の後再評価，再々評価を行う設計となっている。

5 PACTと包括型地域生活支援プログラム（ACT）

　PACT（Program of Assertive Community Treatment）は，ACTの原型となったウィスコンシン州デーン郡マジソン市のオリジナルモデル（マジソンモデル）のことで，その後，programの部分を除いてACTと呼称されるようになったと理解される。PACTは重度で慢性の精神疾患を抱える人々に，自宅や職場などコミュニティの中で包括的なサービスを供給するアウトリーチ中心のケアプログラムであり，多職種からなるチームで24時間体制のサービス提供を原則としている。

　日本版包括型地域生活支援プログラムは，2003年4月から国立精神・神経センター国府台病院（当時）において，ACT-Jとして試行的に行われている。アメリカなどでは，ACTの導入によって精神科病院は急性期対応に限定され，精神科の医療・保健・福祉は地域での生活支援を軸としたものになっており，日本での大転換を企図したものである。精神病床の機能強化・地域ケア・精神病床数の減少を促すといった厚生労働省の方針に沿ったものであり[*1]，精神科医，看護師，作業療法士，精神保健福祉士，臨床心理士，就職カウンセラーら医療・福祉の専門職10人でチームを構成，24時間体制で退院した患者の生活を支援する。普段は生活上のさまざまな相談や職探し等の福祉的な支援を行い，病状が悪化したときには医師や看護師などの医療職が往診等で対応する。対象となるのは，自傷他害や家族への暴力などで頻繁に入退院を繰り返しているような患者で，本人の同意を得たうえで毎月5人ずつ支援し，全体で40人程度を想定している。

　また，わが国では，京都のたかぎクリニックが行っているACT-Kの試みがあり，多職種協働のアウトリーチ型支援は徐々に広がることが期待されている。

　脱施設化の切り札として，70,000人余りの退院促進を図ろうということであるが，精神科救急システムおよび訪問介護の全国的な普及，ならびに生活の場の確保等課題は多く，新障害者プランの数値目標が確実に達成されないかぎり単なる理念で終わってしまい，実効ある施策とはなり得ない。

---

*1 厚生労働省：精神保健福祉の改革に向けた今後の対策の方向（精神保健福祉対策本部中間報告）．2003.

Ⅴ　精神医療と福祉の連携

A ●「医療の傘」論

　わが国における精神医療は，対象を長い間，精神疾患患者に対する狭義の医療に限定してきた。わが国の精神障害者の福祉は，各種障害者の福祉のなかでもとりわけ立ち遅れが目立っている。精神障害者が回復してから住むところ，働くところの保障もなされていない。さらに，精神障害者に対するいわれなき偏見も相変わらず続いている。

　一方，法制度上は，精神衛生法および精神保健法から精神保健福祉法に，障害者基本法および地域保健法から障害者自立支援法，さらには障害者総合支援法へと歴史的な転換が図られてきた。

　戦後間もなくの1954（昭和29）年，更生保護を目的とした収容施設に，生活保護を受けている長期在院患者を移す計画が，厚生省社会局から持ち上がった。いわゆる**第2種病院構想**である。日本精神神経学会と日本精神病院協会の反対にもかかわらず，1958（昭和33）年に**緊急救護施設**がつくられ，慢性患者の収容所と化していった。緊急救護施設のような劣悪な処遇を許してはならないというのが，その後の「**中間施設**」論争における精神科医の共通認識であった。

　精神保健福祉法成立以前の「中間施設」論争では，精神障害者を「医療」から「福祉」に手渡すことに根強い抵抗があった。精神科医は，医療的色彩の薄い福祉施設への収容は，精神障害者から医療を奪うものであり，精神障害者は生涯にわたり「**医療の傘**」の下に置かれるべきであると考えたのである[*1]。

　1993（平成5）年に**障害者基本法**が成立し，それまでの心身障害者対策基本法とは異なり，精神障害者も各種福祉制度の対象となることが盛り込まれた。

　1995（平成7）年に，**精神保健福祉法**が成立した。精神保健福祉法には，障害者基本法および地域保健法の成立を踏まえ，精神障害者の社会復帰の促進およびその自立と社会経済活動への参加の促進を図るため，精神障害者の福祉施設および地域精神保健対策の充実を図るとともに，適正な精神医療の確保を図ることが謳われた。遅きに失したとはいえ，それまでの福祉施策があまりに貧困であったことを思えば大きな進歩であった。また，施設福祉から地域福祉への第一歩が踏み出されたともいえよう。

　2005（平成17）年の**障害者自立支援法**の成立により，精神障害者を対象にした社会復帰施設とサービスの体系が大幅に変更された。障害者自立支援法の目的は，障害

---

*1　浅野弘毅：精神医療論争史―わが国における「社会復帰」論争批判. 批評社，2000.

児・者の地域における自立した生活を支援するために，身体・知的・精神の３障害に対するサービスを一元化し，利用者の増加に対応できるように財源の確保を図ることにあった。

さらに，2011（平成23）年に公布された改正障害者基本法を踏まえて，障害者自立支援法は2013（平成25）年４月に**障害者の日常生活及び社会生活を総合的に支援するための法律（障害者総合支援法）**に改正された。障害者総合支援法では，**障害程度区分**を創設し，障害特性に応じた認定を行い，政令で定める難病患者等を障害者の範囲に加え，重度訪問介護の対象を拡大し，さらに，共同生活介護（ケアホーム）を共同生活援助（グループホーム）に一元化した。

障害者総合支援法の３年目の見直しでは，障害者が望む地域生活ができるように「生活」と「就労」に対する支援のいっそうの充実が図られ，**自立生活援助**や**就労定着支援**などが新たに盛り込まれ，2018（平成30）年４月から施行されている。

B ● 疾病と障害の共存

かつて，精神科におけるリハビリテーションが，精神科病院内の作業療法・生活療法に限られていた時代があった。閉鎖的な環境下で行われるさまざまな働きかけは，かかわる人の善意とは別に，結果的に対象者にとって好ましくない弊害を生むことも，しだいに明らかになった。そうした経験から，病院内の各種療法について根底的な見直しと反省が行われた。

リハビリテーション活動が病院内に押し込められていたのには，それなりに理由があった。精神の障害は疾患であるから，狭義の医療を最優先すべきであるという考え方が古くから牢乎として続いていた。そのため，病院収容と身体療法・薬物療法が積極的に行われたのである。急性期の治療にはこの手法で勝利を収めたかにみえたが，慢性期では長期収容の弊害と薬物療法の副作用が目立つようになった。加えて，医療の場であるはずの病院は，1960年代に進められた増床計画により，人材の育成と配置を伴わないまま進行し，慢性的な職員不足となり，病院は巨大な収容所と化していた。大量に収容された患者を集団として統制する目的で作業療法・生活療法が編み出され，身体療法の後療法として欠かせないものとされたのである。

一方，精神科医のほうは精神障害者の治療と生活には関心を示さず，もっぱら研究室における実験研究にうつつを抜かしていた。その結果，精神科病院の現場は荒廃し，不祥事件が陸続と発生することになった。多発する精神科病院の不祥事件にたまりかねて，日本精神神経学会理事会が緊急声明を発したのもこのころであった。

その後，精神科病院を開放し，在院期間を短くする努力を積み重ねたところ，社会生活上にある種の困難を残しながらも，精神障害者は地域でそれぞれの人生を歩むことができることが知られるようになった。この社会生活上の困難には，社会のほうが

障害者を排除しているために生じている側面と，障害者自身の生活能力や作業能力が低下しているために生じている側面とがある。

　そうした知見から，改めて精神障害者の障害とは疾患なのか，障害なのかという議論が沸騰した。精神障害の場合には疾患と障害が共存していること，精神障害者も日常生活レベルでは**生活のしづらさ**を通して障害の自覚を有していること，リハビリテーション過程で具体的な個人と相互的・親和的な関係を取り結ぶ経験をもつことによって**リカバリー**（recovery，**再生**）が可能となっていくことなどを，少なくとも共通の経験として語ることができるところまで到達した。

　こうした治療者側の認識の緩やかな転換は，精神障害者が病院から出て地域で暮らし始め，一人ひとりの生活をデイケア[*1]，共同作業所，グループホーム，自助グループなどで支援する経験の蓄積があったればこそできたことなのである。

C ● 「社会的入院」と地域移行

　日本の精神科病院は，以下に示すような3つの特徴を有する[*2]。

①1960（昭和35）～1970（昭和45）年にかけて民間の精神科病院が乱立し，1970年以降，個々の精神科病院がマンモス化した。

②マンパワー不足から隔離，身体拘束の乱用，多剤大量投薬，人権無視が頻発して治療環境が悪化した。

③その結果，長期入院患者が増加した。

　厚生労働省は，2004（平成16）年に「**精神保健医療福祉の改革ビジョン**」（以下，改革ビジョン）を取りまとめた。

　改革ビジョンは「**入院医療中心から地域生活中心へ**」という基本理念を掲げ，10年間に「受け入れ条件が整えば退院可能」ないわゆる**社会的入院患者**72,000人を退院させるという方針を明らかにし，併せて必要とされる社会復帰施設等の整備を図ることを明言した。

　計画年の前半5年が経過した2009（平成21）年，厚生労働省は「**精神保健医療福祉の更なる改革に向けて**」と題する報告書をまとめた。

　同報告書は「地域を拠点とする共生社会の実現」をスローガンに掲げ，「精神医療の質を向上させるために，精神障害により失われた様々な機能や生活を回復するというリハビリテーションの理念の上に立って，入院患者の地域移行の一層の推進や病床数の適正化の取組等を通じて，一般医療の水準を目指した人員の充実とそれに応じた評価の充実を図ること等により，精神障害者の人権への配慮が十分に行われ，かつ国

---

*1　浅野弘毅：精神科デイケア学—治療の構造とケアの方法．エム・シー・ミューズ，2015．
*2　浅野弘毅：「社会的入院」患者の退院促進と権利擁護．社会福祉研究，109：56-65，2010．

民がより安心して利用できる医療とする」という基本的な姿勢を明示した。

「社会的入院」と呼ばれる長期入院患者を減らすために，厚生労働省は2003（平成15）年から精神障害者退院促進支援事業を推進した。しかし，本事業は拡大することなく終わり，2008（平成20）年度からの精神障害者地域移行支援特別対策事業に引き継がれた。

「精神障害者地域移行支援特別対策事業」が不振に終わっている要因について古屋龍太[*1]は，「この事業に理解を示し協力を申し出る病院が少ない，趣旨は認めるが適当な対象事例がないと病院側から断られる，ようやく対象者があがっても病棟スタッフの積極的な協力が得られない，地域機関の職員の病棟立ち入りが認められない，入院患者への広報活動や働きかけが認められない，等々枚挙にいとまがない。日頃からの病院と地域の疎通性のなさ，連携体験の乏しさ，病院の風通しの悪さ等が，如実に浮かびあがってくる」と述べて，病院と地域の連携の難しさを指摘している。

加えて，退院促進が進まない要因は地域の側にもあるとして，古屋[*2]は次のように述べている。「在宅で地域に定着している患者へのサービス提供は，これまでも積極的に展開されています。しかし，より支援を要する重篤な患者の地域移行を支援していくだけの人員もノウハウも，地域には乏しいのが現実です。比較的軽度の社会適応の良い患者の受け入れを優先し，上澄みのリハビリテーションが進められてきた傾向もあります」。

専門職の未成熟と自律性喪失には2つの理由があると高木俊介[*3]は指摘している。「1つ目は，これまでほとんどの専門職が病院医療中心の精神保健システムのなかで経験を積んできたために，病院システムの医師を中心とした職種間ヒエラルキーから自由になれないためである。2つ目は，同じ理由から，重度の精神障害者が地域で暮らすのを支援した経験がなく，彼らが『地域生活中心の共生社会』で暮らす様を想像することが出来ないからである」。

2012（平成24）年度から，地域移行支援および地域定着支援は補助事業から個別給付に改められたが，①入院患者に制度や利用の仕組みに関する情報が届けられていない，②地域の支援者が病院に入るのに高い壁がある，③相談支援事業所の体制整備が遅れている，などの問題点が指摘されており，なかなか退院の促進と地域への移行が進んでいない。

いずれにしろ，日本の精神医療の負の遺産ともいうべき「社会的入院」の解消には，膨大なエネルギーと莫大な予算とを要することになったのである。

[*1] 古屋龍太：退院・地域移行支援の現在・過去・未来―長期入院患者の地域移行は，いかにして可能か．精神医療（第4次），57：8-22，2010.
[*2] 古屋龍太：退院・地域移行支援の現在―特集にあたり．精神医療（第4次），57：2-5，2010.
[*3] 高木俊介：精神保健システムの改革はなぜ進まないのか？―〈思想の不在〉と〈実践の貧困〉について．臨床精神医学，40（1）：27-32，2011.

D • 医療を内包した福祉

医療（医師）と福祉（ソーシャルワーカー）の溝の背景を分析して，3つの相いれなさがあると，**野田文隆**[*1]は述べている。

第1に，医師，看護師が大多数を占める病院精神医療の現場では，パターナル（paternal，父性的保護主義的）なケアが実践されてきており，当事者の自立や権利擁護に敏感なソーシャルワーカーが圧倒的に苦戦してきた。その結果，志あるソーシャルワーカーは病院を去り，地域で活動を始めた。いわば「医療」からの離反が日本の精神保健福祉の原型を形づくってきたのである。

第2に，「医療」から離れたソーシャルワーカーは，地域は自分たちの領域であるという自負があり，医療は「病院」で実践し，福祉は「地域」で実践する，という暗々裏の「構図」ができあがった。

第3に，精神医療費のほとんどが入院医療費に振り向けられ，精神保健福祉対策予算が精神医療費の4％にすぎない現状では，病院と地域が協働していくことは土台無理な話である，というのである。

2005年に成立した障害者自立支援法には，以下の5点が謳われた。

①障害者の福祉サービスを「一元化」

②障害者がもっと「働ける社会」に

③地域の限られた社会資源を活用できるよう「規制緩和」

④公平なサービス利用のための「手続きや基準の透明化，明確化」

⑤増大する福祉サービス等の費用を皆で負担し合う仕組みの強化

3障害の統合と地域福祉への方向転換は賛意をもって迎えられたが，法の目的どおりには施策が展開されていないことに，各方面から批判の声があがった。具体的には「応益負担制度」「障害程度区分の認定制度」「出来高払い制による施設経営の不安定化」などに非難が集中した。国は，2010（平成22）年4月，障がい者制度改革推進本部の下に総合福祉部会を設置し，障害者自立支援法廃止後の新たな総合福祉法についての検討を始め[*2]，2012年6月には**地域社会における共生の実現に向けて新たな障害保健福祉施策を講ずるための関係法律の整備に関する法律**が成立・公布され，障害者自立支援法は**障害者総合支援法**となった（2013年4月施行）。もはや「医療」の欠落した「福祉」はあり得ないというのが医療関係者の共通の認識のように思われる。

振り返れば「医療」と「福祉」をめぐる論争の転換点は精神保健福祉法の成立にあった。「医療の傘」論は過去のものとなり，**「医療を内包した福祉」**へとパラダイムシフトが起こったのである。今日「医療」か「福祉」かという議論そのものが影をひ

＊1 野田文隆：医療の見方，福祉の見方．精神神経学雑誌，108（8）：828-831，2006.
＊2 木太直人：視点（24）障害者制度改革と精神医療の行方—障がい者制度改革推進会議の動向から．精神医療（第4次），61：129-135，2011.

そめてしまっている[*1]。

　一方，福祉の領域では「障害者福祉」の一分野として「精神障害者福祉」が位置づけられてきた。**田村健二**[*2]は「精神障害者福祉」を次のように定義している。「一定の精神症状を伴って生活統合に問題を持つ人が，主権者としてその症状と問題を克服し，生活統合を安定させ発達させていけるよう，みずからの努力と支援者の援助活動，そして法制度を含む諸資源の整備，これらを総体として図っていく自他の活動過程である」。

　岩田泰夫[*3]によれば，近年の動向について，①医療とともに生活を支える地域福祉の進展，②市町村の役割の重視，③精神障害をもつ人々を市民としてとらえる視点，④精神障害者をプロシューマー（prosumer，消費者＋援助の生産者）ととらえる視点，の４点にまとめられるという。

E ● 「医療」と「福祉」の統合

　精神保健福祉法以降，法の基本的性格は問われないまま，**「福祉の充実」**が強調されるようになってきた。ところで「福祉の充実」とは無前提に是認されるべき事柄なのであろうか。

　櫻田淳[*4]は「『福祉政策』が展開されるに際して『人間の矜持』という視点は，決定的に欠落してきた」と述べている。また「『福祉は佳きものである』ということが半ば『自明の前提』と化し，それに多くの人びとが呪縛されることによって，かえって，障害のある人びとに対して本当に行なわれなければならないことが，妨げられているのではないか」とも警鐘を鳴らしている。

　佐藤幹夫[*5]は「『障害者』＝『弱者』＝福祉＝善という思考パターンが，そこから超えようとする人間にとってはときに桎梏（しっこく）となる，足枷（あしかせ）となってしまうということは，わたしたちは知っておいてもいいのではないだろうか」と述べ，さらに「苦しいのは『障害』を持つそのこと以上に，自分が自分という存在に対して『誇り』を持って生きることができない」ことであると指摘している。

　「医療」と「福祉」の統合を志向するとき，私たちが念頭に思い浮かべるべきは**人間の尊厳**ということである。「医療の傘」論も「福祉は善」と考える立場も，いずれも障害者の自律性を尊重しないパターーナリズムであるという点では同罪である（**図**

---

*1　浅野弘毅：精神医療から精神福祉へ─戦後の論争をふり返って．精神神経学雑誌，108（8）：823-837，2006.
*2　田村健二：精神障害者福祉の理念と現状．田村健二，坪上　宏，他編，精神障害者福祉，相川書房，1982，pp.3-32.
*3　岩田泰夫：精神障害者の現状とソーシャルワーク実践の役割と課題．定藤丈弘，佐藤久夫，北野誠一編，現代の障害者福祉，有斐閣，1996，pp.165-198.
*4　櫻田　淳：「福祉」の呪縛─自助努力支援型政策の構造．日本経済新聞社，1997.
*5　佐藤幹夫：ハンディキャップ論．洋泉社，2003.

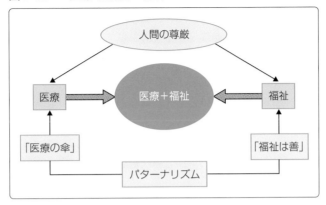

図4-32 ● 医療と福祉の統合

4-32）。

　私たちはこの間の法改正論議において，「『医療』の欠落した『福祉』はあり得ない」と主張してきたが，過去の亡霊であるはずの「医療の傘」論を乗り越えていたであろうか。

　あるいは「福祉の充実」を声高に言うとき，私たちは対象者の人間としての尊厳に心を砕いてきたであろうか。改めて問い直してみなければならない課題である。

F・リカバリー─支援と障害の受容

　社団法人（現・公益社団法人）日本精神保健福祉士協会は，2008年度に，各都道府県の精神障害者地域移行支援特別対策事業担当者を対象にアンケート調査を実施した。そのなかに，精神保健福祉士に期待することを，自由記載で問うている項目がある[*1]。多様な期待が寄せられているが，大別すると，①病院と地域の橋渡し（病院の精神保健福祉士は地域に，地域の精神保健福祉士は病院に入って交流を深めてほしい），②インフォーマルなネットワークの形成，③対象者の意向の代弁と権利擁護，④対象者の地域定着のための個別支援，⑤対象者のエンパワメント，⑥地域の中での社会資源づくり，⑦家族および他職種への啓発と働きかけ，などに分けられる。

　柏木昭[*2]は，「ソーシャルワーカーは職場が病院であると地域であるとを問わず，クリネー（臨床の場）から飛び出し，開かれたトポス（生きる場）を見通す視点でかかわりをもたなければならない」と指摘している。

　ところで，対象者のエンパワメントのために，本人のストレングスに着目するリカ

[*1] 社団法人日本精神保健福祉士協会編：精神障害者地域移行支援特別対策事業─地域体制整備コーディネーター養成研修テキスト．社団法人日本精神保健福祉士協会，2009.
[*2] 柏木　昭，佐々木敏明，荒田寛：ソーシャルワーク協働の思想─"クリネー"から"トポス"へ．へるす出版，2010.

バリーの概念が近年注目を浴びている。**リカバリー**とは，精神障害をもつ人が，症状や障害による制限はあっても，自分の人生や病気の管理に責任をもち，新たな人生の価値や目標を見出し，自分自身が満足する意義ある人生を送ることである。言い換えると，家族，友人と一緒に時間を過ごし，仕事をし，楽しんだり，悲しんだり，普通の気持ちをいろいろ体験しながら生活することである。

私たちの仕事は「希望を持ち続けて，メンバーのリカバリーに伴う継続的なストレスや冒険，失敗や成功をサポートしていくことだ」と**レーガン**（Ragins, M.）[*1]は述べている。また「援助する，ケアをする，という大義名分を掲げて，希望を踏みにじったり，無力感を押しつけたり，責任を奪い取るような場合はないかどうか，気をつけなければならない」とも述べている。

精神障害者が自らの障害を認識し，受容することが果たして可能なのだろうか。それが前提にないかぎりリハビリテーションはそもそもあり得ないのであろうか。

私たちは，対象者とかかわるときに，ともすると能力主義的な社会の価値観にとらわれてしまい，「**障害の受容**」がリハビリテーションの原点と考えがちであるが，もう一度「障害の受容」の意味を再考してみる必要もあるのではないだろうか[*2]。

参考文献

1）厚生労働省社会・援護局障害保健福祉部精神・障害保健課：精神保健福祉資料 平成19年度6月30日調査の概要．独立行政法人国立精神・神経医療研究センター精神保健研究所精神保健計画研究部，2010.
2）松原三郎：精神病床の利用状況に関する調査報告書―平成19年度厚生労働科学研究「精神医療の質的実態把握と最適化に関する総合研究分担研究」．2008.
3）日本精神科救急学会編：精神科救急医療ガイドライン2009年版（1）．日本精神科救急学会，2009.
4）平田豊明，分島　徹責任編集：精神科救急医療の現在（いま）．専門医のための精神科臨床リュミエール 13，中山書店，2010.
5）厚生労働省：厚生統計要覧（平成27年度）．2016.

＊1 M. レーガン著，前田ケイ監訳：ビレッジから学ぶリカバリーへの道―精神の病から立ち直ることを支援する．金剛出版，2005.
＊2 田島明子：障害受容再考―「障害受容」から「障害との自由」へ．三輪書店，2009.

第 **5** 章

精神医療における人権擁護

この章で学ぶこと

Ⅰ 精神科医療機関と患者の人権

Ⅱ インフォームドコンセントとアドヒアランス

I 精神科医療機関と患者の人権

A ● 精神障害者の人権の保障とその制限

　日本国憲法（以下，憲法）第11条は，「国民は，すべての基本的人権の享有を妨げられない。この憲法が国民に保障する基本的人権は，侵すことのできない永久の権利として，現在及び将来の国民に与へられる」と規定している。ここでいう**基本的人権**とは，人が人として生まれながらに有している基本的な権利である。これには，2つの種類がある。1つは，**自由権**といわれるものであり，もう1つは，**請求権**といわれるものである。

　まず，自由権とは，表現の自由，移動の自由，職業選択の自由等，国民の自由を保障する権利であり，国に対して，国民がそれらを自由に行うことについて国家が妨害するなという権利である。その意味で，この権利は，国に対して国民の自由に介入しないことを求める消極的な権利である。それが，古典的な基本的人権についての考え方であった。

　しかし，その後，貧しい人々，社会的に弱い人々については，そのような自由権の保障だけでは十分ではないのではないかという問題が生じてきた。そのために，それらの人たちには，国によって，自由の行使を妨げられない権利とともに，それ以上に，国に対して，ある一定のことを請求できる権利（請求権）を保障しなければならないと考えられるようになってきた。これが，ドイツではワイマール憲法が制定された時期であり，20世紀に入るとそのような考え方が強くなってきた。

　このような請求権は，国民が国に対して一定の行為を行うことを求めるという，いわば積極的な権利といえるものである。これには，生存権の保障，教育を受ける権利の保障などがある。これがどこまで保障されなければならないのか，どこまで保障するのが国の義務なのかということは，依然として必ずしも明確ではないが，現在においては，このような積極的な権利としての請求権も憲法上の権利として否定することはできないと考えられており，医療において患者が適切な治療を受ける権利も，このような積極的な権利としての請求権の一つとして位置づけることができるものである。そして，精神障害者にも当然，健常者と同様の基本的人権が保障されなければならないのであるから，精神障害者にも，基本的人権の保障として，その自由権とともに，請求権の一つとして，適切な治療を受ける権利が保障されなければならない。

　ところで，近時，健常者が治療を受ける場合，もっとも尊重されなければならないのは，その人の**自己決定権の保障**であると考えられている。前述したように，精神障害者についても，健常者と同様に，その権利が保障されなければならないのであるか

ら，精神医療においても，原則としては，精神障害者の自己決定権が尊重されなければならないということを確認する必要がある。

　もっとも，精神障害者の権利とその保護のあり方には，精神医療における権利の保護であるゆえの特殊性というものがあることに注意しなければならない。すなわち，精神障害は，それに罹患している者の認知機能等に影響を与え，その判断能力に障害が生じている可能性も高い。したがって，精神医療においては，後述するように，ある場合には患者の自己決定権を制限して，強制入院，強制的な治療・処遇が必要な状況が生じる。

　それでは，このように精神医療において，ある範囲においては患者の自己決定権を制限して強制的に入院させることが許される根拠はどこにあるのであろうか。その正当化根拠が問題となる。

　従来，これについては以下のような2つの考え方が存在した。1つは，**ポリスパワー**といわれるものである。それは，社会の安全を守る権利が国家にあり，したがって社会の安全に対して危険を及ぼす精神障害者に対して，国家が社会の安全を守るために彼を強制的に入院させることが許されるのだという考え方である。もう1つは，**パレンスパトリエ**というものである。これは**国親思想**というものであり，自己の医療的利益を選択する能力が欠如・減退している精神障害者には，国がその人の親代わりになって，彼の利益を図るために彼を強制的に入院させることが許されるのだという考え方である[*1]。

　現在，この2つの考え方については，**精神保健及び精神障害者福祉に関する法律**（**精神保健福祉法**）上の**措置入院**の正当化根拠がポリスパワーであるのに対し，**医療保護入院**のそれについては，パレンスパトリエがその根拠であるとする考え方が一般的となっているように思われる。

　しかし，このような考え方は妥当であるとは思われない。精神保健福祉法における同一の強制的入院の正当化根拠が異なる原理に基づいているというのは，理論的に妥当ではなく，やはり両者の正当化根拠は同一のものであると考えるべきであろう。確かに，措置入院については，「他害行為を行うおそれ」ということがその要件の一つとなっているから，ポリスパワーがその根拠であると考えられなくもない。しかし，その要件には「自傷行為を行うおそれ」もあるのであり，それをポリスパワーで説明することは困難である。また，もし，社会の安全を守ることが，精神障害者を強制的に入院させる根拠であるとするならば，健常者については，他害行為を行うおそれがある場合にも強制的に隔離・拘束を行うことが許されていないのに，精神障害者の場合にはそれが許されるというのは，憲法第14条第1項が規定する法の下の平等原則に

---

*1 ポリスパワーとパレンスパトリエについては，大谷　實：新版 精神保健福祉法講義．成文堂，2010．および，町野　朔：心神喪失者等医療観察法案と触法精神障害者の治療を受ける権利．町野　朔，中谷陽二，山本輝之編，触法精神障害者の処遇，増補版，信山社，2005．を参照．

反する憲法違反であるということになる。したがって，措置入院が正当化される根拠を，ポリスパワーによって説明することはできないように思われる。

　このようなことからするなら，精神保健福祉法における措置入院，医療保護入院という強制入院が許される根拠は，医療が必要であるのに自己の医療的利益を選択できない精神障害者には，公権力が親代わりになって彼の利益を図るために彼を強制的に入院させることが許されるというパレンスパトリエの考え方に求められるべきであるように思われる。

　このように精神医療においては，パレンスパトリエを根拠として，ある場合には強制的な入院が許されるが，これは前述したように精神障害者の人権を制限するものであるから，それについては一般医療以上に厳密な法的手続きの整備とその遵守が求められることは当然のことである。このようなことから精神保健福祉法は，強制入院の手続きについて詳細に規定しているのである。

B　精神保健福祉法の成立・改正の経緯および人権擁護に関する諸制度

　第二次世界大戦後，憲法が制定された後の1950（昭和25）年に，それまでの精神病者監護法および精神病院法を廃止して，新たに**精神衛生法**が制定された。これは，「精神病，精神薄弱，精神病質などの精神障害者の医療および保護の方法を改善し，更にこれらの発生を予防するための施策を講ずること」を目的に制定されたものである。この法律の主な内容は，①精神科病院の設置を都道府県に義務づけるとともに，指定病院を指定したこと，②一般人からの申請制度，警察官・検察官・矯正保護施設の長からの通報制度を設けたこと，③保護義務者制度の創設，④措置入院，保護義務者の同意に基づく同意入院の創設，⑤精神保健行政推進のための精神衛生審議会の創設，⑥精神障害者の拘束の要否を決定する精神衛生鑑定医制度の創設などであった。

　その後，1964（昭和39）年に，駐日アメリカ大使であったライシャワーが精神科病院に入院歴のある少年にナイフで切りつけられ，傷害を負うという衝撃的な事件が起こった。これを契機として一時，精神障害者に対する保安の強化が議論されたが，学会をはじめとして患者，患者家族，精神科病院関係者等の強い反対にあったため，1965（昭和40）年の精神衛生法の改正においては，精神障害者の通報・届出制度は強化されたものの，保安強化のための施策は大幅に後退した。このときの改正において，緊急入院制度，精神衛生センター，通院医療公費負担制度などが創設された。

　一方，1965年ごろから，刑法を改正して**保安処分**の制度を創設すべきであるという刑法改正の問題が議論されるようになり，1974（昭和49）年には，法制審議会が，①精神障害によって禁固刑以上の犯罪を行った者について，保安上必要があると認められる場合には，法務省が設置する保安施設に収容し，治療および看護のために必要な

措置を行う「治療処分」と，②アルコール依存，薬物依存等により禁固刑以上の犯罪を犯し，保安上必要があると認められる者については，保安施設に収容し，依存状態を除去するために必要な措置を講じるとする「禁絶処分」という２つの処分を内容とする保安処分制度の導入を盛り込んだ改正刑法草案を提案した。

しかし，これに対しては，①精神障害者の将来の危険性を予測することは困難である，②不確かな危険性を根拠として精神障害者に以上のような保安のための処分を科すことは彼らを不当に差別することになる，③保安施設における医療は，保安を重視せざるを得ないから，対象者との間に治療関係を成立させることが困難である，ということなどを主な理由とする反対により実現しなかった。

その後，1981（昭和56）年には，法務省が，保安処分の対象者を，殺人，放火，強盗，強姦，強制わいせつ，傷害の，いわゆる「六罪種」を行った者に限定する「保安処分制度（刑事局案）の骨子」（いわゆる刑事局案骨子）を発表したが，やはり反対が強く，実現には至らなかった。しかし，この保安処分問題の議論を契機として，精神衛生法を見直して，精神障害者の人権の保護と適正な医療を確保すべきとする機運が高まったのである。

このようななかで，1984（昭和59）年３月に，**宇都宮病院事件**が発覚した。これは，栃木県の宇都宮病院で，入院患者を看護職員が金属パイプで殴打し，死亡させたというものである。この事件をきっかけとして，わが国の精神医療が海外，とりわけ国連の場においても激しく非難されることとなり，そのことから，1987（昭和62）年に精神衛生法の名称を変更して，**精神保健法**に改めるという改正がなされ，その際，精神障害者の人権を保護するという観点から，①任意入院，②精神保健指定医，③精神医療審査会，④入院時の告知，⑤患者等の処遇改善・退院請求，⑥定期病状報告等の各制度の創設を柱とする改正が行われた。

さらに，1993（平成５）年には，保護義務者を保護者と改める改正が行われ，また，同年の**障害者基本法**が制定されたことに伴って，1995（平成７）年には，精神保健法の名称を，現行の**精神保健及び精神障害者福祉に関する法律**に改める改正が行われ，その際，**精神障害者保健福祉手帳制度**を創設するとともに，精神保健指定医制度の充実，医療保護入院の際の告知義務の徹底等の改正が行われた。

また，1999（平成11）年の精神保健福祉法の一部改正では，①仮入院制度の廃止，②医療保護入院のための移送に関する制度の創設，③保護者の自傷他害防止監督義務の廃止，④精神医療審査会の機能強化などを行い，その後，2005（平成17）年には，障害者自立支援法の成立を受けて，通院医療費公費負担制度が自立支援医療に改められたほか，精神医療審査会の委員構成の見直し，「精神分裂病」の呼称を「統合失調症」に改めるなどの改正が行われた。

次いで，2013（平成25）年には，前年に，**障害者の日常生活及び社会生活を総合的に支援するための法律（障害者総合支援法）**が成立・施行されたことに伴う改正が行

われ，さらに，同年6月には，①「良質かつ適切な精神障害者に対する医療の提供を確保するための指針」の策定，②保護者制度の廃止，③医療保護入院における入院手続等の見直し，④精神医療審査会に関する見直し，を主な内容とする改正精神保健福祉法が成立した。

1 精神保健指定医

　前述したように，精神医療においては，精神障害者の権利を制限して，強制的に入院・治療を行わざるを得ない場合がある。そのために，精神医療においては，患者の権利に十分配慮しながら適正な医療および保護を行う必要があり，そのような医療にあたる医師には，高度な能力と資質を備えていることが要請される。このような観点から，1987年の精神保健福祉法（以下，法）改正によって導入されたのが，精神保健指定医の制度である。

　精神保健指定医は，厚生労働大臣が，①5年以上診断または治療に従事した経験を有すること，②3年以上の精神障害の診断または治療に従事した経験を有すること，③厚生労働大臣が定める精神科臨床経験を有すること，④厚生労働大臣の登録を受けた者が厚生労働省令で定めるところにより行う研修の課程を修了していること，のうちのいずれかに該当する医師のなかから，その申請に基づき指定することになっている（法第18条第1項第1〜4号）。

　精神保健指定医の主な職務は，①入院継続の要否の判定，②入院の要否の判定，③任意入院が行われる状態の有無の判定，④行動制限の要否の判定等，法定の職務のほか，⑤措置入院，緊急措置入院の要否の判定，⑥移送およびその際の行動制限の要否の判定，⑦措置入院の継続の要否の判定，⑧医療保護入院の入院継続の要否の判定等，公務員として行う職務がある（法第19条の4）。

　精神保健福祉法第19条の5は，措置入院，緊急措置入院，医療保護入院，応急入院を行う精神科病院の管理者は，常勤の精神保健指定医（以下，指定医）を置かなければならないとしている。もっとも，2005年の改正において，「医療保護入院等に係る精神保健指定医による診察の特例措置」が規定された。これは，任意入院者の退院を制限するための診察，医療保護入院，応急入院のための診察の際に，緊急その他やむを得ない理由があるときは，精神保健指定医でなくても，一定の要件を満たす医師（特定医師）であれば，その診察により12時間を限り，任意入院者の退院を制限したり，医療保護入院，応急入院をさせることができるという制度である（法第21条第4項，第33条第4項，第33条の7第2項）。精神保健福祉法の解説によれば，この「緊急その他やむを得ない理由があるとき」とは，「専ら夜間の場合であって，患者を直ちに診察する必要があるにもかかわらず，指定医が不在であるなど，速やかな診察が

困難な状況である必要がある」とされている*1。もっとも，この制度に対しては，患者の人権に配慮し，精神医療の質を担保するという指定医制度の本来の趣旨に逆行する制度であるとする批判もある。

2 精神医療審査会

前述したように，精神医療においては，精神障害者の権利を制限して，強制的に入院・治療を行わざるを得ない場合があり，そのために，精神医療においては，患者の人権に十分配慮しながら，適正な医療および保護を行うという観点から，強制入院継続の要否，退院・処遇改善の請求について，公平かつ専門的な観点から審査を行う制度が必要である。そこで，1987年の法改正によって創設されたのが，**精神医療審査会**である。

精神医療審査会は，都道府県（指定都市を含む）に設置され（法第12条），審査会と合議体とで構成されている。その委員は，精神障害者の医療に関し学識を有する者（医療委員），法律に関し学識を有する者（法律家委員），その他学識経験を有する委員（有識者委員）のうちから，都道府県知事（指定都市の市長を含む）が任命する（法第13条第1項）。委員の任期は，2年である（法第13条第2項）。合議体は，当初は医療委員3名，法律家委員1名，有識者委員1名の計5名で構成されるとされていたが，現在は「精神障害者の医療に関し学識経験を有する者」2名以上，「精神障害者の保健又は福祉に関し学識経験を有する者」1名以上，「法律に関し学識経験を有する者」1名以上とし，5人目の委員を上記3区分のいずれの者でも任命可能とされた。なお，2013年の改正により，「その他の学識経験を有する者」が「精神障害者の保健又は福祉に関し学識経験を有する者」というように具体化された。合議体の議事は，出席した委員の過半数で決する（精神保健福祉法施行令第2条第9項）。

審査会の業務は，①医療保護入院患者の入院届の審査，②医療保護入院・措置入院患者の定期病状報告の審査，③患者などからの退院請求・処遇改善請求の審査である。

もっとも，このような精神医療審査会のあり方については，審査会が行政から真に独立した機関になっていない，また患者本人が審査会に直接不満・不服を訴えるなどの権利が保障されていないことのほか，その審査についても通常1カ月程度かかるといわれており，その迅速性や機動力に課題がある。さらに，その審査は書面審査による形式的なものであり，精神障害者の権利擁護の点からは不十分である，という指摘がなされている。そこで今後は，審査会組織の整備・充実，機能強化を図り，より迅速に，より実質的に入院が必要かどうかの審査を行える体制を整えることによって，精神障害者の権利を擁護するシステムを構築すべきである。具体的には，人員確保の

---

*1 精神保健福祉研究会監：四訂 精神保健福祉法詳解. 中央法規出版, 2016, p.237.

課題だけではなく，病床数や審査件数に応じた合議体数の設定や完全なる行政からの独立，書面による審査だけではなく，患者の訴えや不満などを直接聞き，問題の解決を図るための法改正も検討すべきである。

3 精神科病院に関する監督

精神保健福祉法は，患者の人権に十分配慮しながら，適切な医療および保護を確保するという観点から，厚生労働大臣または都道府県知事に，以下のような精神科病院を監督する権限を与えている。1つは，厚生労働大臣または都道府県知事は，精神科病院の管理者等に対し，必要があると認めるときは，報告徴収の措置をとることができる。報告徴収の措置をとる事項は，①入院患者の病状・処遇に関する事項，②入院手続に関する事項である（法第38条の6）。もう1つは，厚生労働大臣または都道府県知事は，入院患者が不当な処遇を受けている場合，その処遇改善のために必要な措置などを命ずることができる（法第38条の7）。

C • 精神保健福祉法における入院形態と人権擁護

精神保健福祉法が定めている入院形態には，①任意入院，②措置入院・緊急措置入院，③医療保護入院・応急入院がある。精神科病院に入院させる場合は以上の形態のいずれかによらなければならず，精神障害者を他の診療科の入院形態で入院させることはできない。

1 任意入院

精神保健福祉法第20条は，「精神科病院の管理者は，精神障害者を入院させる場合において，本人の同意に基づいて入院が行われるように努めなければならない」と規定している。これは，精神科病院に入院させる場合は，原則として任意入院が行われるよう努めるべき旨の努力義務を定めたものであり，前述した，精神障害者の自己決定権の尊重の観点から，精神障害者本人の意思を尊重するかたちでの入院を行うことが本人の人権尊重という観点からきわめて重要であり，退院後の治療や再発時にも好ましい影響を与えるものと考えられること，また，家族等により強制的に入院させられたとして退院後の家族関係のトラブルを避けることができることなどを考慮して設けられた規定である。

他方，任意入院者も，後述するように一定の期間退院の制限を受けることがあり，また，病院内では行動制限を受けることがある。このようなことから，精神保健福祉法は，任意入院者の人権を保護するための規定を設けている。

まず，精神保健福祉法第21条第1項は，「精神障害者が自ら入院する場合においては，精神科病院の管理者は，その入院に際し，当該精神障害者に対して第38条の4の

規定による退院等の請求に関することその他厚生労働省令で定める事項を書面で知らせ，当該精神障害者から自ら入院する旨を記載した書面を受けなければならない」と規定し，精神科病院の管理者に，任意入院に際して，退院等の請求や，任意入院に際してのお知らせを書面により告知することと，患者からの同意書の受領を義務づけている。

また，精神保健福祉法第21条第2項は，「精神科病院の管理者は，自ら入院した精神障害者から退院の申出があつた場合においては，その者を退院させなければならない」と規定して，任意入院者の退院は原則として自由であるとしている。

ただし，一方で病院管理者は，72時間に限り，その者を退院させないことができる（法第21条第3項）。もっとも，このように退院制限をするためには，指定医が診察し，患者の医療保護のために入院継続が必要と診断された場合に限られる。また，緊急その他やむを得ない事情がある場合には，指定医以外の医師（特定医師）に診察を行わせ，12時間に限り退院制限を行うことができる（法第21条第4項）。なお，この「緊急その他やむを得ない理由があるとき」とは，前述したように，「専ら夜間の場合であって，患者を直ちに診察する必要があるにもかかわらず，指定医が不在であるなど，速やかな診察が困難な状況である必要がある」[*1]。

精神保健福祉法は，「精神科病院の管理者は，入院中の者につき，その医療又は保護に欠くことのできない限度において，その行動について必要な制限を行うことができる」と定めている（法第36条第1項）。これは，入院中の者であれば，措置入院，医療保護入院，任意入院等の入院形態のいかんを問わないものであり，任意入院者に対しても適用される。隔離については，12時間を超えるそれについては，指定医が直接患者を診察して，隔離が必要の認める場合でなければならない。これに対し，12時間を超えない隔離については，指定医以外の医師の診察によって行うことができる。

任意入院者の処遇に関して，精神保健福祉法の解説によると，任意入院は自らの同意による入院であることから，原則，開放病棟で処遇することが望ましいが，開放病棟に入ることができなかった患者が閉鎖病棟に入らざるを得ない場合には，個別的に開放的な処遇がなされなければならない，とされている。もっとも，このような任意入院者の処遇に関しては，実際上は多くの任意入院者が閉鎖病棟に入院しており，「原則，開放病棟で処遇」ということがなされていないのではないか，という指摘もある。

2 措置入院，緊急措置入院

措置入院とは，指定医の診察の結果，その者が精神障害者であり，かつ，医療保護のために入院させなければその精神障害のために自身を傷つけまたは他人に害を及ぼ

[*1] 精神保健福祉研究会監：前掲書.

すおそれがあると認められる場合に，都道府県知事の権限によりその者を強制的に指定の精神科病院に入院させる制度である。

措置入院の端緒となるのは，①一般人の「申請」，②警察官・検察官・保護観察所の長・矯正施設の長の「通報」，③精神科病院の管理者の「届出」である（法第22条第1項，第23条，第24条，第25条，第26条，第26条の2）。

都道府県知事が措置権を発動するための要件は，その指定する2名以上の指定医の診察の結果，①その者が精神障害者であり，かつ，②医療保護のために入院させなければその精神障害者のため自傷他害のおそれがあると認められるということについて，各指定医の診察結果が一致することである（法第29条第1項，第2項）。

昭和63年4月8日厚生省告示第125号「精神保健及び精神障害者福祉に関する法律第二十八条の二の規定に基づき厚生労働大臣の定める基準」は，措置入院の要否の判定について，「病状又は状態像」「自傷行為又は他害行為のおそれの認定に関する事項」「原因となる主な精神障害の例示」という項目の表を示し，「精神保健指定医による判定は，診察を実施した者について，入院させなければその精神障害のために，次の表に示した病状又は状態像により，自殺企図等，自己の生命，身体を害する行為（以下「自傷行為」という。）又は殺人，傷害，暴行，性的問題行動，侮辱，器物破損，強盗，恐喝，窃盗，詐欺，放火，弄火等他の者の生命，身体，貞操，名誉，財産等又は社会的法益等に害を及ぼす行為（以下，「他害行為」といい，原則として刑罰法令に触れる程度の行為をいう。）を引き起こすおそれがあると認めた場合に行う者とすること」としている。

都道府県知事は，その者が以上の措置入院の要件を満たすと認めるときは，国等の設置した精神科病院または指定病院に入院させることができる（法第29条第1項）。措置入院者の退院は，都道府県知事による入院措置の解除によって行われる。これについて法は，都道府県知事は，指定医の診察の結果に基づいて，措置入院者が，入院を継続しなくてもその精神障害のために自身を傷つけまたは他人に害を及ぼすおそれがないと認められるに至ったときは，直ちに，その者を退院させなければならない，と定めている（法第29条の4第1項，第2項）。

緊急措置入院とは，急速を要し，措置入院の正規の手続きをとることができない場合に，指定医1名の診察により，その者が精神障害者であり，かつ，直ちに入院させなければその精神障害者のために自身を傷つけまたは他人を害するおそれが著しいと認めたときに，72時間を限り入院させることができるものである（法第29条の2）。精神保健福祉法第29条の2が，「直ちに入院させなければ」ということと「自傷他害のおそれが著しい」ということを要件としているのは，正規の措置入院の要件を緩和することによって精神障害者の人権侵害が生ずることを防止することにそのねらいがある。

③ 医療保護入院，応急入院

　医療保護入院とは，家族等のうちいずれかの者の同意と指定医の診察を要件として，本人の同意を得ることなく精神科病院へ入院させる制度である。

　2013年改正前の精神保健福祉法第33条第1項は，医療保護入院の要件について，「精神科病院の管理者は，次に掲げる者について，保護者の同意があるときは，本人の同意がなくてもその者を入院させることができる」と規定し，保護者の同意を医療保護入院の要件としていた。しかし，これについては以前から，①入院の必要があっても保護者が同意しないことによって入院させることができない事態が生じている，②患者本人の意思に反して保護者の判断で入院させることができるため，保護者と患者との間にあつれきが生じやすく，保護者にとって大きな負担となっている等の問題点が指摘されていた。このようなことから，2013年の改正に向けて，厚生労働省が立ち上げた**新たな地域精神保健医療体制の構築に向けた検討チーム**（以下，検討チーム）およびその下に設けられた「作業チーム」は，「保護者制度と入院制度」について多くの議論を重ね，そこでは，任意入院，措置入院以外の本人の同意によらない入院制度は維持しつつ，保護者制度の廃止に伴って，これまでの医療保護入院の要件に替えて，保護者の同意を要件とせず，1人の精神保健指定医の判断で入院させることができる手続きにすることで意見が一致していた。

　ところが，国会で成立した改正法第33条第1項は，「精神科病院の管理者は，次に掲げる者について，その家族等のうちいずれかの者の同意があるときは，本人の同意がなくてもその者を入院させることができる」と規定し，医療保護入院の要件のうち，「保護者の同意」を，「家族等のうちいずれかの者の同意」に変更した。また，同第33条第2項は，「前項の『家族等』とは，当該精神障害者の配偶者，親権を行う者，扶養義務者及び後見人又は保佐人をいう」としている。

　このように，改正精神保健福祉法が，検討チーム，作業チームの出した結論に反して，どうして，「家族等のうちいずれかの者の同意」を医療保護入院の要件としたのかということが問題となるが，考えられるもっとも大きな理由は，これまで，保護者の同意を医療保護入院の要件としてきた理由の一つは，強制入院である医療保護入院の濫用を防止し，精神障害者の権利を擁護することにあるとされてきたところ，検討チーム，作業チームの結論のように，指定医1人の判断で入院させることができることにすると，精神障害者の権利擁護の観点から妥当ではないということが考えられる。しかし，「家族等のうちいずれかの者の同意」を要件としたことについては，そもそも①精神障害者と家族との関係はさまざまであり，家族が精神障害者の権利擁護を果たすうえで常に適格性を有しているとは必ずしもいえない，②今回の改正により保護者制度を廃止したにもかかわらず，家族等のうちいずれかの者の同意を要件としたことより，家族等に課されていた過剰な負担を解消するために，保護者制度を廃止

した意義が完全に没却されただけでなく，かえって家族の負担を増すことになる，③家族内の意見が一致しないまま医療保護入院が行われた場合，医療現場に多大な混乱をもたらすおそれがある，などの多くの問題点が指摘されている。

また，2013年の改正により，精神科病院の管理者に，「医療保護入院者の退院促進に関する措置」が義務づけられ，精神科病院の管理者は，「退院後生活環境相談員を選任し，その者に医療保護入院者の退院後の生活環境に関し，医療保護入院者及びその家族等からの相談に応じさせ，及びこれらの者を指導させなければならない」（法第33条の4）とし，また，「特定相談支援事業（中略）を行う者，（中略）地域の精神障害者の保健又は福祉に関する各般の問題につき精神障害者又はその家族等からの相談に応じ必要な情報の提供，助言その他の援助を行う事業を行うことができると認められる者として厚生労働省令で定めるもの（次条において「地域援助事業者」という。）を紹介するよう努めなければならない」と定めている（第33条の5）。

応急入院について，精神保健福祉法第33条の7第1項は，「厚生労働大臣の定める基準に適合するものとして都道府県知事が指定する精神科病院の管理者は，医療及び保護の依頼があつた者について，急速を要し，その家族等の同意を得ることができない場合において，その者が，次に該当する者であるときは，本人の同意がなくても，72時間を限り，その者を入院させることができる」と規定している。2013年の改正で保護者制度が廃止されたことに伴い，「保護者（第33条第2項に規定する場合にあつては，その扶養義務者）の同意を得ることができない場合」という文言が，「その家族等の同意を得ることができない場合」に変更された（法第33条の7）。

応急入院の対象となる者は，①「精神障害者であり，かつ，直ちに入院させなければその者の医療及び保護を図る上で著しく支障がある者」，または，②「第34条第3項の規定により移送された者」である（法第33条の7第1項第1号，第2号）。①については，「一般的には，自傷他害のおそれはないが，昏迷状態，恐慌状態，興奮状態，意識障害等の状態にあるため，直ちに入院させなければ患者本人の予後に著しく悪影響を及ぼすおそれがあると判断される場合に適用が認められる」とされている*1。自傷他害のおそれがある場合には，措置入院または緊急措置入院によるべきであり，家族等の同意が得られる場合には，医療保護入院によることが原則だからである。

応急入院は，72時間に限り認められるものであるから，それを経過した後も入院の必要が認められる者については，あらかじめ家族等の同意を得て医療保護入院を行うなど，入院を継続することは差し支えないものとされている。

---

*1 精神保健福祉研究会監：前掲書，p.362.

D • 行動制限と人権擁護

1 行動制限に関する規定と基本理念

　前述したように，精神医療においても，精神障害者の基本的人権は最大限尊重されなければならないが，精神医療の特殊性から，ある範囲においては，その人の権利を制限して，強制的に入院・治療を行わざるを得ない場合がある。このような観点から，精神保健福祉法第36条第1項は，「精神科病院の管理者は，入院中の者につき，その医療又は保護に欠くことのできない限度において，その行動について必要な制限を行うことができる」と規定している。また，同条第3項は，「第1項の規定による行動の制限のうち，厚生労働大臣があらかじめ社会保障審議会の意見を聴いて定める患者の隔離その他の行動の制限は，指定医が必要と認める場合でなければ行うことができない」としている。さらに，法第37条第1項は，「厚生労働大臣は，前条に定めるもののほか，精神科病院に入院中の者の処遇について必要な基準を定めることができる」と定めている。このような規定を受けて，昭和63年4月8日厚生省告示129号「精神保健及び精神障害者福祉に関する法律第三十六条第三項の規定に基づき厚生労働大臣が定める行動の制限」が，行動制限の態様を定めており，また，同日の厚生省告示第130号「精神保健及び障害者福祉に関する法律第三十七条第一項の規定に基づき厚生労働大臣が定める基準」が処遇の基準を示している。そのうち，告示130号は，「第一　基本理念」として，「入院患者の処遇は，患者の個人としての尊厳を尊重し，その人権に配慮しつつ，適切な精神医療の確保及び社会復帰の促進に資するものでなければならないとする。また，処遇に当たつて，患者の自由の制限が必要とされる場合においても，その旨を患者にできる限り説明して制限を行うよう努めるとともに，その制限は患者の症状に応じて最も制限の少ない方法により行わなければならないものとする」として[*1]，「最小限自由制限の原則」を定めている。この原則が，精神保健福祉法における**行動制限**の基本となるものである。

2 行動制限の態様と制限

　入院患者に対する行動制限の態様としては，①通信・面会の制限，②隔離，③身体の拘束がある。

■1 通信・面会について

　「通信」とは，精神科病院入院患者の院外にある者との意思や情報を知らせることである。また，「面会」とは，入院患者が，来院者と直接に会うことをいう。厚生省

＊1　精神保健福祉研究会監：前掲書，p.406，407.

告示第130号は，「第二　通信・面会について」の項で，「一　基本的な考え方」として，通信・面会は，原則として自由に行われることが必要があるとしている。また，通信・面会は基本的に自由であることを，文書または口頭により，患者およびその家族等その他関係者に伝える必要があるとしている。ただし，通信は，患者の症状悪化を招き，あるいは治療効果を妨げるなど，医療または保護のうえで合理的な理由があり，かつ，合理的な方法または範囲においては制限される場合がある。ただし，その決定は，個々の患者の医療または保護のうえで必要性を慎重に判断しなければならない。そのうえで，厚生省告示第130号は，「二　信書に関する事項」「三　電話に関する事項」「四　面会に関する事項」のそれぞれの項で，それぞれが制限される場合について詳細に定めている。

2 隔離および身体拘束について

「隔離」とは，内側から患者本人の意思によって出ることができない部屋の中へ1人だけで入室させることにより，当該患者を他の患者から遮断することを内容とする行動制限である。隔離には，①12時間を超える隔離と，②12時間を超えない隔離とがあり，①は指定医が当該患者を診察して，隔離が必要であると判断する必要がある。②については，指定医以外の医師の診察によっても行うことができる。隔離は，患者の身体・行動の自由を奪うものであるから，隔離以外に本人または周囲の者に危険が及ぶことを回避する適当な手段がなく，やむを得ない場合に許される。また，その範囲も必要最小限度に限られる。このような観点から，厚生省告示第130号は，「第三　患者の隔離について」の項で，「一　基本的な考え方」「二　対象となる患者に関する事項」「三　遵守事項」について詳細に定めている。

前述のように，12時間を超えない隔離については，指定医以外の医師の診察によっても行うことができるとされているが，指定医でない医師が，12時間以内にさらに継続して隔離を指示することは認められない。また，保護室以外の他の一般個室等を施錠して保護室と同様の処遇を行う場合も隔離となることに注意する必要がある。

「身体拘束」とは，衣類または綿入り帯等を使用して，一時的に患者の身体を拘束し，その運動を抑制する行動制限である。これは，指定医の診察により，身体拘束が必要であると判断された者についてのみ認められる。身体拘束は，患者の身体を直接に拘束するものであるから，患者の医療または保護にとって必要やむを得ない場合，すなわち身体的拘束以外によい代替方法がない場合に限り行うことが認められるものであり，制裁や懲罰あるいは見せしめのために行われることがあってはならない。このような観点から，厚生省告示第130号は，「第四　身体拘束について」の項で，「一　基本的な考え方」「二　対象となる患者に関する事項」「三　遵守事項」を詳細に定めている。

❸ 任意入院者の開放処遇の制限について

　厚生省告示第130号は，「第五　任意入院者の開放処遇の制限について」も定めている。そこでは，「一　基本的な考え方」の項で，任意入院者は，原則として，開放的な環境で処遇を受けるものとし，その開放処遇の制限は，当該任意入院者の症状からみて，開放処遇を制限しなければその医療または保護を図ることが著しく困難であると医師が判断する場合に限られ，制裁や懲罰あるいは見せしめのために行われることがあってはならないとされている。このような観点から，同告示は，「二　対象となる任意入院者に関する事項」「三　遵守事項」を詳細に定めている。

Ⅱ　インフォームドコンセントとアドヒアランス

A ● インフォームドコンセントの原則の成熟

　第二次世界大戦後，**パターナリズム**（paternalism，父性的保護主義）による医療ではなく，患者の人権尊重や医師との対等な立場の実現を目指す新たな医の倫理規定としての**インフォームドコンセント**（informed consent；**IC**）の概念が成熟してきた。

　IC は，医療実験の被験者の人権尊重を提唱した1947年のニュールンベルグ倫理綱領を踏まえて，1964年の第18回世界医師会での「**ヘルシンキ宣言**」の中で提言された。その後，アメリカで，1970年代の「患者の権利運動」を背景に「医療従事者から患者の意思を尊重した医療やケアを受ける権利」を保障するための法理として発展し，1983年のIC に関する大統領委員会報告書でその概念が固まった。一方，ヨーロッパでは，1974年にフランスで，1979年には当時の欧州諸共同体（European Economoic Community；EC）で「患者憲章」が作成され，こうした世界的動向のなかで1981年の第34回世界医師会で「**患者の権利に関するリスボン宣言**」が採択された。

　わが国では，1980年代末に，医師，法律家，生命倫理研究者などによる検討が開始され，1990（平成2）年に日本医師会の生命倫理懇談会が「『説明と同意』についての報告書」の中でIC に関する提言を行った。そして，1997（平成9）年に改正医療法第1条の4第2項に「医師，歯科医師，薬剤師，看護師その他の医療の担い手は，医療を提供するに当たり，適切な説明を行い，医療を受ける者の理解を得るよう努めなければならない」との努力規定が盛り込まれた。

　一方，精神医療分野では1970～80年代にかけて，医学モデルに対する法律モデルが台頭し，医師の裁量権やパターナリズムに対する国際的な意義申し立てがなされるよ

うになった。これを受け，国連は，1991年「**精神疾患を有する者の保護およびメンタルヘルスケア改善のための諸原則**」を総会で採択し，治療は自発的治療が原則であり，それが不可能な場合には適正な法手続きの確立が必要とした。また，患者は可能なかぎり地域社会において治療を受ける権利があることや，治療の原則は IC に基づくこととし，その要件を詳しく規定した。

わが国では，1987（昭和62）年の精神保健法の成立に際し，こうした国際的動向の影響を受けて人権尊重と社会復帰促進の規定が盛り込まれた。そして，1999（平成11）年の日本精神神経学会「**精神科医療におけるインフォームド・コンセント―治療者のガイドライン（提言）**」では，精神医療においても IC を原則とすべきこと，仮に同意が得られない状況であっても，可能なかぎり説明を行い，合意を形成する努力を継続すべきであることなどが提唱された[*1]。

そして，近年の高齢社会化と情報革命の進展を背景に，入院中心から地域生活中心の精神医療を多職種チームで提供する体制整備を目指す精神保健医療福祉改革が展開されるようになって，今日の精神医療分野における IC のあり方は大きく変化しつつある。

B ● インフォームドコンセントの要件

わが国では，IC は「**説明と同意**」と訳されているが，この原則は，医療者側ではなく患者にとっての権利を表すものであることを明確にするためにも，「的確かつ十分な情報を与えられたうえでの患者の承諾」ないし「正しい説明に基づく患者の自己決定権」などと訳すべきであるとの意見がある。

また IC は，すべての患者に自己決定権と知る権利があることを前提とし，治療関係は患者と医師との「相互の信頼と参加に基づく共同の意思決定のプロセス」であるが，患者が同意した医療の実施上の責任は実施した医師にあるとされている。

以上の前提条件の下で，IC が適切に行われるためには，まず，医師の説明を理解し同意する患者の能力（意思能力）の判定が重要となる。すなわち，知的障害者，未成年者，子ども，認知症等高齢精神障害者の場合には，患者の医療についての意思決定を補佐または代行できる人に同席してもらうなり，当事者に代わって医師の説明を聞き，理解し納得したうえで患者のために意思決定を代行する人（代理意思決定者）を決める必要がある。

そのうえで医師には，①疾患とその治療法や検査方法，②それに伴う危険，苦痛，副作用，③他の治療法の可能性とそれに伴う危険，苦痛，副作用，④治療しない場合

---

*1 日本精神神経学会インフォームド・コンセント検討作業部会：精神科医療におけるインフォームド・コンセント―治療者のガイドライン（提言）. 精神神経学雑誌, 101：465-469, 1999.

に予想される結果，⑤もっともよいと考えられる選択肢，などの情報を提供することが求められる。

一方，患者側には，①患者としての自己決定権（autonomy），②真実を知る，または放棄する権利，③治療・検査の決定権，④同意拒否権，⑤同意撤回権，⑥診療拒否権，⑦医師・病院を選ぶ権利，⑧プライバシー権などの権利，があるとされる。

以上が，ICの原則と基本的要件であるが，精神医療では後述のごとく，疾患等の説明に際しては精神疾患特有の課題を踏まえ実施する必要がある。

また，ICが免除されるのは，①患者の生命や健康に重大な危険がもたらされる緊急事態，②同意能力の不存在，③患者が自らの真意においてICの要件の充足を免除すると表明する場合，④説明により患者の合理的な意思決定が妨げられたり，健康が損なわれる場合，⑤他者に対する危険を防止するために警察権（police power）が発動される場合，などである。

C • 精神医療におけるインフォームドコンセント

精神医療におけるICでは，**意思能力**（competence）が鍵となる。そして，医師の提案する治療を患者が拒否するような場合であっても，本質的には患者の示す態度と意思能力は無関係であるとされ，客観的に意思能力を評価するための方法も検討されている。しかし，意思能力の評価については，同意の対象によって基準が異なるとする考えもあり，包括的かつ一定の基準を設定することは難しい。そのため現状では，全体的機能を踏まえて判断せざるを得ず，医師の裁量に頼らざるを得ないとされている。

実際，急性発症で病状が重篤な場合には，いわゆる自傷他害を防ぐため，非同意での入院治療（措置および医療保護入院）を選択せざるを得ない。しかし，近年は，精神医療技術の進歩と地域精神保健医療福祉体制の整備などにより，適切な医療とケアを活用しながら地域で生活をする人が増え，慢性身体疾患の場合と同様，ICが実施できるようになってきた。また，自らの意思で精神科治療を希望する者も増えており，総合病院や精神科診療所などの外来治療ではICを目指すことが可能になった。

ただし，精神疾患ではさまざまな要因が複雑に錯綜し合い，疾患と障害とが渾然一体となっているため，同一疾患であっても，疾患の重篤度や，回復に向けた諸段階での治療・生活環境の変化によって，意思能力は大きく変化し得る点については十分に留意する必要がある。また，病気を理解・受容し，自己責任で管理できるようになるまでには長い年月を要する場合も少なくはないため，本人，家族，治療関係者が協力し合いながら回復を目指すなかで，継続的なICを実施していくことが必要である。

D ● コンプライアンスからアドヒアランスへ

　近年の薬物療法の進歩は著しいが，慢性の心身の病では患者の服薬が不規則・不安定で，そのために病状の再燃・再発が多いことが確認され，医師の処方する薬物を患者が指示どおりに服薬する**ドラッグコンプライアンス**（drug compliance，服薬指示の遵守，以下**コンプライアンス**）の改善が課題となってきた。

　コンプライアンスをよくするためには適切な IC が鍵となる。そして，治療を強制的，受身的に受けるのではなく，患者が主体的に治療を選べることが望ましい。こうして患者自身が病気を理解・受容し，主体的に服薬治療に参加できるようになることを目指す**アドヒアランス**（adherence，服薬治療への主体的参加）の概念が広く用いられるようになってきた。WHO は，2001年，アドヒアランスミーティングを開催し，アドヒアランスを「服薬や食事制限，生活習慣の変更などの個人の行動がヘルスケア提供者の推奨に合致している程度」と定義し，コンプライアンスとの相違は，ヘルスケア提供者からの服薬や治療の推奨について，患者の同意が必要であることとし，患者と専門家との関係はパートナーシップであるべきと報告している。

　ところで，アドヒアランス不良の要因は，薬物要因，患者側と治療者側の要因，環境要因など多様多岐にわたる。このうち薬物自体の要因としては，服薬量，錠数や回数の多さ，錐体外路症状，肥満，過鎮静などの副作用がある。また，患者側の要因としては，精神症状や病識のなさなどに由来する服薬拒否や，患者の主観的満足感や抗精神病薬の不快症（neuroleptic dysphoria），効果が判然としないといったことや，薬依存になることへの不安，独自の健康法，人生観，宗教の教え，飲み忘れ，車の運転ができないなど多様である。そして，治療者側の要因としては，治療者自身が薬物療法に懐疑的であったり，治療方針や方法にかかる混乱，患者が服薬を嫌う理由などへの配慮不足などがあり，環境要因としては，家族や治療にかかわる人々が薬物治療に否定的，懐疑的であることなどが影響するとされている。

　そのため，良好なアドヒアランスの実現には，患者自身の精神症状や性格傾向，薬物療法に関する理解度などを考慮しつつ，薬物療法の開始時より，薬物療法を選択する理由，期待できる効果，効果の発現までに要する期間，予想される副作用，投薬継続期間などについて説明する機会を増やし，患者が十分に理解・納得できるよう継続的な働きかけが重要になる。さらに，薬物に関しては，副作用が少なく，飲み心地がよく，効果が実感できる薬の使用，種類と投薬量とを少なく抑える工夫などが必要であるが，近年開発された新規抗精神病薬や，その液剤，口腔内崩壊錠などが，飲みやすい薬として多用されるようになった。

　一方，心理社会的リハビリテーションでは，心理教育プログラムや，社会生活技能訓練（social skills training；SST）の服薬自己管理モジュールによる介入などの実施にあたり，患者の主体的な治療参加への動機づけに向け，患者・治療者相互のパー

トナーシップに基づいて，教育的・行動療法的・情緒的介入を行うことが重要とされるようになった。

E．アドヒアランスの向上を目指すインフォームドコンセントの試み

アドヒアランス向上を目指す取り組みについては，近年，多職種チームによるトータルケアを，患者の参加を得て提供する試みへと発展し，医師と患者双方の**意思決定の共有**（shared decision making；**SDM**），**コンコーダンス**（concordance，**調和**）や，当事者同士が相互に支え合う **Peer-to-Peer**（患者相互）アプローチなどが注目されるようになった。

このうち，SDM では，治療開始や治療方針の変更に際して，患者・治療者が有している情報を共有し，意見を出し合って治療方針を定める。そのため，抗精神病薬の組み合わせやアドヒアランスにかかる各種ガイドラインの活用，服薬治療にかかる患者とのコミュニケーション改善に向けたパンフレットの作成，インターネットなどによる情報提供などの工夫を行いながら試行されつつある[1]。そして，治療目標は，精神症状の消失というよりも**リカバリー**（recovery）が目標とされている。

コンコーダンスは1997年，イギリス王立薬剤師会によりアドヒアランスに代わる服薬行動改善に向けた概念として提示されたが，その後，医師，看護師，薬剤師などを含む医療福祉専門職が，運動，食事，衛生などの幅広い健康行動を支援する際の鍵概念へと発展した。そして，「患者の人生は患者のもの」という認識の下，患者の価値観やライフスタイルと医療・福祉的な支援の調和，患者の知識と行動と情緒の調和，患者の未来と現在の方向性の調和を目指す技術として体系化され，わが国でも多職種チームによる精神科治療の実践に用いられるようになった[2]。

また，Peer-to-Peer アプローチについては，**浦河べてるの家**での当事者同士の支援活動[3]，アメリカで当事者が開発した**健康自己管理法**（mental health recovery including wellness recovery action plan；**WRAP**）の実践[4]，その他さまざまなピア活動が展開されつつある。このうち，WRAP は，体系化された一定のカリキュラムを学んだ回復者をファシリテーターとし，6～10名の患者からなるピアグループで，自らの元気回復プログラム（wellness recovery action plan）などを作成するとともに，精神症状，診断，原因，薬の効果と副作用，心理社会的治療，警告サイ

＊1 渡邊衡一郎，竹内啓善，菊地俊暁：飲み心地を重視した統合失調症治療のすすめ．精神科治療学，25：335-345，2010．
＊2 安保寛明，武藤教志：コンコーダンス—患者の気持ちに寄り添うためのスキル21．医学書院，2010．
＊3 浦河べてるの家：べてるの家の「当事者研究」．医学書院，2005．
＊4 M. E. コップランド著，松浦秀明訳：うつ・躁回復ワークブック—自分で記入し，自己コントロールするためのプログラム．保健同人社，2001．

ン，対処方法，家族メンバーの影響などを相互学習する集いとして全国各地で行われるようになってきている。

F ● インフォームドコンセントにかかる今日的な課題と対応の動向

1 高齢者を対象とするインフォームドコンセントのあり方

わが国は2007（平成19）年に，65歳以上の高齢者が国人口の21％を超えて「超高齢社会」入りし，今後の高齢者の医療ニーズの増大が予想される。高齢者では体と心と暮らしの健康は渾然一体化してくる。したがって，高齢者が住み慣れた生活の場で自分らしく生き抜くことを支援するための「life（いのち，生活，暮らし）の視点での支援」に向け，一般医療と精神医療においても，精神保健福祉とのさらなる連携強化が必要になる。

なお，高齢者を対象とするICでは，一般的な留意事項に加え，以下に示すような諸点についても配慮が必要となる。

まず，「典型的な」高齢者などはなく，加齢と機能低下には緩やかな関係性があるだけであり，「高齢化」が即「依存」を意味するわけではないということに十分に留意する必要がある[*1]。そして，高齢者の真の意思確認には，信頼関係を築き，安心して自分の望みを言えるような環境調整を試みるとともに，説明する側の説明能力を高め，わかりやすい説明を心がける必要がある。また，高齢者自身の視聴覚など身体的な機能の状態にも配慮し，静かで注意を集中できる環境下で，低めの声でゆっくりと説明するなどの配慮も大切となる。さらに体調によって意思が変化することにも留意して，一度の話し合いではなく，状況の変化に応じて具体的な意思確認をすることも欠かせない。

また，どのような医療，終末期を望むかについて，早い段階から，本人の意思確認をしておく必要があるが，家族が代弁する場面が多くなるため，家族も含めて本人の意思を確認する方法を確かめ合っておくことも必要である。そして，自分のこと以上に家族を思いやる高齢者に対しては，家族が利用し得る支援サービスの情報提供が有用である。

また，すでに本人の意思確認が困難な場合や独居高齢者の場合は，関係者相互の情報共有により，当事者の"最善の利益"を考えて合意形成を図ることが求められる。

---

*1 WHO健康開発総合研究センター：要旨「高齢化と健康に関するワールドレポート」. 2016.
　　http://apps.who.int/iris/bitstream/10665/186468/5/WHO_FWC_ALC_15.01_jpn.pdf

表5-1 ▶「精神保健医療福祉の改革ビジョン」を踏まえたインフォームドコンセントの課題

基本理念	医療施設中心	地域生活支援中心
医療の場	精神科医療機関 個々の医療機関	日常生活の場（訪問診療） 地域医療システム（広義）
対象疾患	精神病主体 個々の精神疾患	認知症，アルコール依存症，統合失調症，感情障害，PTSDほか，身体合併症としての慢性疾患
医療内容	医療サービス	トータルケア（保健・医療・福祉の包括的ケア）
治療目標	精神症状の改善	QOL，HOL の改善，リカバリーと自己実現の支援
医療体制	主治医中心	患者と医療多職種チームのパートナーシップ
薬物療法	多剤併用大量処方	新薬による単純な処方
心理社会的リハビリテーション	心理教育プログラム 社会生活技能訓練	教育・行動療法・情緒的介入を調和させたプログラム SDM，コンコーダンス，Peer-to-Peer アプローチ
IC の課題	コンプライアンス	アドヒアランスの向上
IC の内容	医療情報（EBM）	当事者の視点を踏まえた広義の医療（EBM & NBM）
IC 実施主体	医師	医師，看護師，薬剤師，ソーシャルワーカーほか

注）PTSD；post-traumatic stress disorder，QOL；quality of life，HOL；hope of life，SDM；shared decision making，IC；informed consent，EBM；evidence based medicine，NBM；narrative based medicine

② 多職種チームによる医療と事故防止に向けたインフォームドコンセント

　21世紀以降，地域住民の精神保健医療福祉ニーズの増大は著しく，2012（平成24）年，精神疾患は5大国民病入りし，医療法に基づき都道府県が策定する医療計画によって精神医療体制の計画的整備が目指されるようになった。その目指す方向は，当事者の意思を踏まえた多職種チームによる地域生活中心の包括的保健医療福祉サービスの提供であり，その実現には，患者と治療者が共有すべき医療情報の内容と範囲を確認しながら，チームの中の誰が，いつ，どのような方法でICを行うのかということが重要な課題となる。すなわち，**表5-1**に示したように，看護師，薬剤師，ソーシャルワーカー，公認心理士，その他のコメディカルスタッフとの相互連携により，良好なアドヒアランスの達成に向けて，患者・治療者間のパートナーシップのあり方などを検討するとともに，秘守義務との関連で，個人情報の適正な取り扱いについてはなおいっそうの注意が必要となろう。

　一方，患者，家族，関係機関職員は，情報技術革新を背景にインターネット等で最新の精神科薬物療法や各種の治療・介護技法に関するエビデンスやガイドラインなどの情報を入手できるようになっており，権利意識の向上とともに自らの責任で心の病

と障害の管理や心の健康づくりに取り組む動きが活発化しつつある。

こうした動向のなか，WHOは，2011年に，医療事故防止に向けた国際的ガイドライン「**WHO患者安全カリキュラムガイド―多職種版2011**」を発表し，その中で患者・家族および多職種の主体的参画を得た事故防止システムの一環としてのICについて述べている。すなわち，人は間違いを起こすものであるという事実（ヒューマンエラー）を踏まえ，治療者は，患者・介護者の治療への参画を要請し，医療事故にかかるリスクも含めたICを行う必要があるとしている。そして，患者に害が及んだ場合には，患者・介護者等に対して誠実かつ率直な情報開示（open disclosure）を行うことが必要で，そうしたことの積み重ねによってより適正なリスク管理が可能になるとしている。また，今後は，こうした今日的要請に応え得る人材育成が必要で，医学教育の一環として，患者・介護者等とのコミュニケーション方法，IC，情報開示プロセスなどを盛り込む必要があるとしている[*1]。

③ 精神障害者の意思決定および意思表明支援をめぐる動向

精神障害者や支援家族の高齢化の進展を背景に，近年，成年後見制度の活用やICの鍵となる意思決定にかかる支援体制の整備が課題とされるようになった。

このうち，意思決定の支援については，2012年の**新たな地域精神保健医療体制の構築に向けた検討チーム**による「**入院制度に関する議論の整理**」で，入院者が自分の気持ちを代弁できる人を選べるようにする「代弁者（アドボケーター）」の導入が提案された。しかし，2013（平成25）年の精神保健福祉法改正では，代弁者にかかる規定がなされないまま，保護者制度が廃止されたため，衆議院の附帯決議に「精神科病院に入院中の処遇，退院等に関する精神障害者の意思決定及び意思表明についての支援の在り方について検討すること」が盛り込まれた。

こうした動向のなか，2012年度から精神障害者の意思決定支援に関する研究が開始され，2014（平成26）年度からの2年計画での**入院中の精神障害者の意思決定及び意思の表明に関するモデル事業**によって，2015（平成27）年度には「**アドボケーターガイドライン**」が策定・報告された。また，**意思決定支援の在り方並びに成年後見制度の利用促進の在り方に関する研究事業**が2013年から実施されており，2014年度には障害福祉サービス提供事業者向けの「**意思決定支援ガイドライン（案）**」が策定され，2017年に「**障害福祉サービス等の提供に係る意思決定支援ガイドライン**」が作成された。

この精神障害者の意思決定・表明支援体制の整備は，2014年にわが国が批准した国連障害者の権利条約の理念，それに向けた2013年の「**障害を理由とする差別の解消の**

---

*1 東京医科大学医学教育学・医療安全管理学訳：WHO患者安全カリキュラムガイド―多職種版 2011. 東京医科大学, 2012.

推進に関する法律」（障害者差別解消法）制定の目的などを勘案すると十分とはいえ
ず，今後の地域精神保健活動にかかる重要課題であろう。

参考文献

1) 町野　朔：心神喪失者等医療観察法案と触法精神障害者の治療を受ける権利．町野　朔，中谷陽二，山本輝之編，触法精神障害者の処遇，増補版，信山社，2005，pp.229-243.
2) 町野　朔編：精神医療と心神喪失者等医療観察法．ジュリスト増刊，有斐閣，2004.
3) 岩下　覚：精神科医療機関と患者の人権．新版・精神保健福祉士養成セミナー編集委員会編，精神医学―精神疾患とその治療，改訂新版・精神保健福祉士養成セミナー1，へるす出版，2013.
4) 精神保健福祉研究会監：四訂 精神保健福祉法詳解，中央法規出版，2016.
5) 大谷　實：新版 精神保健福祉法講義．成文堂，2010.
6) 斉藤正彦，小池清廉，広田伊蘇夫，他：精神疾患を有する者の保護及びメンタルヘルスケアの改善のための諸原則．日本精神科病院協会雑誌，28（10）：55-64，1992.
7) 東京都福祉保健局医療政策部医療安全課編：精神科病院における入院患者処遇の手引．東京都福祉保健局，2007.
8) 星野一正：インフォームド・コンセント―患者が納得し同意する診療．丸善，2003.
9) 松下正明，高柳　功，中根允文，他監：インフォームド・コンセントガイダンス―精神科治療編．先端医学社，1999.
10) 南野　肇：精神病者の擁護及びメンタルヘルスケア改善のための原則．日本精神病院協会雑誌，10（6）：559-566，1991.
11) 精神医療におけるインフォームド・コンセントに関する研究班：精神医療におけるインフォームド・コンセントについて．日本精神病院協会雑誌，15（9）：852-860，1996.
12) 白石広巳，藤井　潤：インフォームド・コンセント．臨床精神医学，34（増刊号）：61-66，2005.
13) WHO：Adherence to Long-term therapies：evidence for action．WHO, Geneva, 2003.
14) 堀内ふき：高齢者の意思決定をすすめるために．老年看護学，13（1）：4，2008.

第5章

第6章

6

司法精神医学

この章で学ぶこと

Ⅰ 司法精神医学総論

Ⅱ 司法精神医療の実際

Ⅲ まとめ

I 司法精神医学総論

A 司法精神医学とは

　司法精神医学とは精神医学と法律が接する場面のさまざまな課題を扱う学問である。精神医学の中の，さらに高度な専門分野（サブスペシャリティ）の一つとして位置づけられている。司法精神医学という名称はあまり知られていないが，実際に扱う内容はさまざまな日常の臨床実務と直結している。具体例としては**表6-1**のようなものがあげられる。

　このように多様な実務に関連することから，精神医療や福祉はもちろん，それ以外の幅広い領域の多職種（例えば，裁判所や矯正施設のスタッフなど）が積極的にかかわりをもつ分野ともいえる。

B 日本の刑事司法と司法精神医療の制度

　司法精神医学の実践にあたって，法律と制度を理解することが必要不可欠である。司法精神医学にかかわる専門家は，各自が制度全体を見わたす広い視野をもったうえで，自分がその中のどの部分を担っているのかということを理解しておけば，それぞれの現場でより有効に役割を果たすことができるからである。

　ここではとくに刑事事件を起こした精神障害者の処遇をめぐる制度をまとめておく。制度は複雑である。したがって例外なども多いが，主要な流れを示す（**図6-1**）。

1 刑事司法の流れ

　何らかの刑法にふれる事件を起こし，警察に逮捕される（図6-1の❶，以下同様に本文中❶〜⓰，★，A〜C，ア〜ウは図中の記号に対応）。警察での取り調べを受ける。いわゆる容疑が固まると，検察庁に事件が送致される（❷）。検察官の取り調べを受けて裁判で有罪となる証拠が固まれば，検察官が裁判所に起訴するが（❸），事情によっては起訴しない（❹）。

　起訴されたケースは，裁判所において，検察官と弁護人が争うかたちで公判が行われ，判決が出される（❺）。日本では裁判は三審制（通常は，地方裁判所，高等裁判所，最高裁判所の３段階）となっている。判決では，無罪（❻）か有罪（❼）か，有罪とするとどれくらいの刑罰を与えるのかが示される（❽）。刑罰には，死刑，懲役，禁固，罰金などがある。懲役と禁固の場合には刑務所に入ることになる。ただし，一定以下の刑の場合には，事情によってその刑の執行が猶予されることもある

表6-1 ▶ 司法精神医学がカバーする領域（例）

A．診断や評価に関するもの

　精神医療と矯正医療における各種の問題行動のリスクアセスメント，法律に関する判断のための診断と精神鑑定（刑事事件加害者の責任能力，被害者の精神的後遺症，少年事件の加害者の精神能力，成年後見制度における弁識能力，民事損害賠償請求事件における，遺言の有効性などの評価など）

B．治療に関するもの

　精神保健福祉法の措置入院や医療観察法での治療，刑事施設や矯正施設における治療，触法精神障害者の地域における治療，精神医療と矯正医療における各種の問題行動のリスクマネジメント

C．制度の運用に関するもの

　精神保健福祉法制度と医療観察法制度の整備や運用，一般医療の現場で起こる法と倫理，刑事司法制度と民事司法制度の運用に関する精神医学的な課題

図6-1 ● 刑事司法と司法精神医療の流れ

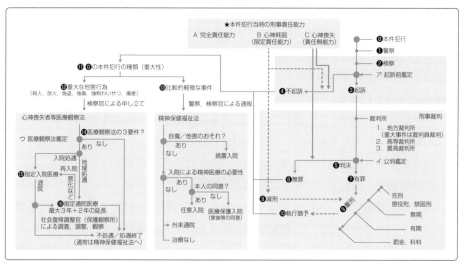

（❿）。執行猶予を受けた人は社会で生活するが，執行猶予期間中に再犯をして有罪になると，この猶予が取り消されることになる。

2 刑事責任能力判断に基づく刑事司法の外への流れ

　上記のような刑事司法の流れの中で，不起訴（❹），無罪（❻），執行猶予（❿）の場合には刑事司法制度から外れることになる。そのようになる理由はさまざまあるが，なかには本件犯行当時の刑事責任能力（★）が失われていた（C **心神喪失**：責任無能力），とか著しく損なわれていた（B **心神耗弱**：限定責任能力）という場合がある。

　この刑事責任能力の判断をするときには，どうしてもその人の精神障害がどのよう

なものであり，どのように事件に関係しているのかを理解する必要がある。その際，精神科医の意見を参考にするために行われているのが，刑事精神鑑定である。

刑事精神鑑定が行われるのは，検察官が起訴（❸）と不起訴（❹）を決定するときの起訴前鑑定（ア）と，裁判所が判決（❺）で心神喪失（C）による無罪（❻）や心神耗弱（B）による減刑（❾）を決定するときの公判鑑定（イ）の場面である。

③ 精神医療への流れ

こうしてBやCで刑事司法制度を外れたケースのうち，もともとの発端となった犯罪行為（❶）が，重大な他害行為（殺人，放火，強盗，強姦，強制わいせつ，重い傷害事件）にあたる場合（⓬）は，**心神喪失等の状態で重大な他害行為を行った者の医療及び観察等に関する法律（医療観察法）**の中で，それ以外の比較的軽微な行為の場合（⓭）は精神保健福祉法の中での取り扱いを受けることになる。

④ 医療観察法の中での流れ

上記によって（⓬）医療観察法の審判の申し立てが行われたケースについて，地方裁判所の裁判官と**精神保健審判員**（医療観察法において定められた**精神保健判定医**という資格を有する精神科医が任命される）による合議で判断を行う。この合議体は**精神保健参与員**を任命してその意見を聴取することができる。精神保健参与員の多くは，その地域の精神科臨床に携わる精神保健福祉士の資格を有する者である。ひとたびこの制度の中に入ると本人については**対象者**と呼ぶことになる。対象者には初回の申し立ての審判（初回審判）の間は弁護士である**付添人**が必ず選任される。

この初回審判に際して，対象者は**鑑定入院医療機関**に2カ月，ないし延長を含めた3カ月間の入院をする。入院中には精神保健判定医の資格を有するかそれと同等の学識経験をもつ（医療観察法の）**鑑定医**が対象者を診察して鑑定書を提出する。また保護観察所に所属する**社会復帰調整官**が対象者をめぐるさまざまな社会資源の状況を生活環境調査として調べて，その報告書を提出する。付添人も意見を提出する。最終的には，対象者が出頭して裁判所で行われる**審判期日**を開き，対象者からも意見を聴取して，決定をする。

この初回審判では，まず医療観察法による処遇をするかどうかを判断することになる。その際には，心神喪失等の状態になった精神障害が今も存在しているか（**疾病性**），その精神障害は治療を必要とし，かつ治療が有効であり，治療に反応が得られるものか（**治療反応性**），そしてそうした治療を行わないと精神障害のために再び同様の行為を行うなどして社会復帰が妨げられる具体的で現実的な可能性があるか（**社会復帰要因**）を確認する。この疾病性，治療反応性，社会復帰要因をまとめて医療観察法の3要件（⓮）と呼ぶ。3要件を満たせば医療観察法による処遇をすると判断される。そして，さらに入院（⓯）と通院（⓰）のいずれから始めるのかを決定する。

入院医療（❶）は指定入院医療機関で行われる。入院中は 6 カ月ごとに入院の延長の要否を確認する審判が行われる。退院にあたっても審判を行う。入院中の医療は，後述する**多職種チーム**（multidisciplinary team；**MDT**）によって行われる。事件を起こしてしまった経緯を振り返り，どうすれば再発を防ぐことができるのかといったことを理解する**内省プログラム**や，将来的なリスクについて自覚し，どのような兆しが現れたら注意してどのような対処をすればよいのかといったことをスタッフと話し合いながら計画する**ジョイントクライシスプラン**（joint crisis plan）の設計なども行う。こうした点でスタッフには，後述する**リスクアセスメント**（risk assessment）の知識や技術が重要となる。

通院医療（❷）は指定通院医療機関で行われる。通院は，原則として 3 年を上限とし，さらに 2 年を加えた合計 5 年までの延長が可能である。通院の終了，期間の延長，病状悪化に伴う指定入院医療機関への再入院については審判によって決定する。通院中には社会復帰調整官が中心となって他機関の連携に基づく計画に沿った処遇を行っていく。一般精神医療への移行を目指した地域社会への再統合が目標となる。

Ⅱ 司法精神医療の実際

司法精神医療は，精神医療の一分野である。したがってその実践の基礎として，一般の精神科臨床の十分な知識と技能が必要であることは言うまでもない。それに加えて，法学，犯罪学，心理学，社会学，統計学などの周辺の専門領域に関する幅広い知識をもっておくことが望ましい。

ここではそうした専門領域のなかでも司法精神医療と福祉に携わっていくうえでとくに必要な，そして専門性の高いものとして，①リスク，②危機介入，③多職種チーム医療について解説する。

A・リスク

司法精神医療において，リスクの観点をもつことは必須である。司法精神医療で扱われる患者には，何らかのリスクがある。ここでいうリスクとは「何かが起こる可能性」である。司法精神医療においてとくに注目することになるリスクは「他害行為が発生する可能性」であるといえる。

1 リスクアセスメント

患者のリスクを評価することを**リスクアセスメント**という。まず，どのようなリス

クがあるのかを特定する。例えば，他者への暴力，性暴力，物への暴力，自傷，自殺，医療の拒否，失踪など多様なリスクのうち，今，その人についてはどのような出来事のリスクに注目するのかを決める。そして，そのリスクを高める要因（**リスク要因**，risk factor）とリスクを下げる要因（**防御要因**，protective factor）を特定する。さらにリスク要因と防御要因の強さ，それらへの介入の可能性，つまり要因を変えることができるのかどうか，そしてその介入の効果，つまりその要因を変えることによってどれくらいリスクの程度を変えることができるのかなどを丁寧に評価する。

リスク要因／防御要因のうち，すでに固定してしまったものであり介入によっても変えることが不可能なものを静的要因あるいは不変要因という。例えば，年齢，性別，犯罪歴，初回逮捕時の年齢などである。一方，現在や将来のものであり介入によって変えることができるものを動的要因あるいは可変要因という。例えば，病気の症状，物質乱用，教育の不足，反社会的なパーソナリティの傾向，犯罪に親和的な態度などである。

リスク要因や防御要因を見落としなく確認するためには一定のリストを用いるとよい。こうしたリストとして標準化されているものを**リスクアセスメントツール**（risk assessment tool）という。ツールにはさまざまなものがある。当該のケースのニーズに沿ったツールを選んで使用することになる。

② リスクフォーミュレーション

個々のケースについて実際にリスクアセスメントを行ってみると，どのようなリスクが特定されるか，それに対するリスク要因と防御要因の関係の仕方は，ケースごとにかなり違ってくる。そこで，当該のケースではどのようなリスク要因と防御要因がどのように組み合わさって，どのようにリスクが高まってくる，あるいは低減されることが想定されるのかをストーリーとして構成することで，初めて具体性がみえてくることになる。こうしたストーリーをまとめることを**リスクフォーミュレーション**（risk formulation）という。

③ リスクマネジメント

上記のストーリーをもとに，そのケースに必要な治療や介入の具体的な計画を立てる。これを**リスクマネジメント**（risk management）という。この際に参考となるのが，**リスク原則**（risk principle），**ニード原則**（need principle），**レスポンシヴィティ原則**（responsivity principle）の頭文字をとって呼ばれる **RNR モデル**である[1]。

---

*1 Andrews, D. A., Bonta, J., Hoge, R. D. : Classification for effective rehabilitation : Rediscovering psychology. Criminal Justice and Behavior, 17（1）: 19-52, 1990.

以下に3つの原則の概要を説明する。

　リスク原則とは，提供するサービスの水準をその人のリスクの程度に合わせることである。リスクが高い人にはより徹底した治療や支援を提供すべきである。逆にリスクの低い人には最小限の治療を提供するにとどめるか，あるいは治療自体をしないというふうにすべきである。ともすると，リスクの低い人ほど扱いやすいので，治療者がより支援の手を入れようとしやすい。逆にリスクの高い人ほど扱いにくく，治療者も遠ざかりがちであり，ますますリスクが高まってしまう。このような落とし穴に治療者は気づかなければならない。そして，この原則に沿うためにもリスクアセスメントを的確に実施することが重要となる。

　ニード原則とは，リスクを下げることに標的を絞った専門的な治療を提供すべきであるということである。漠然と「よくしよう」とする治療や介入は多い。またそれぞれの治療者が得意な治療法というのもあるだろう。それらを否定する必要はないが，リスクマネジメントをするために必要な治療は，犯罪や攻撃行動を引き起こすものに焦点を絞ったものでなければならない。具体的には，反社会性パーソナリティにみられる特性（衝動性，快楽追及，落ち着きのない攻撃性），犯罪に親和性の高い態度（犯罪の正当化，法律に対するネガティブな態度），犯罪に向かわせやすい社会環境（犯罪者との交友関係，ネガティブな家族関係，ポジティブな社会的影響を与える人たちからの隔絶），物質乱用，学業や職業が続かないこと，ポジティブな余暇や趣味がないことなどを解決することを具体的な課題とする治療や支援を行うということになる。

　レスポンシヴィティ原則とは，本人からより高い効果が得られるように，それぞれの人に合ったかたちにした治療を提供するということである。人はそれぞれに認知や学習のスタイルをもっている。動機やもともとの能力，得意なところも違うであろう。通常はグループで提供しているものであっても，個人単位で行うほうがよい人もいる。またその逆の人もいる。情報を与えるにしても絵や図を多く用いたほうが理解しやすい人もいる。繰り返し行動のパターンを練習したほうがよい人もいる。このように，治療プログラムやその提供の仕方を個人の特性に合わせるように工夫をすることによって，患者が得るものを最大限にするというのがレスポンシヴィティ原則である。ただし，むやみやたらに既存のプログラムを変更すべきではない。プログラム自体の原則を壊してしまうことのないようにし，またその変更には必ず多職種チームの中で共有できる合理的な根拠をもったものでなければならない。

④ リスクコミュニケーション

　リスクアセスメントからリスクマネジメントの過程で整理されるさまざまな情報は，今，その場だけにとどまらせるべきではない。場所を越えて，つまり別の施設や場所でその人に携わる治療者と，そして時間を超えて，つまり次にあるいは将来その

人に携わる治療者と，共有される必要がある。病院内で緻密なリスクアセスメントをしてケアプランを立てたとしても，退院したときにそれを地域の支援者と共有しなかったならば，社会生活の中で生かすことはできないのである。

　こうした意味でリスクの情報は共有を進めるべきであり，これを**リスクコミュニケーション**（risk communication）という。当然，情報には個人情報として守秘の必要がある部分がある。何の情報をどこまで誰まで伝えるのかについて，本人や多職種チームの中で確認し合いながら，適切にリスクコミュニケーションを進めていくことになる。

B ● 危機介入

　どのように計画をしても，支援をしても，クライシス（crisis），つまり「具合が悪くなる」「問題が起こる」といった可能性はなかなかゼロにはならない。そこで何かクライシスが起こったとき，起こりそうなときに，どのようなことをしたらよいかをあらかじめ本人，治療者，周囲の人たちと計画しておき，いざというときに円滑かつ効果的に実施する。これを**クライシスプラン**（crisis plan）といい，とくに本人が主体的に参加する**共同意思決定＝シェアードディシジョンメイキング**（shared decision making）の過程を経て決めるものを**ジョイントクライシスプラン**と呼ぶ。医療者が一方的に，そして医療者の言葉で「具合が悪くなったら○○しなさい」というのではなく，本人自らも実感しているような具体的なクライシスの兆候が出てきたら，本人も有効であると納得している対応策を講じる計画を医療者と共有しておくというものである。クライシスプランの立案と実施はリスクマネジメントの核の一つである。

C ● 多職種チーム医療

　司法精神医療は地域の中でどのようにうまく生活していくかが最大の目標となる。その達成は，例えば医師だけ，あるいは一部のスタッフだけでは困難である。そこで，医師，看護師，精神保健福祉士，臨床心理技術者，作業療法士，薬剤師，事務担当者など幅広い職種が情報を共有し，一緒に計画を立て，協力して医療や支援を進めていく。これが**多職種チーム（MDT）医療**である。チームのコアメンバー以外にも，プログラムによっては一時的な構成メンバーを招き入れたり，あるいは病院内にとどまらず地域の現場の専門家にも参加を求めたりすることもできる。

　現在では，日本の精神医療全般にこうした方法が取り入れられるようになってきているが，2005（平成17）年に医療観察法制度が始まる際に海外から紹介され，積極的に導入されたのがMDT医療が広まる大きなきっかけの一つとなったのである。

Ⅲ まとめ

　司法精神医学や司法精神医療というと，精神医学のなかでもかなり特殊な分野と受け取られがちである。しかしその基本は一般精神臨床と何ら変わるものではないし，むしろ精神医療の先端的な試みが積極的に行われていて，逆に一般精神医療へと還元されるという部分も少なくない。この領域の仕事に従事することは，さまざまな精神医療の現場でも生かされる経験となるであろう。

　ここでは紹介しなかったが，刑務所，少年院などの刑事・矯正施設においても，精神医療従事者の活躍の場がある。残念ながら，人材が不足しているのが現状である。より多くの精神医療の専門家に，そうした現場にも関心をもってもらいたいところである。

向精神薬一覧

薬剤は用量が大切なので，個々の項目ごとに用量の少ないものから順に掲げた．以下，用量の（　）内は最高量を示す．

一般名	商品名	用量 (mg/日)	適応疾患等
Ⅰ．抗精神病薬			
（フェノチアジン系）			
フルフェナジン	フルメジン	1-10	統合失調症
	フルデカシン	持効性	統合失調症
ペルフェナジン	ピーゼットシー，トリラホン	6-48	統合失調症，術前・術後の悪心・嘔吐，メニエル症候群(眩暈，耳鳴)
プロペリシアジン	ニューレプチル	10-60	統合失調症
レボメプロマジン	レボトミン，ヒルナミン	25-200	統合失調症，躁病，うつ病
クロルプロマジン	コントミン，ウインタミン	50-450	統合失調症，躁病，神経症，悪心・嘔吐，吃逆，麻酔前投薬など
（ブチロフェノン系）			
ピモジド	オーラップ	1-6-(9)	統合失調症，小児の自閉性障害，知的障害(精神遅滞)に伴ういくつかの症状
スピペロン	スピロピタン	1.5-4.5	統合失調症
ハロペリドール	セレネース，リントン，ハロステン	3-6	統合失調症，躁病
ハロペリドールデカン酸エステル	ハロマンス，ネオペリドール	持効性	統合失調症
チミペロン	トロペロン	3-12	統合失調症，躁病(注のみ)
ブロムペリドール	インプロメン	3-18-(36)	統合失調症
ピパンペロン塩酸塩	プロピタン	150-600	統合失調症
（ベンザミド系）			
ネモナプリド	エミレース	9-36-60	統合失調症
スルピリド	ドグマチール，ミラドール，アビリット	300-600-(1,200)	統合失調症，うつ病・うつ状態，胃・十二指腸潰瘍
スルトプリド塩酸塩	バルネチール，バチール	300-600-(1,800)	躁病，統合失調症
（その他の系）			
ゾテピン	ロドピン，セトウス，ロシゾピロン	75-150-(450)	統合失調症
クロカプラミン塩酸塩水和物	クロフェクトン	30-150	統合失調症
（配合剤）			
クロルプロマジン・プロメタジン配合剤	ベゲタミン		統合失調症，老年精神病，躁病，うつ病・うつ状態，神経症
（非定型抗精神病薬：セロトニン・ドパミン拮抗薬）			
リスペリドン	リスパダール	2-6-(12)	統合失調症
	リスパダールコンスタ	持効性	統合失調症(筋注のみ)
パリペリドン	インヴェガ	6-12	統合失調症
ブロナンセリン	ロナセン	8-16-(24)	統合失調症
ペロスピロン塩酸塩水和物	ルーラン	12-48	統合失調症
（非定型抗精神病薬：多受容体作用薬）			
オランザピン	ジプレキサ，ジプレキサザイディス	5-10-(20)	統合失調症
アセナピンマレイン酸塩	シクレスト	10-20	統合失調症
クロザピン	クロザリル	200-400-(600)	治療抵抗性統合失調症
クエチアピンフマル酸塩	セロクエル	150-600-(750)	統合失調症
（非定型抗精神病薬：ドパミン部分作動薬）			
アリピプラゾール	エビリファイ	6-24(30)	統合失調症
Ⅱ．抗うつ薬・抗躁薬			
（三環系）			
ロフェプラミン塩酸塩	アンプリット	20-150	うつ病・うつ状態
イミプラミン塩酸塩	トフラニール，イミドール	25-200-(300)	うつ病・うつ状態，遺尿症
ノルトリプチリン塩酸塩	ノリトレン	30-150	うつ病・うつ状態

一般名	商品名	用量 (mg/日)	適応疾患等
クロミプラミン塩酸塩	アナフラニール	50-100-(225)	うつ病・うつ状態，遺尿症
アミトリプチリン塩酸塩	トリプタノール	30-150-(300)	うつ病・うつ状態，夜尿症，末梢性神経障害性疼痛
トリミプラミンマレイン酸塩	スルモンチール	50-200-(300)	うつ病・うつ状態
(四環系)			
セチプチリンマレイン酸塩	テシプール	3-6	うつ病・うつ状態
ミアンセリン塩酸塩	テトラミド	30-60	うつ病・うつ状態
マプロチリン塩酸塩	ルジオミール	30-75	うつ病・うつ状態
(その他の系)			
ドスレピン塩酸塩	プロチアデン	75-150	うつ病・うつ状態
トラゾドン塩酸塩	レスリン，デジレル	75-200	うつ病・うつ状態
アモキサピン	アモキサン	25-150-(300)	うつ病・うつ状態
(SSRI)			
エスシタロプラムシュウ酸塩	レクサプロ	10-20	うつ病・うつ状態，社交[社会]不安障害
パロキセチン塩酸塩水和物	パキシル	20-40	うつ病・うつ状態，パニック障害，強迫性障害，社交[社会]不安障害，心的外傷後ストレス障害
塩酸セルトラリン	ジェイゾロフト	25-100	うつ病・うつ状態，パニック障害，心的外傷後ストレス障害
フルボキサミンマレイン酸塩	ルボックス，デプロメール	50-150	うつ病・うつ状態，強迫性障害，社交[社会]不安障害
(SNRI)			
デュロキセチン塩酸塩	サインバルタ	20-60	うつ病・うつ状態，糖尿病性神経障害・線維筋痛症・慢性腰痛症に伴う疼痛
ミルナシプラン塩酸塩	トレドミン	25-100	うつ病・うつ状態
ベンラファキシン塩酸塩	イフェクサー	37.5-225	うつ病・うつ状態
(その他)			
ミルタザピン	リフレックス，レメロン	15-30-(45)	うつ病・うつ状態
スルピリド	ドグマチール，ミラドール，アビリット	150-300-(600)	うつ病・うつ状態，胃・十二指腸潰瘍，統合失調症
(抗躁薬)			
炭酸リチウム	リーマス	200-800-(1,200)	躁病，躁うつ病の躁状態
カルバマゼピン	テグレトール	200-600-(1,200)	躁病，躁うつ病の躁状態，てんかん，てんかんに伴う精神障害，統合失調症の興奮状態，三叉神経痛
ラモトリギン	ラミクタール	25-200-(400)	双極性障害における気分エピソードの再発・再燃
バルプロ酸ナトリウム	デパケン，バレリン	400-1,200	躁病，躁うつ病の躁状態，てんかん，てんかんに伴う性格行動障害

Ⅲ. 抗不安薬

一般名	商品名	用量 (mg/日)	適応疾患等
(ベンゾジアゼピン系)			
ロフラゼプ酸エチル	メイラックス	2	神経症，心身症
アルプラゾラム	コンスタン，ソラナックス	1.2-2.4	心身症
ロラゼパム	ワイパックス	1-3	神経症，心身症
エチゾラム	デパス	1.5-3	神経症，うつ病，心身症，統合失調症における睡眠障害など
クロキサゾラム	セパゾン	3-12	神経症，心身症，術前の不安除去
ブロマゼパム	レキソタン	3-15	神経症，うつ病，心身症，麻酔前投薬
ジアゼパム	セルシン，ホリゾン	4-15	神経症，うつ病，心身症，脳脊髄疾患における筋痙攣・疼痛，麻酔前投薬
メダゼパム	レスミット	10-30	神経症，心身症
クロチアゼパム	リーゼ	15-30	心身症，自律神経失調症，麻酔前投薬
オキサゾラム	セレナール	30-60	神経症，心身症，麻酔前投薬
トフィソパム	グランダキシン	150	自律神経失調症など
(セロトニン受容体刺激薬)			
タンドスピロンクエン酸塩	セディール	30-60	心身症，神経症

資料

一般名	商品名	用量 (mg/日)	適応疾患等
IV．睡眠薬			
（ベンゾジアゼピン系）			
ブロチゾラム	レンドルミン，グッドミン	0.25	不眠症，麻酔前投薬
トリアゾラム	ハルシオン	0.25-0.5	不眠症，麻酔前投薬
フルニトラゼパム	サイレース，ロヒプノール	0.5-2	不眠症，麻酔前投薬
ロルメタゼパム	エバミール，ロラメット	1-2	不眠症
リルマザホン塩酸塩水和物	リスミー	1-2	不眠症，麻酔前投薬
エチゾラム	デパス	1-3	神経症，うつ病，心身症，統合失調症 における睡眠障害など
エスタゾラム	ユーロジン	1-4	不眠症，麻酔前投薬
ニメタゼパム	エリミン	3-5	不眠症
ニトラゼパム	ネルボン，ベンザリン	5-10	不眠症，麻酔前投薬，異型小発作群， 焦点性発作
ハロキサゾラム	ソメリン	5-10	不眠症
フルラゼパム塩酸塩	ダルメート	10-30	不眠症，麻酔前投薬
クアゼパム	ドラール	15-30	不眠症，麻酔前投薬
（非ベンゾジアゼピン系ベン ゾジアゼピン受容体作動薬）			
エスゾピクロン	ルネスタ	2	不眠症
ラメルテオン	ロゼレム	8	不眠症における入眠困難
ゾルピデム酒石酸塩	マイスリー	5-10	不眠症（統合失調症と躁うつ病は除く）
ゾピクロン	アモバン	7.5-10	不眠症，麻酔前投薬
スボレキサント	ベルソムラ	20	不眠症
（バルビツール酸系）			
フェノバルビタール	フェノバール	30-200	不眠症，不安緊張状態の鎮静，てんかん
アモバルビタール	イソミタール	100-300	不眠症，不安緊張状態の鎮静
ペントバルビタールカルシウム	ラボナ	50-100	不眠症，不安緊張状態の鎮静，麻酔前 投薬
（尿素系）			
ブロモバレリル尿素	ブロバリン	500-800	不眠症，不安緊張状態の鎮静
V．抗てんかん薬			
（バルビツール酸系）			
フェノバルビタール	フェノバール	30-200	てんかん，不眠症，不安緊張状態の鎮静
プリミドン	プリミドン	250-1,500-(2,000)	てんかん
（ヒダントイン系）			
フェニトイン	アレビアチン，ヒダントール	200-300	てんかん
エトトイン	アクセノン	1,000-3,000	てんかん
（バルプロ酸系）			
バルプロ酸ナトリウム	デパケン，デパケンR，バ レリン	400-1,200	各種てんかん，てんかんに伴う性格行 動障害，躁病，躁うつ病の躁状態
（ジベンツアゼピン系）			
カルバマゼピン	テグレトール	200-600-(1,200)	てんかん，てんかんに伴う精神障害， 躁うつ病の躁状態，統合失調症の興奮 状態，三叉神経痛
（スルフォンアミド系）			
スルチアム	オスポロット	200-600	精神運動発作
ゾニサミド	エクセグラン	100-600	幅広い発作型（部分発作，全般発作）
アセタゾラミド	ダイアモックス	250-750	他の抗てんかん薬で十分な効果が認めら れない場合の併用，緑内障，肺気腫など
（スクシミド系）			
エトスクシミド	ザロンチン，エピレオプチ マル	450-1,000	定型欠神発作，小型（運動）発作
（ベンゾジアゼピン系）			
クロナゼパム	ランドセン，リボトリール	2-6	小型（運動）発作，精神運動発作，自律 神経発作
ジアゼパム	セルシン，ホリゾン	注 10mg，筋注， 緩徐に静注	てんかん様重積状態，神経症，アル コール依存症の離脱症状など

一般名	商品名	用量 (mg/日)	適応疾患等
クロバザム	マイスタン	10-30-(40)	他の抗てんかん薬で十分な効果が認められない場合の併用
（新世代） ラモトリギン	ラミクタール	25-200	レノックス-ガストー症候群における全般発作
トピラマート	トピナ	50-400-(600)	他の抗てんかん薬で十分な効果が認められない場合の併用
ガバペンチン	ガバペン	600-1,800-(2,400)	他の抗てんかん薬で十分な効果が認められない場合の併用

Ⅵ. 抗認知症薬

一般名	商品名	用量	適応疾患等
ドネペジル塩酸塩	アリセプト	3-5-(10)	アルツハイマー型認知症，レビー小体型認知症
ガランタミン臭化水素酸塩	レミニール	8-16-(24)	軽度および中等度のアルツハイマー型認知症
メマンチン塩酸塩	メマリー	5-20	中等度および高度のアルツハイマー型認知症

Ⅶ. 脳循環・代謝改善薬

一般名	商品名	用量	適応疾患等
イブジラスト	ケタス	30	脳梗塞後遺症，気管支喘息
ニセルゴリン	サアミオン	15	脳梗塞後遺症
シチコリン	ニコリン	100-1,000	意識障害

Ⅷ. 抗パーキンソン薬

一般名	商品名	用量	適応疾患等
（ドパミン作動薬） カベルゴリン	カバサール	0.25-3	パーキンソン病，乳汁漏出症など
タリペキソール塩酸塩	ドミン	0.2-3.6	パーキンソン病
ブロモクリプチンメシル酸塩	パーロデル	1.25-22.5	パーキンソン症候群，高プロラクチン血性下垂体腺腫など
（抗コリン薬） ビペリデン	アキネトン，タスモリン	2-6	パーキンソニズム，向精神薬投与によるパーキンソニズム・ジスキネジア（遅発性を除く）・アカシジア
トリヘキシフェニジル塩酸塩	アーテン，セドリーナ	2-10	パーキンソニズム，向精神薬投与によるパーキンソニズム・ジスキネジア（遅発性を除く）・アカシジア
（その他） アマンタジン塩酸塩	シンメトレル	100-300	パーキンソン症候群
ドロキシドパ	ドプス	100-600-(900)	パーキンソン病におけるすくみ足，立ちくらみ
（レボドパ含有製剤） レボドパ	ドパゾール	200-3,600	パーキンソン病，パーキンソン症候群
（配合剤） レボドパ・ベンセラジド塩酸塩	ネオドパゾール，イーシー・ドパール，マドパー	レボドパ量として 100-600	パーキンソン病，パーキンソン症候群
レボドパ・カルビドパ水和物	メネシット，ネオドパストン	レボドパ量として 100-750-(1,500)	パーキンソン病，パーキンソン症候群

* 製品名等については『日本医薬品集―医療薬 2017年版』（2016年8月1日，じほう刊）に従った.

索　引

ギリシャ文字・記号・数字

1次救急ケース　262
1次妄想　89
2次救急ケース　263
2次妄想　89
2分割思考　218
3次救急ケース　263
3大認知症　61，63
7シリーズ　36

アルファベット

[A]

AA　83，222
AAIDD　156
AAMR　155
ACT　235，249
ACT-J　296
ACT-K　296
ADHD　168，169
AIDS　178
APA　22，58
ApoE遺伝子ε4型
ATD　61
A群パーソナリティ障害
　145

[B]

BDNF仮説　108
BPRS　52
BPSD　64
BSE　66
B群パーソナリティ障害　145

[C]

CAT　51
CDR　49
CJD　66，179
CMI　50
CT　42，62
C群パーソナリティ障害　146

[D]

DARC　85
DLB　63
DLBD　63
DNA多型　45
DSM　76
DSM-5　23，52，58，76，
　93，224
DSM-5用構造化面接　52
DSM-Ⅲ　22
DSM-Ⅳ　23
DSM-Ⅳ-TR　23

[E]

EE　221

[F]

EEG　43
EPS　199
FTD　65

[G]

GAF　274
GAFスコア　274

[H]

HAART　179
HDS-R　47
HIV　68，178
HIV脳炎　68
HIV脳症　68，178
HPA系障害仮説　108
HTPテスト　51

[I]

ICD　23
ICD-10　23，52，71，93
ICF　226，281
ICIDH　226，281
ILAE　186
IPS　236
IPT　217
IQ　46，154

[L]

LIFE & ACTS　293

[M]

MAOI　202
MCI　60
MDMA　76
MDT　333
mECT　96
Mental Health Act　279
MMPI　50
MMSE　49
MRI　42，62
MRS　43

[N]

NA　85
NABA　133
NaSSA　202
NPH　68

[O]

OA　133
OT　98

[P]

PACT　296
PANSS　55
PCR法　178
PDD-NOS　161
Peer-to-Peer　323
PET　43，63
P-Fスタディ　51
PML　179
PSE　55
PTSD　119

[Q]

QOL　222

[R]

rCBF　43
RCPM　49
RNRモデル　334
RT　98

[S]

SADS 52
SANS 55
SCID-5 52
SCT 51
SDM 323
SLD 168
SNP 45
SNRI 109, 201
SPECT 43, 63
SSPE 179
SSRI 109, 112, 201
SST 98, 219, 232

[T]

TAT 51
TMS 212

[V]

VaD 64

[W]

WAIS 46
WAIS-Ⅲ 46, 155
WHO患者安全カリキュラムガ
　イド―多職種版 2011 326
WISC 46
WISC-Ⅳ 46, 155
WPA 284
WPPSI 154
WRAP 323

[Y]

YG性格検査 50

あ行

[あ]

アイゼンク, H. J. 219
愛着障害 174
アウトリーチ 292
アウトリーチサービス 272
アカシジア 199
あがり症 112
秋元波留夫 282
亜急性硬化性全脳炎 179
悪性症候群 95, 199
アクティベーション症候群
　204
悪夢 138
浅井邦彦 285

アスペルガー, H. 163, 166
アスペルガー症候群 166
アダムス, R. D. 68
アドヒアランス 322
アドボケーター 326
アポリポ蛋白E遺伝子ε4型
　45
アメリカ精神医学会 22,
　58, 76
アメリカ精神遅滞協会 155
アメリカ知的・発達障害協会
　155
新たな地域精神保健医療体制
　の構築に向けた検討チーム
　315, 326
アリピプラゾール 109, 110
アルコール 72, 80
アルコール依存症 72
アルコール関連問題 72
アルコール幻覚症 82
アルコール性嫉妬 82
アルコホーリクス・アノニマ
　ス 83, 222
アルツハイマー, A. 3, 61
アルツハイマー型認知症
　60, 61
アルツハイマー型老年認知症
　61
アルツハイマー病 61
安全基地の歪み 175
アンソニー, W. A. 228
アンチスティグマキャンペー
　ン 284
アンフェタミン 83

[い]

医原性クロイツフェルト-ヤ
　コブ病 180
意識狭窄 59
意識混濁 35, 59
意識障害 38, 59
意識障害状態 40
意識変容 59
意思決定の共有 323
意思能力 321
胃神経症 126
移送制度 273

依存症 78, 81
依存症候群 78
依存性パーソナリティ障害
　146
一塩基多型 45
一過性チック障害 176
一級症状 92
一般的身体所見 41
一般臨床検査 42
遺伝子診断 44
遺伝性プリオン病 180
遺伝マーカー 45
イプロニアジド 195
違法性薬物 73
イミプラミン塩酸塩 195
医薬品, 医療機器等の品質,
　有効性及び安全性の確保等
　に関する法律 76
意欲減退 88, 90
医療観察法 332
医療の傘 297
医療保護入院 307, 315
医療を内包した福祉 301
岩倉癲狂院 5
岩倉村 5
岩田泰夫 302
インシュリンショック療法 3
インフォームドコンセント
　319, 320
インフルエンザ脳症 178

[う]

ヴィーク, H. H. 58
ウイルス性脳炎 177
ウィング, J. K. 230
ウェクスラー, D. 46
上田敏 227
ウェルニッケ-コルサコフ症
　候群 80
ウェルニッケ-コルサコフ脳
　症 183
ウェルニッケ中枢 16
ウォルピ, J. 219
動く重症心身障害児 157
牛海綿状脳症 66
内田クレペリン検査 51
内田勇三郎 51

うつ状態　39
宇都宮病院事件　7, 309
うつ病自己評価尺度　111
うつ病相　102
臺弘　225
浦河べてるの家　323
運動機能の特異的発達障害　160
運動性言語中枢　15
運動性失語症　15
運動療法　237
［え］
エイズ認知症コンプレックス　60, 68
エクスタシー　76
演技性パーソナリティ障害　146
援助付き雇用　236
延髄　12
エンパワメント　228
［お］
応益負担　288
応急対応　271
応急入院　316
大成潔　65
オーバーイーターズ・アノニマス　133
オーバーオール, J. E.　52
汚言症　176
オペラント条件づけ　218
オランザピン　110
オリゴデンドログリア　181
音声チック障害　176

か行

［か］
外因性精神障害　58
概括的機能評価　274
絵画統覚テスト　51
絵画 - 欲求不満テスト　51
介護支援専門員　253
介護保険制度　8
解釈　213
外出恐怖　112
改正障害者基本法　8

改訂長谷川式簡易知能評価スケール　46
回転ドア現象　99, 253
介入技法　213
回避性パーソナリティ障害　146
回復　228
回復期　276
解離症状　39
解離性（転換性）障害　121, 124
解離性運動障害　123
解離性けいれん　123
解離性健忘　122
解離性障害　121
解離性知覚麻痺　123
解離性遁走　122
解離転換状態　39
香川修徳　5
学習障害　161
覚醒剤　74, 83
覚醒剤精神病　80, 84
覚せい剤取締法　83
拡大視　218
隔離　318
加持祈禱　4
過食症　130
過食性障害　134
柏木昭　303
家族心理教育　234
家族性アルツハイマー病　61
家族性クロイツフェルト - ヤコブ病　180
家族内救急　262
家族療法　213, 221
家族歴　30
硬い救急　262
カタレプシー　90
学校教育法　168
活動　226
活動性低下　41
家庭保護制　4
加藤癲狂院　5
カナー, L.　163
カプラン, G.　279
カミング, J.　280

仮面うつ病　102
カルバマゼピン　110, 206
簡易精神医学的評価尺度　52
感覚性言語中枢　16
感覚脱失　123
環境因子　281
関係妄想　87
ガンサー症候群　124
患者の権利に関するリスボン宣言　319
感情障害　100
感情障害と統合失調症用面接スケジュール　52
感情鈍麻　41, 90
感情の不調和　91
感情表出　221
感情平板化　41, 88, 90
感染型プリオン蛋白　179
感染性プリオン病　180
ガンダーソン, J. G.　142
鑑定医　332
鑑定入院医療機関　332
カンナビノイド　85
観念失行　62
観念奔逸　39, 102
間脳　9, 14
［き］
既往症　31
記憶　36
危機介入プログラム　236
危険ドラッグ　76
器質性感情障害　60
器質性幻覚症　60
器質精神病　18
器質性精神障害　58
器質性パーソナリティ変化　60
器質性妄想状態　60
希死念慮　102
記述精神医学　20
吃音［症］　177
機能・形態障害　227
揮発性溶剤　74
揮発性溶剤精神病　80
気分（感情）障害患者　242
気分安定薬　110, 205

気分障害　101
気分変調性障害　107
偽発作　123
基本症状（4A）　92
基本的人権　306
記銘　36
記銘力検査　46
記銘力障害　59
逆制止法　219
虐待　149
逆転移　216
逆向性健忘　40，59，80
救急外来　271
救急搬送　272
急性一過性精神病性障害　100
急性期　87，275
急性ジストニア　199
急性ストレス反応　118
急性中毒　77
急性脳症　178
急性びまん性リンパ球性髄膜脳炎　69
休息期　276
橋　12
教育歴　30
境界型　145
境界性パーソナリティ障害　141，145，147
境界例　142
共感　26
狂牛病　66
共生社会　281
協調運動障害　123
強直・間代性発作　188
共同意思決定　336
共同生活援助　249，298
共同生活介護　298
共同注意　163
京都癲狂院　5
強迫観念　38，117
強迫行為　38，117
強迫思考　37
強迫状態　38
強迫性障害　117

強迫性パーソナリティ障害　146
恐怖症　37
恐怖状態　38
局在関連てんかん　188
局所脳血流量測定法　43
極端な一般化　218
棘波　43
拒食症　130
筋萎縮性側索硬化症　184
緊急救護施設　297
緊急措置入院　314
緊張型　92
緊張病状態　40
緊張病性興奮　40，88，90
緊張病性昏迷　40，88，90

[く]
空間恐怖症　112
クールー　180
クーン，R.　195
国親思想　307
苦悶状態　38
クラーク，H.　277
クラーク勧告　277
クラーマン，K.　217
クライエント中心療法　215
クライシスプラン　336
クライン，N. S.　195
くらしとかつどう　293
グリージンガー，W.　3
グリーン，M. F.　226
クリューバー‐ビューシー症候群　16
グループホーム　249，298
呉秀三　6，224，277
クレペリン，E.　3，51，61，100
クロイツフェルト‐ヤコブ病　60，66
クロザピン　196
クロミプラミン塩酸塩　110
クロルジアゼポキシド　195
クロルプロマジン　4，195

[け]
ケアホーム　298
ケアマネジメント　231，235

警察官職務執行法　273
芸術療法　214，220
軽躁状態　39
ケイド，J. F. J.　195
経頭蓋磁気刺激法　212
系統的脱感作法　219
軽度認知障害　60
ゲール　3
ゲシュタルト療法　214，220
血管性認知症　60，64
ゲノム解析　94
ゲルストマン‐ストロイスラー‐シャインカー症候群　180
幻覚　36，88
幻覚妄想状態　39
衒奇症　90
幻嗅　36，88
研究用診断基準　52
限局性学習症　161，168
健康自己管理法　323
言語機能障害　66
現在症診察表　55
幻視　36，88
現実感喪失症　128
幻触　36
幻声　87
幻聴　36，88
見当識　35
見当識障害　35，59
現病歴　32
健忘　59，122
健忘症候群　59，80
健忘状態　40
幻味　36

[こ]
抗NMDA受容体脳炎　181
行為障害　120
行為心迫　103
抗うつ薬　109，200
高活性抗レトロウイルス療法　179
交感神経　17
後期発症型アルツハイマー病　61
高所恐怖　114

抗精神病薬　195, 202
向精神薬　4, 195
考想化声　88
考想察知　90
考想伝播　90
抗躁薬　110
抗てんかん薬　191, 209
後天性免疫不全症候群　178
行動制限　317
後頭葉　16
行動療法　214, 218
行動療法的家族援助　233
抗認知症薬　211
広汎性発達障害　161, 162,
　　168
抗不安薬　206
コーネルメディカルインデッ
　　クス健康調査表　50
コカイン　86
コカイン精神病　86
語間代　35
国際抗てんかん連盟　186
国際疾病分類　23
国際疾病分類　第10版　52,
　　71
国際障害分類　226, 281
国際生活機能分類　226, 281
心の理論　166
小阪憲司　63
個人精神療法　213
個人内救急　262
誇大妄想　37, 89
古典的条件づけ　218
言葉のサラダ　88
コノリー, J.　2
孤発性クロイツフェルト – ヤ
　　コブ病　179
小林提樹　156
個別的恐怖症　114
コリガン, P. W.　228
コリンエステラーゼ阻害薬
　　63
コルサコフ症候群　59, 183
これからの精神保健医療福祉
　　のあり方に関する検討会報
　　告書　286

混合状態　104
混合性不安抑うつ障害　116
コンコーダンス　323
昏睡　40
コンプライアンス　322
昏迷　37
昏迷状態　40, 69

さ行

[さ]
ザーケル, M.　3
猜疑性パーソナリティ障害
　　145
罪業妄想　102
サイコセラピー　213
再生　36
在宅ケア　276
在宅総合診療料　249
在宅療養支援診療所　249
再認　36
催眠トランス　220
催眠療法　214, 220
作業療法　3, 98, 237
櫻田淳　302
錯乱状態　40
錯乱せん妄　40
作話　59
させられ思考　37
させられ体験　89
錯覚　36
佐藤幹夫　302
サリバン, H. S.　216
残遺状態　41
残遺性および遅発性精神病性
　　障害　80
参加　226
三環系抗うつ薬　109, 202
産褥期精神病　139
[し]
ジアゼパム　195
恣意的推論　218
シェアードディシジョンメイ
　　キング　336
ジェイコブソン, E.　219
シェイピング法　219
視覚失認　16

自我障害　88
弛緩法　219
磁気共鳴画像法　42, 62
磁気共鳴スペクトル法　43
視空間失認　62
刺激性衰弱　39
試験恐怖　114
自己愛性パーソナリティ障害
　　146
思考干渉　90
思考障害　37, 88
思考吹入　90
思考奪取　89
思考抑制　102
自己関連づけ　218
自己決定権の保障　306
自己催眠法　219
自殺　111
自殺念慮　39
支持的精神療法　96, 215
指示的精神療法　214
視床下部　14
視床下部 – 下垂体 – 副腎皮質
　　系障害仮説　108
自傷行為　152
自生思考　89
施設症　230
自然科学的方法　19
シゾイドパーソナリティ障害
　　145
持続性気分（感情）障害
　　105
持続性身体表現性疼痛障害
　　127
持続性抑うつ障害　107
私宅監置　5, 6, 277
市町村障害福祉計画　286
失行　16
実行機能障害　15
疾病，傷害及び死因の統計分
　　類　154
疾病恐怖　114, 125
疾病性　332
失歩　123
質問　213
質問紙法　49

失立　123
指導　252
自動思考　217
自動症　187
児童福祉法　158
シナプス　10
支配観念　37
自閉　88, 91
自閉症　161
自閉的精神病質　163
司法精神医学　330
島田療育園　156
シモン, H.　3
シモン, T.　46
社会［社交］恐怖［症］
　112, 117
社会生活技能　232
社会生活技能訓練　98,
　219, 232
社会的救急　262
社会的資産評価　271, 275
社会的スキル　232
社会的入院患者　299
社会的不利　227, 228
社会復帰調整官　332
社会復帰要因　332
社交不安障害　112, 117
住居プログラム　236
自由権　306
重症心身障害児　156
修正型電気けいれん療法
　95, 211
修正型認知行動療法　153
集団精神療法　222
集団療法　213, 222
執着気質　30
執着性格　108
集中内観　221
重点施策実施5か年計画
　281
重度かつ慢性　248
従来型抗精神病薬　197
自由連想法　215
就労定着支援　298
縮小視　218
受診援助　273

主訴　28
主張訓練法　219
シュナイダー, K.　58, 92,
　140
シュナイダーの一級症状　93
シュパッツ, H.　65
受容性言語障害　160
酒乱　81
シュルツ, J. H.　219
循環気質　30, 108
ジョイントクライシスプラン
　333, 336
情意鈍麻　38
情意平板化　38
障害支援区分　249, 289
障害者基本法　224, 297,
　309
障害者ケアガイドライン
　290
障害者差別解消法　290
障害者自立支援法　8, 297
障害者総合支援法　8, 249,
　288, 298, 301, 309
障害者対策に関する新長期計
　画　280
障害者の日常生活及び社会生
　活を総合的に支援するため
　の法律　8, 288, 298, 309
障害者プラン―ノーマライ
　ゼーション7か年戦略
　224, 280
障害程度区分　298
障害の受容　304
障害福祉サービス事業所
　253
障害福祉サービス等の提供に
　係る意思決定支援ガイドラ
　イン　326
障害を理由とする差別の解消
　の推進に関する法律　290
小規模通所授産施設　282
症候性てんかん　185
症状自己管理モジュール　232
症状評価尺度　51
状態像　38
情緒的な理由づけ　218

情緒不安定性パーソナリティ
　障害　145
常同症　90
小児期の恐怖症性不安障害
　173
小児期の社会［社交］不安障
　害　173
小児期の分離不安障害　172
小児期崩壊性障害　162
小児自閉症　163
小脳　9, 12
職業リハビリテーション
　236
職業リハビリテーション法
　223
植物性神経　9
自律訓練法　214, 219
自立支援医療　286
自立支援給付　286
自律神経系　9, 17
自律神経失調症　126
自律神経徴候　119
自立生活援助　298
思路の異常　37
仕分け　271
心因　21
心因性　22
心因性過呼吸　126
心因性下痢症　126
新規抗精神病薬　196
心気障害　125
心気状態　39
心気妄想　102
シングルフォトンエミッショ
　ンコンピューター断層撮影
　43, 62
神経学的検査　41
神経学的所見　41
神経学的診断法　42
神経系　9
神経膠細胞　11
神経細胞　11
神経順応　79
神経症性うつ病　107
神経心理学的検査　51
神経衰弱　127

神経衰弱状態　39
神経性過食［大食］症　130, 132
神経性無食欲症　129, 130
神経梅毒　181
神経発達症　159
進行性核上性麻痺　184
進行性多巣性白質脳症　179
進行麻痺　69
新障害者基本計画　280
新障害者プラン　281
心身機能・身体構造　226
心神耗弱　331
心神喪失　331
心神喪失等の状態で重大な他害行為を行った者の医療及び観察等に関する法律　332
心身複合救急ケース　269
振戦せん妄　79
心臓神経症　126
身体医学　18
身体依存　79
身体因　21
身体化障害　125
身体検査　41
身体拘束　318
身体的診察　41
身体に基礎づけられる精神障害　58
身体表現性障害　124
身体表現性自律神経機能不全　126
シンタクシック　216
心的外傷後ストレス障害　119
シンナー遊び　74
侵入的回想　119
心配症　116
新版K式発達検査　154
審判期日　332
人文科学的方法　19
信頼関係　26
心理学的方法　19, 25
心理教育　96, 214, 215, 234

心理劇　214, 220
心理検査　46
心理社会的リハビリテーション　98, 322
心理的発達の障害　159
［す］
髄液検査　43
遂行機能障害　15
錐体外路系　16
錐体外路症状　95, 199
睡眠・覚醒スケジュール障害　136
睡眠・覚醒リズム票　33
睡眠異常　134
睡眠時驚愕症　137
睡眠時随伴症　134
睡眠時遊行症　136
睡眠薬　207
スキーマ　217
スキゾイドパーソナリティ障害　145
スキナー, B. F.　218
スクレイピー　66
鈴木ビネー式知能検査　46
スティグマ　283
ストーリー性　27
ストレングスモデル　229
スパイク　43
スピロヘータ感染症　181
住まいの場　288
スローウイルス　179
［せ］
性格変化　66, 67
生活機能　226
生活史　31
生活指導　98
生活障害　226
生活の質　222
生活のしづらさ　226, 299
請求権　306
脆弱性　119, 120
脆弱性 - ストレスモデル　22, 93
正常圧水頭症　60, 68
精神医学　3, 18, 21

精神医学的リハビリテーション　98
精神医療審査会　311
精神医療相談事業　264
精神運動興奮　37, 104
精神運動制止　37, 102
精神運動不穏　37
精神衛生法　6, 277, 279, 308
精神科医療におけるインフォームド・コンセント　—治療者のガイドライン（提言）　320
精神科救急医療　262
精神科救急医療施設　265
精神科救急医療情報センター　264
精神科救急医療体制整備事業　264
精神科救急医療体制連絡調整委員会　265
精神科救急入院料病棟　269
精神科急性型包括病棟群　269
精神科急性期治療病棟　269
精神科初期救急医療施設　265
精神科デイケア　281
精神科訪問看護　243
精神科マクロ救急システム　264
精神科ミクロ救急医療　263
精神科ミクロ救急システム　263
精神作業能力検査　51
精神作用物質　71
精神刺激薬　209
精神疾患　18
精神疾患及び知的障害者に関する大統領特別教書　279
精神疾患の診断・統計マニュアル　76
精神疾患の診断・統計マニュアル 第3版　22
精神疾患の診断・統計マニュアル 第5版　52, 58, 224

精神疾患を有する者の保護およびメンタルヘルスケア改善のための諸原則　320
精神障害　18, 21
精神障害者ケアガイドライン　290
精神障害者ケアマネジメント　292
精神障害者小規模作業所　282
精神障害者保健福祉手帳制度　309
精神障害にも対応した地域包括ケアシステム　286, 287
精神障害リハビリテーション　222
精神遅滞　153
精神薄弱　153
精神病　3, 18
精神病院法　6
精神病質　140
精神病者監護法　5
精神病者私宅監置ノ実況及ビ其統計的観察　6
精神病性障害　79
精神分析の支持的精神療法　216
精神分析的精神療法　214, 216
精神分析療法　115, 214, 215
精神保健医療福祉の改革ビジョン　224, 299
精神保健医療福祉の更なる改革に向けて　299
精神保健及び精神障害者福祉に関する法律　8, 224, 307, 309
精神保健参与員　332
精神保健指定医　310
精神保健審判員　332
精神保健判定医　332
精神保健福祉士配置加算　254
精神保健福祉士法　251

精神保健福祉法　8, 224, 297, 307
精神保健法　8, 224, 309
精神力動的支持的精神療法　216
精神力動的精神療法　215
精神療法　212
成年後見制度　8
正の強化法　219
生物学的方法　19, 25
生物‐心理‐社会的モデル　22
世界精神医学会　284
脊髄　12
脊髄神経　17
関健　293
セックスセラピー　214
摂食障害　129
説明と同意　320
セルフケア　276
セルフヘルプグループ　234
セルフモニター　233
セロトニン・ノルアドレナリン再取込み阻害薬　109, 201
セロトニン作動性抗不安薬　206
セロトニン症候群　204
前駆期　87
前向性健忘　40, 80
漸次的接近法　219
漸進的筋弛緩法　219
選択性緘黙　174
選択的セロトニン再取込み阻害薬　109, 112, 201
選択的抽出　218
前頭‐線条体・実行機能障害仮説　171
前頭側頭型認知症　60, 65
前頭葉　15
前頭葉症候群　15
仙波恒雄　284, 285
全般性不安障害　116, 117
全般てんかん　188
せん妄　59

［そ］
早期発症型アルツハイマー病　61
早期幼児自閉症　163
双極型　101
早期リハビリテーション　223
操作的基準　93
操作的診断基準　22, 104
躁状態　39
相談支援専門員　253
躁病相　102
相馬事件　5
側頭葉　16
続発性正常圧水頭症　68
素行症　172
素行障害　172
措置入院　307, 313
ソフトな救急　262

た行

［た］
第2次自律性　276
第2種病院構想　297
第一世代抗精神病薬　195, 197
退院後生活環境相談員　251, 276
退院支援　292
大雲寺　5
体感幻覚　88
体験的精神療法　214
胎児性アルコール症候群　81
対象者　332
対処能力　119
対人関係療法　214, 216
対人恐怖症　112
対人緊張症　112
対人スキル　232
体性神経系　9, 17
態度　34
第二世代抗精神病薬　196
大脳　9, 14
大脳基底核　16
大脳白質　14
大脳皮質　14

大脳皮質基底核変性症　184
大バンクーバー精神保健サービスシステム　280
代弁者　326
大麻　85
大麻精神病　85
多因子病　44
高木俊介　300
多軸診断　22
多重人格障害　124
多衝動性過食症　150
多職種チーム　250, 333
多職種チーム医療　336
脱施設化　230, 283
脱髄性疾患　181
脱抑制型対人交流障害　175
多動　39
多動性障害　169
田中ビネー式知能検査　46, 154
たばこ　73
多発性硬化症　181
多弁　39
田村健二　302
ダルク　85
単一恐怖　114
単因子遺伝病　44
短期対人関係療法　217
単極型　101
炭酸リチウム　110, 195, 205
断酒会　83
単純型　92
単純部分発作　186
単純ヘルペスウイルス　69
単純ヘルペス脳炎　177
[ち]
地域援助事業者　251
地域生活支援事業　286
地域定着支援　292
チーム医療　250
チーム医療の推進に関する検討会報告書　250
知覚異常　36
致死性家族性不眠症　180
チック障害　175

知的障害　153
知的障害者福祉法　158
知的能力障害　154
知的発達症　154
知能検査　46
知能指数　46, 154
知能障害　36, 38
遅発性ジスキネジア　95, 199
遅発性ジストニア　199
着衣失行　62
注意欠如・多動症　169
注意欠如・多動性障害　168, 169
中間施設　297
中枢神経系　9
中断症候群　205
中毒性疾患　182
中脳　12
長期入院精神障害者の地域移行に向けた具体的方策に係る検討会　252
超重症児　157
調和　323
直面化　213
治療同盟　214
治療反応性　332
鎮静薬・睡眠薬依存症　86
[つ]
通過症候群　58
通級指導　168
通信　317
ツェルレッティ, U.　3, 211
付添人　332
筒状視野　124
ツング, W. W. K.　52, 111
[て]
手当て　271
定型抗精神病薬　95, 197
ディスソムニア　134
適応機能　154
適応障害　120
適者生存説　2
デニカー, P.　195
テューク, W.　2
転移　216

てんかん　185
転換症状　39
転換性障害　121
てんかん発作　70, 185
電気けいれん療法　3, 95, 211
癲狂者　4
電話相談　270
[と]
ド・ラ・トゥレット症候群　176
投影法　50
頭蓋内圧亢進症状　70
頭蓋内出血　70
東京府巣鴨病院　5
東京府癲狂院　5
東京府立松沢病院　5
統合失調型障害　99
統合失調型パーソナリティ障害　145
統合失調質パーソナリティ障害　145
統合失調症　8
統合失調症陰性症状評価尺度　52
洞察的精神療法　214
同時健忘　40
頭頂葉　16
道徳療法　2
頭部コンピューター断層撮影　42, 62
頭部単純X線　42
動物恐怖　114
動物性神経　9
同胞葛藤症　173
トークンエコノミー法　219
トータルリハビリテーション　223
特異的会話構音障害　160
特異的恐怖症　114
特異的算数能力障害　161
特異的綴字［書字］障害　161
特異的読字障害　161
特定疾患治療研究事業　183
特定不能の広汎性発達障害　160
特発性てんかん　185

特別支援学級　168
特別支援学校　168
特別支援教育　167
都道府県障害福祉計画　286
ドネペジル塩酸塩　63
ドパミン D_2 受容体遮断作用　198
ドラッグコンプライアンス　322
トランス状態　123
トリアージ　271
ドレイ，J.　195
トレポネーマ・パリダム　69

な行

[な]
内因性　21
内因性精神病　18
内観療法　214，221
内省プログラム　333
ナルコティクス・アノニマス　85
[に]
ニード原則　334
二元論　20
ニコチン酸（ナイアシン）欠乏症　183
日常内観　221
日中活動の場　288
日中の活動援助　236
日本アノレキシア・ブリミア協会　133
日本精神神経学会　284
日本てんかん学会ガイドライン　188
入院医療中心から地域生活中心へ　299
入院制度に関する議論の整理　326
ニューロン　10
尿失禁　68
任意入院　312
人間の尊厳　302
認知行動療法　214，217，232
認知再構成法　218

認知症　8，59，66，67，68，285
認知症高齢者　242
認知症状態　40
認知症性疾患　60
認知症の行動・心理症状　64
認知症連携クリニカルパス　259
認知療法　214，217
[ね]
ネグレクト　149
[の]
脳炎　68
脳幹部　9
脳挫傷　70
脳腫瘍　70
脳神経　17
脳振盪　70
脳波　43
能力障害　227，228
ノーマライゼーション　229
野口英世　69
野田文隆　301
乗物恐怖　112
ノルアドレナリン作動性・特異的セロトニン作動性抗うつ薬　202

は行

[は]
パーキンソニズム　199
パーキンソン症状　63
パーキンソン病　183
パーキンソン病型認知症　184
パーソナリティ検査　49
パーソナリティ変化　38，40
ハードな救急　262
ハーマン，J. L.　149
パールズ，F.　220
バイオフィードバック　214
バイオフィードバック法　219
梅毒性脳炎　69
梅毒トレポネーマ　181
バウムテスト　51
破瓜型　92
吐きダコ　133

白質性認知症　60
箱庭療法　220
バザーリア法　4
長谷川和夫　47
パターナリズム　319
蜂矢英彦　227
発症脆弱性　93
話し方　35
パニック障害　115，117
パニック発作　38
パブロフ，I. P.　218
ハミルトン，M.　52
ハミルトンうつ病評価尺度　52
ハミルトン不安症状評価尺度　52
林宗義　280
パラソムニア　134
パラタクシック　216
ばらつき　161
パラノイア　100
バルプロ酸ナトリウム　110，206
パレンスパトリエ　307
反響言語・動作　90
バンク - ミケルセン，N. E.　229
反抗挑戦性障害　172
反抗挑発症　172
反社会性パーソナリティ障害　145
反精神医学　4
反跳現象　83
ハンチントン病　44，60，67
反応性愛着障害　175
反応性アタッチメント障害　175
[ひ]
ビアーズ，C. W.　278
被害妄想　37，89
光トポグラフィ　44
非器質性遺尿症　176
非器質性遺糞症　176
非器質性睡眠障害　134
非器質性不眠症　135
非指示的カウンセリング　215

皮質下性認知症　60
皮質性認知症　60
非社会性パーソナリティ障害　145
微小妄想　37
ヒステリー　2, 39, 121
ビタミンB₁（サイアミン）欠乏症　183
ビタミンB₁₂欠乏症　183
ピック，A.　3, 65
ピック病　60, 65
非定型抗精神病薬　95, 196
非定型神経性過食［大食］症　134
非定型神経性無食欲症　134
ヒトプリオン病　179
人見知り　117
ヒト免疫不全ウイルス　68, 178
ビニー，L.　211
否認　82
ビネー，A.　46
ビネー式知能検査　46
ビネー－シモン法　46
ピネル，P.　2, 278
非ベンゾジアゼピン系睡眠薬　208
びまん性レビー小体病　63
憑依障害　123
表出性言語障害　160
表情　33
病前性格　30, 107
病的中毒　81
広場恐怖［症］　112
びわこ学園　156
貧困妄想　102
［ふ］
不安状態　38
フーグ　122
風景構成法　51
夫婦療法　213, 221
フェニルケトン尿症　44
フェノチアジン系　95
フォルスタイン夫妻　49
副交感神経　17
複雑性PTSD　149

複雑部分発作　187
服薬自己管理モジュール　232
不随意運動　16
ブチロフェノン系抗精神病薬　95
舞踏様不随意運動　67
負の強化法　219
普遍的無意識　216
フラッシュバック　80, 119
フラッディング法　219
プリオン蛋白　66
プリオン病　179
プルシナー，S. B.　66
振る舞い　34
古屋龍太　300
プレコックス感　34, 99
フロイト，S.　3, 20, 115, 215
フロイトの禁欲規則　216
ブロイラー，E.　92
ブロイラーの基本症状（4A）　93
ブローカ中枢　15
プロタクシック　216
フロム，E.　217
分子遺伝学的手法　44
文章完成テスト　51
分離不安　117
分裂　147
分裂気質　30
［へ］
閉所恐怖　114
ベック，A. T.　52, 217
ペニシリン療法　70
ペラグラ脳症　183
ヘルシンキ宣言　319
ベルツ，E.　5
ヘルペス脳炎　69
辺縁系　16
辺縁性認知症　60
弁証法的行動療法　153
変性疾患　183
ベンゾジアゼピン系抗不安薬　206
ベンゾジアゼピン系睡眠薬　207

ベンダー－ゲシュタルトテスト　49
ベントン視覚記銘検査　46
［ほ］
保安処分　308
哺育障害　177
防衛機制　20, 216
包括型地域生活支援　235
包括型地域生活支援プログラム　249
防御要因　334
放射性キセノンガス（133Xe）吸入法　43
訪問診療　272
ホーナイ，K.　217
歩行障害　68
保持　36
ポジトロンCT　43
ポジトロン断層撮影　63
ポリスパワー　307
ボンド遊び　74
ボンヘッファー，K.　58

ま行

［ま］
マイヤー，A.　216
末梢神経系　9, 16
的はずれ応答　124
マプロチリン塩酸塩　110
慢性運動性　176
［み］
ミアンセリン塩酸塩　110
ミオクローヌス　67
未決定てんかん　188
見立て　271
ミトコンドリアDNA異常　44
ミトコンドリア脳筋症　44
ミニメンタルステート検査　49
ミネソタ多面人格テスト　50
三宅式対語記銘力検査　46
ミラー，N. E.　220
ミルタザピン　109
民間療法　4
［む］
無拘束の原則　2

無拘束の理念　6
夢中遊行症　136
無動機症候群　85
夢遊病　136
[め]
明確化　213
メタンフェタミン　83
滅裂思考　37
メマンチン塩酸塩　63
メランコリー　2
メランコリー親和型性格　108
面会　317
面接　26
[も]
妄覚　36
妄想　37, 89
妄想型　92
妄想気分　87
妄想症　100
妄想状態　40
妄想性障害　100
妄想性パーソナリティ障害　145
妄想体系　40
妄想知覚　87
妄想着想　87
もうろう状態　35, 40
持効性製剤　197
モデリング法　219
モニッツ，E.　3
モノアミン欠乏仮説　108
モノアミン酸化酵素阻害薬　202
モノアミン受容体感受性亢進仮説　108
森田神経質　221
森田正馬　115, 221
森田療法　115, 214, 221
モレノ，J. L.　220
問診票　25
問題解決技法　219

や行

[や]
夜驚症　137

薬事法　76
薬物療法　95, 194
ヤスパース，K.　20
矢田部ギルフォード性格検査　50
柔らかい救急　262
[ゆ]
唯心論　20
唯物論　20
有害な使用　78
遊戯療法　214, 220
夢分析　216
ユング，C. G.　216
[よ]
陽性症状・陰性症状評価尺度　55
腰椎穿刺　43
ヨーク療養所　2
抑うつ気分　102
吉本伊信　221
予防精神医学　279
四環系抗うつ薬　110, 202

ら行

[ら]
ライシャワー事件　6, 308
来談者中心療法　214, 215
ライヒマン，F. F.　217
ラザルス，A. A.　219
ラップ，C. A.　229
ラモトリギン　110, 206
[り]
リカバリー　228, 232, 299, 304, 323
力動精神医学　20
力動的精神療法　214
離人感　89
離人症　128
離人状態　39
リスクアセスメント　333
リスク原則　334
リスクコミュニケーション　336
リスクフォーミュレーション　334
リスクマネジメント　334

リスク要因　334
リズム異常仮説　108
離脱症状　79, 81
リバーマン，R. P.　219
リハビリテーション　223
了解可能　20
了解不能　20
両価性　91
良質かつ適切な精神障害者に対する医療の提供を確保するための指針　310
リラクゼーション法　219
臨死体験　128
臨床認知症評価法　49
[る]
ルーチン検査　42
[れ]
レーヴン，J. C.　49
レーヴン色彩マトリックス検査　49
レーガン，M.　304
歴史的長期在院者　244
レクリエーション療法　98, 237
レジリエンス　229
レスポンシヴィティ原則　334
レット症候群　162
レビー小体型認知症　60, 63, 184
連合弛緩　37, 88
連続飲酒　81
[ろ]
ロールシャッハ，H.　50
ロールシャッハテスト　50
ロジャーズ，C.　215
ロボトミー　3, 6
ロンベルグ徴候　70
論理情動療法　214

わ行

[わ]
ワイスマン，M.　217
ワクチン療法　63
ワッツ，F. N.　228

編集・執筆者一覧

編　集
新・精神保健福祉士養成セミナー編集委員会

編集代表
樋口　輝彦／荒田　寛

執筆者（執筆順）

小阪　憲司	KOSAKA Kenji		第1章Ⅰ／第2章Ⅰ
	横浜市立大学医学部 名誉教授		
一宮　洋介	ICHIMIYA Yosuke		第1章Ⅱ
	順天堂大学医学部 名誉教授		
樋口　輝彦	HIGUCH Teruhiko		第1章Ⅲ／第2章Ⅲ・Ⅳ
	一般社団法人日本うつ病センター 名誉理事長／国立研究開発法人国立精神・神経医療研究センター 名誉理事長		
山田　和夫	YAMADA Kazuo		第1章Ⅳ／第2章Ⅴ
	横浜尾上町クリニック 院長／東洋英和女学院大学大学院人間科学研究科人間科学専攻博士後期課程 客員教授		
樋口　進	HIGUCHI Susumu		第2章Ⅱ
	独立行政法人国立病院機構久里浜医療センター 名誉院長・顧問		
松本　俊彦	MATSUMOTO Toshihiko		第2章Ⅵ・Ⅶ
	国立研究開発法人国立精神・神経医療研究センター精神保健研究所薬物依存研究部 部長		
松本　英夫	MATSUMOTO Hideo		第2章Ⅷ・Ⅸ・Ⅹ
	東海大学医学部専門診療学系精神科学 元教授／医療法人丹沢病院		
池田　学	IKEDA Manabu		第2章Ⅺ
	大阪大学大学院医学系研究科精神医学分野 教授		
石井　良平	ISHII Ryouhei		第2章Ⅺ
	大阪公立大学大学院リハビリテーション学研究科リハビリテーション学専攻 教授		

大森　哲郎　OHMORI Tetsuro　第3章Ⅰ
社会医療法人あいざと会 藍里病院／徳島大学
名誉教授

大野　裕　ONO Yutaka　第3章Ⅱ
一般社団法人認知行動療法研修開発センター
理事長／日本認知療法・認知行動療法学会 理
事長／大野研究所 所長

安西　信雄　ANZAI Nobuo　第3章Ⅲ-A
帝京平成大学大学院臨床心理学研究科 教授

池淵　恵美　IKEBUCHI Emi　第3章Ⅲ-B
帝京平成大学大学院臨床心理学研究科 教授／
帝京大学医学部附属病院メンタルヘルス科 客
員教授

松原　三郎　MATSUBARA Saburo　第4章Ⅰ
社会医療法人財団松原愛育会 理事長

柏木　一惠　KASHIWAGI Kazue　第4章Ⅱ
公益財団法人浅香山病院医療福祉相談室

平田　豊明　HIRATA Toyoaki　第4章Ⅲ
千葉県精神科医療センター 名誉病院長／静岡
県立こころの医療センター 名誉院長

関　健　SEKI Ken　第4章Ⅳ
社会医療法人城西医療財団 理事長・総長

浅野　弘毅　ASANO Hirotake　第4章Ⅴ
東北福祉大学せんだんホスピタル 名誉院長

山本　輝之　YAMAMOTO Teruyuki　第5章Ⅰ
成城大学法学部 教授

桑原　寛　KUWAHARA Hiroshi　第5章Ⅱ
神奈川県精神保健福祉センター 元所長

岡田　幸之　OKADA Takayuki　第6章
東京医科歯科大学大学院医歯学総合研究科精神
行動医科学分野 教授

■新・精神保健福祉士養成セミナー
精神医学と精神医療

定　価（本体価格3,200円＋税）

2023年4月1日　　第1版第1刷

編　　　集／新・精神保健福祉士養成セミナー編集委員会

編集代表／樋口　輝彦　荒田　寛

発　行　者／長谷川　潤

発　行　所／株式会社 **へるす出版**

　　　　〒164-0001 東京都中野区中野2-2-3
　　　　TEL. 03（3384）8035［販売］　03（3384）8155［編集］
　　　　振替・00180-7-175971
　　　　http://www.herusu-shuppan.co.jp

印刷所／広研印刷株式会社

落丁本，乱丁本はお取り替えいたします。　　　　　　　　　　〈検印省略〉

©2023. Printed in Japan.
ISBN 978-4-86719-047-0